AF453957

TOME II

Psychopathologie légale
générale

COURS FAIT A L'UNIVERSITÉ DE SAINT-PÉTERSBOURG

PAR

Prof. PAUL KOVALEVSKY, M. D.

MEMBRE HONORAIRE DE LA SOCIÉTÉ DE MÉDECINE MENTALE DE BELGIQUE
MEMBRE HONORAIRE DE LA SOCIÉTÉ DE MÉDECINE MENTALE DE NIEDERLANDE
CORRESPONDING MEMBER OF THE NEW-YORK ACADEMY OF ANTHROPOLOGIE
MEMBRE DE LA SOCIÉTÉ MÉDICO-PSYCHOLOGIQUE DE PARIS
MEMBRE DE LA SOCIÉTÉ MÉDICO-PSYCHOLOGIQUE DE LONDRES
MEMBRE DE LA SOCIETA FRENIATRIA ITALIANA
MEMBRE HONORAIRE DE L'AMERICAN NATIONAL ASSOCIATION FOR THE STUDY OF
EPILEPSY AND THE CARE AND TREATMENT OF EPILEPTICS
MEMBRE HONORAIRE DE L'AMERICAN ASSOCIATION FOR THE CARE OF INEBRIATES
MEMBRE DE LA SOCIÉTÉ MÉDICO-LÉGALE DE NEW-YORK, ETC.

PARIS

VIGOT FRÈRES, ÉDITEURS

23, PLACE DE L'ÉCOLE-DE-MÉDECINE, 23

1903

Psychopathologie légale générale

DU MÊME AUTEUR

TOME II

Psychopathologie légale
générale

COURS FAIT A L'UNIVERSITÉ DE SAINT-PÉTERSBOURG

PAR

Prof. PAUL KOVALEVSKY, M. D.

MEMBRE HONORAIRE DE LA SOCIÉTÉ DE MÉDECINE MENTALE DE BELGIQUE
MEMBRE HONORAIRE DE LA SOCIÉTÉ DE MÉDECINE MENTALE DE NIEDERLANDE
CORRESPONDING MEMBER OF THE NEW-YORK ACADEMY OF ANTHROPOLOGIE
MEMBRE DE LA SOCIÉTÉ MÉDICO-PSYCHOLOGIQUE DE PARIS
MEMBRE DE LA SOCIÉTÉ MÉDICO-PSYCHOLOGIQUE DE LONDRES
MEMBRE DE LA SOCIETA FRENIATRIA ITALIANA
MEMBRE HONORAIRE DE L'AMERICAN NATIONAL ASSOCIATION FOR THE STUDY OF
EPILEPSY AND THE CARE AND TREATMENT OF EPILEPTICS
MEMBRE HONORAIRE DE L'AMERICAN ASSOCIATION FOR THE CARE OF INEBRIATES
MEMBRE DE LA SOCIÉTÉ MÉDICO-LÉGALE DE NEW-YORK, ETC.

PARIS

VIGOT FRÈRES, ÉDITEURS

23, PLACE DE L'ÉCOLE-DE-MÉDECINE, 23

1903

Tous droits réservés.

INTRODUCTION

La psychopathologie judiciaire a pour objet l'étude de l'état mental ainsi que celle de ses diverses déviations, ces dernières ayant pour conséquence de troubler les conditions de l'existence sociale et de tomber par cela même dans le domaine de l'enquête judiciaire. L'exposé des faits et des manifestations de la pathologie mentale serait inexact et rendrait le cours difficile à comprendre s'il n'était accompagné de l'indication approximative du norma mental : c'est pourquoi nous avons tenu à faire précéder notre exposé par un schème, si bref soit-il, de la vie mentale normale. L'ordre que nous suivrons dans notre cours sera donc le suivant :

I. Court aperçu de la vie mentale de l'homme normal (psychologie).

II. Déviations pathologiques générales de l'activité mentale humaine, qui prennent contact avec la justice (psychopathologie judiciaire générale).

III. Déviations pathologiques mentales d'ordre particulier qui intéressent la justice (psychiatrie judiciaire spéciale).

DONNEES ANATOMIQUES

Pour se familiariser tant soit peu avec le mécanisme qui préside aux fonctions du système nerveux central, il est de toute nécessité de connaître la structure de ce dernier, ne fût-ce que dans ses traits généraux. Or, l'encéphale et tout le système nerveux sont considérés comme étant le siège des facultés mentales. Si l'on extrait le cerveau de la boîte crânienne, il se présente sous forme de deux *hémisphères* disposés symétriquement et réunis à leur base par une commissure cérébrale qu'on nomme *le corps calleux*. Sur toute leur surface extérieure les hémisphères sont sillonnés de fissures, entre lesquelles se trouvent des lames étroites de substance cérébrale grise. A première vue ces fissures ou scissures paraissent disposés sans aucun ordre alors qu'en réalité ils occupent une place déterminée, toujours et infailliblement la même pour quelques-uns. On compte cinq *scissures* permanentes appelées *typiques* ; les autres sont quelque peu variables dans leur position et portent pour cette raison le nom d'atypiques. Les premières sont : la scissure de Sylvius, la précentrale, la centrale, l'interpariétale, la parallèle. Leur valeur consiste en ce fait qu'elles divisent l'encéphale en lobes

qui ont chacun une destination déterminée. En avant
de la scissure précentrale se trouve le lobe frontal ;
entre les scissures précentrale et interpariétale, par conséquent des deux côtés de la scissure centrale, l'on
aperçoit deux sinuosités qui forment le lobe central : au-
dessus et au-dessous de la scissure interpariétale nous
trouvons le lobe pariétal ; au-dessous de la scissure de
Sylvius se trouve le lobe temporal et derrière l'interpariétale — le lobe occipital.

L'encéphale est formé par une substance cérébrale
grise et par une substance blanche : la première est
disposée à l'extérieur : elle recouvre toute la surface de
la masse encéphalique d'une couche dont l'épaisseur
varie entre 3/4 à 1 centimètre et ne pénètre qu'en partie à l'intérieur sous forme de noyaux isolés et nettement circonscrits ; la substance corticale grise est le
siège des facultés intellectuelles et des images, tandis que
les noyaux gris qui se trouvent sous l'écorce contiennent
des centres sensitifs et moteurs. Quant à la substance
cérébrale blanche, elle se trouve au centre des hémisphères cérébraux. Les deux substances se continuent
dans la moelle où leur disposition est inverse, la substance grise étant au centre et la substance blanche à la
périphérie.

Examinée au microscope la substance grise offre l'aspect d'une masse granuleuse, qui renferme des cellules
nerveuses et des cellules de tissu conjonctif intermédiaire. Les cellules nerveuses sont pyramidales, fuselées
ou mixtes. Leur disposition n'est pas la même dans diverses régions de l'écorce.

Pour ce qui est de la valeur physiologique des divers
lobes cérébraux, les recherches et les observations ont

démontré que le siège de la pensée est dans les lobes frontaux, que le lobe central est le centre des mouvements volontaires, que le lobe temporal est le centre des images auditives, le lobe occipital celui des images visuelles et le lobe pariétal celui des sensations générales. — La substance blanche consiste surtout en fibres nerveuses et ne contient qu'une petite quantité de cellules nerveuses.

Selon leur direction anatomique et leur signification physiologique les fibres nerveuses peuvent être distribuées en deux grands groupes, dont le premier sert à relier les différentes parties du système nerveux central à la périphérie de l'organisme, c'est-à-dire aux organes sensoriels et moteurs et le second à unir entre elles les diverses parties du système nerveux central. Au premier groupe Meynert a donné le nom de conducteurs ou *voies de projection*, au second celui de voies d'union et *d'association*.

L'opinion généralement adoptée est que le siège de la vie mentale consciente se trouve dans l'écorce cérébrale. C'est ici que sont apportés tous les renseignements relatifs au monde extérieur : de là partent aussi tous les ordres relatifs aux rapports qui existent entre notre organisme et le monde ambiant. Par conséquent l'écorce est le centre de l'action que le monde extérieur exerce sur nous et de celle que nous exerçons sur lui. Tout l'univers se réfléchit dans l'écorce cérébrale tel qu'il atteint notre conscience par l'intermédiaire des organes sensoriels. L'on voit par tout ce qui vient d'être dit que le système des conducteurs nerveux comprend deux espèces de voies : les voies sensibles, centripètes par lesquelles les impressions du monde extérieur atteignent notre conscience et les voies motrices, centrifuges qui conduisent les ordres de notre conscience aux organes du mouvement.

Les intermédiaires qui unissent les centres de la locomotion et de la sensibilité aux organes moteurs et sensoriels sont représentés par les nerfs moteurs dans le premier cas et les nerfs sensitifs dans le second. Dans le domaine de la sensibilité ils servent donc à conduire les perceptions sensorielles, recueillies par les organes sensoriels, aux centres des sensations, tandis que dans le domaine moteur ils conduisent les impulsions des centres moteurs corticaux aux muscles, organes de la locomotion.

Voici quelle est la direction des voies conductrices : après avoir pris leur origine dans les organes sensoriels visuel, auditif, olfactif, gustatif, tactile et musculaire, les conducteurs sensitifs atteignent la moelle épinière qu'ils traversent sous forme de faisceaux de substance blanche pour pénétrer dans l'encéphale et s'y terminer dans les noyaux gris, centres des organes sensoriels ; d'ici repartent des voies nouvellement formées qui s'engagent dans l'écorce et s'y terminent dans les lobes correspondants pour la formation des idées. Voici maintenant la marche et la direction des conducteurs moteurs : ceux-ci prennent naissance dans le domaine de l'écorce d'où ils reçoivent leur impulsion, puis ils pénètrent jusqu'aux centres moteurs sous-corticaux pour s'y interrompre : une fois reconstitués ils se dirigent dans la moelle épinière qu'ils suivent par les faisceaux latéraux de la substance blanche jusqu'aux racines antérieures ; c'est ici alors que prend naissance leur troisième portion qui se prolonge par l'intermédiaire

des nerfs jusque dans les groupes musculaires correspondants pour s'y terminer définitivement.

Ainsi donc les fibres conductrices de projection
sont destinées d'une part à conduire les perceptions
des impressions et des influences extérieures aux centres des sensations et des idées et, d'autre part. à transmettre les ordres de notre conscience et de notre volonté
aux organes moteurs.

Après avoir indiqué les voies qui unissent l'écorce à
la périphérie de l'organisme, il nous reste à parler des
voies d'union, du système d'association qui unit les uns
aux autres les différents territoires des hémisphères cérébraux. Par conséquent les voies d'association se distinguent des voies de projection par ce fait que les premières commencent et finissent dans les hémisphères
cérébraux sans franchir leurs limites ou bien qu'elles
unissent les divers points d'un seul hémisphère.

Le système d'association se compose de trois parties : la première relie les circonvolutions (gyrus)
voisines d'un même lobe, elle est représentée par les
fibres arciformes. fibrae propriae s. arcutae ; la seconde
unit les divers lobes d'un même hémisphère. elle est
constituée par le système des *faisceaux d'association,*
fasciculi associationis : la troisième établit une communication entre les parties symétriques des deux
hémisphères, c'est le système des *faisceaux commisu-
raux,* tel par exemple le corps calleux, etc.

a) Les fibres arciformes établissent une communication entre les circonvolutions voisines d'un même lobe :
après être parties du sommet d'une circonvolution,
elles descendent pour contourner le sillon puis se dirigent vers le sommet d'une autre circonvolution en for-

mant ainsi un arc dont la convexité regarde en bas. Non seulement ces fibres font communiquer les circonvolutions voisines, elles peuvent encore établir un lien entre des circonvolutions plus éloignées d'un même lobe. Les premières sont disposées plus superficiellement, les secondes, plus profondément.

b) Les faisceaux d'association représentent un système de fibres plus longues qui font communiquer les divers lobes d'un même hémisphère.

c) Le système des fibres commissurales établit un lien entre les diverses parties des deux hémisphères, tel le corps calleux, etc.

En raison de l'union intime qui existe entre les différentes parties d'un même hémisphère, ainsi qu'entre les deux hémisphères, l'on peut dire que la communication de n'importe quel point d'un hémisphère avec les autres est parfaitement assurée aussi bien par la voie des communications directes, que par celle des communications collatérales, ces dernières entrant en jeu s'il y a obstacle accidentel dans l'une des voies.

II

PSYCHOPHYSIOLOGIE

Après avoir très brièvement exposé les données anatomophysiologiques qui nous sont nécessaires, nous nous permettrons de poser la question suivante : savoir, dans quelles mesures les parties organiques mentionnées peuvent servir à l'étude des manifestations de l'activité psychique. Il est incontestable que le système nerveux central est le siège des facultés mentales mais nous n'ignorons pas que l'intelligence est un phénomène très complexe. Aussi pour faciliter l'étude de ce tout, faut-il le diviser en trois domaines : celui de la perception ou des organes sensoriels, celui de la pensée et celui du mouvement.

Or il s'agit maintenant de distinguer laquelle des parties indiquées plus haut comme appartenant au système nerveux central et périphérique, sert au fonctionnement de l'un des domaines de l'activité mentale ? En d'autres termes il s'agit de savoir dans quelles régions du système nerveux se localisent les diverses fonctions.

A. — *Domaine sensitif.*

Commençons par la région sensitive. Ce sont les

organes sensoriels qui servent au domaine sensitif ou perceptif. Ce dernier se décompose en plusieurs sections conformément à la diversité de ses nuances. Ce sont les sens visuel, auditif, olfactif, gustatif, tactile et musculaire qui répondent aux organes suivants : l'œil, l'oreille, les muqueuses nasale, palatine, linguale, la peau, certaines membranes muqueuses, séreuses et les muscles.

Tout organe sensoriel comprend trois parties : la périphérie ou terminaison, l'intermédiaire ou le conducteur et le centre. La périphérie est destinée à percevoir les impressions ; le conducteur s'occupe de transmettre ces impressions au centre de l'organe sensoriel ; quant au centre, il sert de siège à la transformation de l'impression recueillie par la périphérie, en sensation.

Nous savons que la périphérie de chaque organe sensoriel contient des terminaisons nerveuses spéciales, propres à chaque organe sensoriel en particulier, à l'aide desquelles l'organe en question est en mesure de ne percevoir que certaines impressions et excitations définies de la part des objets environnants. Grâce à cette propriété inhérente aux terminaisons nerveuses, l'œil ne peut percevoir que les impressions lumineuses, l'oreille ne peut saisir que les vibrations sonores et ne réagit pas aux premières, etc.

Ainsi donc l'*impression* est la fonction périphérique de l'organe sensoriel : elle consiste en le recueil de l'*excitation*, produite par des objets appartenant au monde extérieur ; quant à la capacité de l'organe sensoriel à s'adapter de façon à percevoir l'excitation, elle s'appelle l'*excitabilité* des organes des sens.

Trois conditions essentielles sont nécessaires pour que l'impression puisse se former ; ce sont : un certain degré d'intensité pour l'excitation qui agit sur la périphérie de l'organe, la faculté perceptive de ce dernier et une durée de temps suffisante pour l'action. Les deux dernières conditions sont plus ou moins constantes et ne donnent que de légères fluctuations mais le premier facteur varie énormément. L'excitant peut agir très différemment sur la périphérie des organes sensoriels. Admettons que cela soit un son. Les vibrations sonores varient quantitativement dans une très grande étendue : mais notre oreille n'est pas accessible à tout nombre de vibrations du corps résonnant. Il est des limites au delà et au-dessous desquelles notre oreille n'est plus en mesure de percevoir. On peut dire la même chose par rapport à l'intensité de l'irritation lumineuse, gustative, etc. Notre œil ne peut percevoir que les excitations d'une certaine intensité, dont la physiologie a établi et établit encore les limites plus ou moins précises ; tout ce qui dépasse ou n'atteint pas cette irritation n'est pas perçu par nos organes sensoriels. Par conséquent pour qu'une impression puisse se former, la première condition est que l'excitant et son action soient limités et que leur intensité physiologique soit déterminée. La seconde condition est que l'organe sensoriel soit propre à la réceptivité, c'est-à-dire qu'il ne soit pas fatigué par un travail préalable, que les autres organes sensoriels ne fonctionnent pas en même temps que lui afin de ne pas détourner l'attention de l'individu sur d'autres impressions ou bien qu'ils fonctionnent dans la même direction que l'organe donné.

Une troisième condition est encore nécessaire pour une impression nette, c'est une certaine durée d'action de l'excitant sur la périphérie de l'organe. Si cette période est trop courte, l'impression reçue sera vague, insuffisante.

Chez certains sujets l'excitabilité des organes sensoriels présente, par rapport à la moyenne, des déviations considérables favorisées surtout par l'hérédité et l'adaptation. Ainsi l'on sait que les habitants des bois et des steppes, les chasseurs, etc., possèdent une acuité visuelle et auditive extrême, alors que chez les horlogers, les plongeurs. etc., les mêmes organes sont au contraire affaiblis.

Une fois que l'impression est perçue par la périphérie de l'organe sensoriel, elle se transmet *au centre des sensations*. Cette transmission a lieu par le nerf qui relie la périphérie au centre. On nomme *conductibilité* la capacité de transmission de l'organe ; quant au nerf il porte le nom de *conducteur*. Son rôle est purement passif : il consiste en une simple transmission qui selon toute apparence ne prend aucune part active dans la formation des images, quand le rapport réciproque des parties constituantes est normal.

La troisième partie du domaine sensitif est constituée par les centres où les excitations extérieures, après avoir été recueillies par la périphérie et transmises par le conducteur à la terminaison interne du nerf — se transforment en *sensations*. Ainsi donc l'attribution et la destination de la périphérie de l'organe sensoriel consistent en le recueil des influences que le monde extérieur exerce sur nous, en leur transmission par le nerf ou conducteur au centre sensitif principal et au centre des sensations, en l'absorption et l'assimilation convenables de cette transmission.

Les centres des sensations sont en même temps la terminaison des organes sensoriels : ils sont tous sous-corticaux. L'absorption de l'impression périphérique par les centres constitue la sensation. Par conséquent cette dernière est le résultat de l'activité des centres sous-corticaux. La sensation sera d'autant plus nette et plus précise que l'impression sera plus durable et plus fréquente. Elle sera d'autant plus accentuée que l'organe sensoriel sera plus frais, dispos et moins distrait au moment de la réception. Elle sera plus complète si la sensation donnée est corroborée par les autres organes sensoriels.

Le problème de tous les organes sensoriels consiste non seulement à transmettre à leurs centres correspondants les impressions qu'ils reçoivent du dehors, mais aussi à fournir à tout instant, à toute seconde des renseignements sur l'état de notre organisme aux centres de la science. Tous les renseignements reçus par la voie des mécanismes mentionnés plus haut peuvent être objectivés et indiqués consciemment avec précision. L'on est fondé de croire que le même lien existe entre les centres de notre système nerveux et les organes internes : estomac, poumons, membranes séreuses, etc. Dans la vie ordinaire, normale, nous n'avons pas conscience de ces rapports réciproques ; mais si des altérations pathologiques viennent à frapper les organes mentionnés, nous sommes immédiatement renseignés là-dessus. Ainsi dans l'inflammation de la plèvre, du péritoine, etc., nous ressentons nettement la douleur. Dans l'état actuel de nos connaissances il est difficile de préciser le rôle que jouent ces rapports inconscients dans l'économie de notre vie mentale, mais il est incontestable que leur influence n'est pas sans laisser de traces.

Les centres des sensations se trouvent dans le bulbe rachidien, les couches optiques et les tubercules quadrijumeaux. Toutes ces régions se trouvent sous l'écorce et forment ce que l'on appelle les noyaux gris sous-corticaux. C'est ici que les impressions extérieures se transforment en certaines sensations spécifiques. Le phénomène intime de cette transformation nous échappe entièrement. Les centres sensitifs que renferment les noyaux gris sont placés dans le voisinage immédiat des centres moteurs ; ces derniers sont en connexion manifeste avec les premiers. Comme résultat naturel d'une pareille disposition anatomique nous avons l'action des centres sensitifs sur les centres moteurs et comme acte terminal — le mouvement. Le chaînon intermédiaire qui relie les centres sensitifs aux centres moteurs est représenté par un simple conducteur anatomique.

Les moments isolés de cet acte sont : l'irritation extérieure portée sur la périphérie de l'organe, sa transmission au centre sensitif, l'influence de ce centre sur le centre moteur et comme dernier effet — le mouvement ou la contraction musculaire. Pour exemple nous prendrons un cas très simple : un rayon de vive lumière frappe notre œil au réveil et irrite la rétine : le nerf visuel transmet cette irritation aux centres optiques qui à leur tour influent sur le centre des muscles moteurs de l'œil : d'ici l'impulsion suit le nerf oculo-moteur jusqu'aux paupières et l'œil se ferme. Tout l'acte a lieu inconsciemment, machinalement, sans l'intervention

de notre conscience ; des actes semblables portent le
nom de *réflexes* ou de mouvements primitifs, comme les
appelle Meynert. Les centres des réflexes sont localisés
dans la moelle épinière et les noyaux sous-corticaux de
l'encéphale.

Les sensations ont une triple valeur pour l'économie de notre vie mentale : 1° toute nouvelle sensation
augmente la somme de nos renseignements et ajoute
un nouveau fait aux archives de nos connaissances
mentales ; 2° toute sensation peut provoquer un simple
mouvement sans aucune intervention de la part du
centre conscient, c'est-à-dire de l'écorce ; en ce cas nous
avons exclusivement affaire à l'activité du centre sous-
cortical ou bien 3° la sensation formée fournit l'impulsion
et les éléments nécessaires à la formation d'une idée, ce
qui constitue alors un acte d'activité psychique qui
relève des centres corticaux et qui représente le réflexe
psychique de la sensation donnée. A tout instant de la
vie active il se produit en nous une foule de sensations
diverses mais leur destinée à toutes n'est pas la même.
Les unes sont emmagasinées, restent en réserve très
longtemps, les autres périssent rapidement après leur
formation. Cette différence dépend de la puissance
d'incrustation, de la fréquence avec laquelle les sensations se répètent et se reproduisent, de l'intérêt vital
qu'elles présentent. Celles qui sont conservées dans les
centres sensitifs laissent après leur apparition une trace
d'après laquelle elles peuvent être reconstituées quelque
temps après. Ce sont ces traces-là qui servent de *base
à la mémoire*.

Dans la vie commune nous éprouvons une foule de
sensations, dont quelques-unes prennent naissance dans

notre organisme même et d'autres — dans les objets extérieurs. Mais nous ne vivons pas simultanément de toutes les sensations. Dans le moment présent nous en choisissons quelques-unes, auxquelles nous nous arrêtons tout en ignorant les autres. Prenons par exemple l'organe de la vue. Le champ visuel renferme une quantité d'objets que nous ne voyons pas mais que nous pourrions voir : nous n'en distinguons que quelques-uns alors que tous ils envoient des rayons lumineux sur notre rétine. Pourquoi donc certains irritants vous procurent-ils des sensations. alors que d'autres passent inaperçus. La raison en est multiple. Parfois notre attention se porte de préférence sur un irritant, parce qu'il est plus intense que d'autres qui lui sont homogènes : d'autres fois parce qu'il nous fournit plus d'agrément ou bien encore parce qu'il présente un plus grand intérêt au processus de la pensée. Dans tous les cas semblables nous détachons l'irritant donné, nous le faisons ressortir pour lui accorder notre attention.

Or qu'est-ce que l'*attention*? On suppose que c'est la manifestation primitive de la conscience sans laquelle la première ne peut exister, car l'attention est la concentration même de la conscience sur un sujet ou un phénomène quelconque.

Mais tout ce qui vient d'être dit frappe l'oreille sans beaucoup parler à l'intelligence ; nous nous permettrons donc de faire quelques petites comparaisons, qui nous serviront d'exemples, afin de mieux élucider le phénomène dont il s'agit. Ainsi, absorbés par une méditation profonde, il nous arrive d'arrêter nos regards sur un objet quelconque sans le voir. Pourtant, les rayons de cet objet tombent sur la rétine de l'œil mais cette dernière est incapable de passer à l'état d'excitabilité et de perceptivité. Il ne reste donc sur la rétine aucune trace d'impression et la sensation ne se forme pas, l'objet étant manifestement hors du domaine de notre attention. Ni les cellules périphériques de l'organe, ni le centre sensitif ne réagissent : leur intervention est nulle. De là cette déduction toute naturelle que l'attention consiste en la réaction des cellules, en leur participation active aux excitations reçues par les objets extérieurs. En effet, si les cellules sont inactives, comme pendant le sommeil ou un effort de travail intellectuel intense, toutes les excitations extérieures glissent sur les récepteurs des organes sensoriels sans y laisser de trace. Pour que l'impression et la sensation aient lieu, il faut que les cellules elles-mêmes interviennent activement, qu'elles réagissent aux irritations. Or le degré d'intervention et le degré d'attention diffèrent selon les conditions. Parfois ils sont insignifiants, d'autres fois si intenses qu'ils provoquent l'action des organes qui favorisent et augmentent la perception. Par exemple, prêtez attentivement l'oreille à quelque chose et vous remarquerez que les muscles de l'organe auditif qui tendent plus ou moins le pavillon, les muscles du cou qui font tourner la tête et les muscles du tronc qui lui impriment telle ou telle direction, prennent une part active à cette attention soutenue. Il en est de même pour l'organe visuel, le tact, le goût et l'olfaction. Quelquefois c'est une impulsion extérieure qui provoque la réaction des centres sensitifs, d'autres fois l'impulsion vient des centres intellectuels ou sensoriels. Exemple : vous rencontrez dans la rue un joli minois : instantanément la réaction de l'appareil optique augmente afin de mieux saisir les traits du visage et de les graver dans la mémoire. Une autre fois vous cherchez quelqu'un et dans ce but vous augmentez l'activité de votre appareil optique. Dans le premier cas l'impulsion est venue du dehors : dans le second — ce sont les centres corticaux ou intellectuels qui l'ont engendrée. Mais dans les deux cas la concentration de l'attention ou la réaction des centres sensitifs doit être précédée d'une impulsion reçue sous forme d'irritation externe provenant d'un objet quelconque.

L'attention exprime donc la réaction des centres sensitifs : elle se manifeste dans la part active que prennent les centres à la réceptivité d'irritations quelconques.

Toute sensation formée ne se limite pas aux centres des perceptions sensitives, elle peut donner trois espèces d'impulsions : soit dans le domaine du mouvement en provoquant un simple réflexe, soit dans celui de la pensée pour provoquer une idée. soit dans celui de l'humeur.

B. — *Région intellectuelle.*

L'unité primitive de l'activité psychique est constituée par l'idée (c'est-à-dire perception avec mémoire). L'idée est la capacité de nos centres corticaux à reproduire l'image des objets d'après les traces de sensations antérieures. Selon Meynert (1) l'idée est un souvenir imagé qui loge dans les différents territoires de l'écorce. bien que tout souvenir semblable soit le résultat de sensa-

____

(1) MEYNERT. Psychiatrie. vol I. 173.

tions qui ont préalablement passé par le centre sous-corti-
cal. Il est naturel que cette reproduction soit d'autant
plus nette, plus précise, plus accentuée que les traces des
sensations sont plus profondes. Les idées sont les matériaux qui servent à construire notre vie psychique.

Plus ces matériaux sont abondants, plus notre activité psychique est riche. Nous nous permettrons d'in-
sister quelque peu sur ce point. Nous savons d'après ce
qui précède que ce sont les sensations qui servent de
matière aux idées. Or une idée est aussi une sensation
mais à tel point consciente, à tel point absorbée et assi-
milée que nous pouvons toujours l'évoquer, la reproduire dans notre conscience. De par son essence, toute
idée semblable est le résultat d'une sensation ou l'acte
terminal d'un réflexe qui provoque une idée au lieu
d'un mouvement.

Si l'effet devient conscient, il est de toute nécessité
que les phénomènes qui le provoquent quittent les
centres sous-corticaux pour se transporter dans les centres corticaux. Meynert et beaucoup d'autres soutiennent cette thèse que l'écorce cérébrale sert de siège aux
idées et aux manifestations conscientes, alors que les
noyaux sous-corticaux servent de centres aux sensations et aux mouvements réflexes primitifs. S'il en est
ainsi il serait souhaitable de pouvoir indiquer les voies
par lesquelles les sensations pénètrent dans le domaine
de l'écorce cérébrale et l'endroit de celle-ci où elles se
trouvent transformées en idées.

D'après le chapitre précédent nous savons que la
région occipitale de l'écorce est destinée aux images
visuelles. Les voies optiques qui se dirigent vers les
centres des sensations visuelles représentent encore un

lien qui établit une communication entre les centres des sensations visuelles et ceux des images visuelles.

Nous avons dit plus haut que lorsque les sensations formées dans les centres sous-corticaux pénètrent dans l'écorce cérébrale, centre de la conscience elles s'y transforment en idées. Si ces idées sont bien assimilées, chacune d'elles est bonne non seulement au moment de sa naissance et de sa formation. mais encore capable d'être reproduite plus tard d'après les traces déposées. Car une fois apparue toute image ne disparaît plus : elle laisse une trace d'après laquelle elle peut être reproduite. Il est évident que pour conserver les traces d'images anciennes il faut qu'il existe des centres gardiens et des dépositaires. Or les dépositaires d'images sont les cellules de l'écorce cérébrale et pour les sensations. celles des centres sous-corticaux. Avec un tel état de choses, c'est-à-dire la conservation des idées dans les cellules de l'écorce cérébrale. on se demande involontairement si les éléments de l'écorce cérébrale sont susceptibles de remplir cet acte ; en d'autres termes si la quantité des cellules nerveuses contenues dans l'écorce des hémisphères est suffisante pour que chaque cellule puisse être la gardienne d'une image déterminée.

Nous prendrons pour point de départ cette thèse acceptée par la plupart des névropathologues que les cellules nerveuses de l'encéphale sont le centre des éléments psychiques. Elles sont les dépositaires et les gardiennes des sensations et des images recueillies dans le monde extérieur : ce sont les archives de la vie mentale auxquelles l'homme s'adresse pour divers renseignements et dans des circonstances diverses quand il se heurte à telles ou telles conditions vitales.

La richesse de notre vie intellectuelle dépend avant tout de la quantité des éléments nerveux et de leur qualité. Plus le cerveau contient de cellules, plus celles-ci logent de sensations et d'images diverses, plus l'homme possède de matériaux au jugement et à la réflexion, plus ses connaissances et ses renseignements sont riches, plus il a de chance d'être intelligent et instruit.

Et vice versa, moins l'encéphale contient de cellules, plus celles-ci sont gênées dans leur développement par la névroglie, moins l'individu a de chance d'appartenir au nombre des personnes intelligentes et instruites, plus il en a de rester dans la catégorie des idiots.

Aussi voyons-nous que la quantité des éléments nerveux joue un rôle capital dans la richesse quantitative de la matière pensante. Ceci est d'autant plus important qu'outre les cellules occupées, on peut supposer que l'encéphale humain contient encore une foule de cellules libres, prêtes à recueillir de nouvelles sensations et images destinées à pénétrer plus tard dans l'encéphale donné ; bref l'on peut supposer que le cerveau contient un dépôt-réserve de cellules non occupées et libres où viendront se déposer les matériaux futurs. En partant de là, on peut représenter le contenu de l'encéphale d'un homme ordinaire sain, dans la période moyenne de sa vie, par l'équation suivante : la quantité de toutes les cellules cérébrales (a), surtout des cellules corticales qui sont les porteuses et les centres des images sensitives et motrices, égale la quantité de cellules occupées par les idées (b) + la quantité de cellules non occupées, libres (c) — $a = b + c$. Il va sans dire que dans l'enfance la quantité b égale o puisqu'elle augmente progressivement : dans l'adolescence la quantité *b* égale *c*. dans l'âge mûr la quantité *c* sera inférieure à *b*. La question de savoir s'il y a suffisamment de cellules pour toutes les sensations et images qui se forment pendant une vie doit être tranchée affirmativement. nous semble-t-il : selon Meynert le nombre des cellules corticales serait de 600 à 1 200 millions.

Or. la quantité de nos idées est infiniment moindre. L'on suppose que pour la formation d'une idée l'encéphale dépense de 0,4" à 0,7" (Wundt): en moyenne 0.55". En admettant que l'homme dorme 8 heures sur 24, qu'il vive en moyenne 35 ans et qu'il commence à raisonner depuis l'âge de 2 ans, il faut conclure en se basant sur les données mentionnées qu'il se formera pendant toute son existence au moins 1 387 583 000 idées. Mais ce serait absolument faux et en voici la raison : outre la formation des idées. la vie psychique comprend encore une activité sensorielle qui exige non moins de temps ; par conséquent. voici le nombre des images diminué de moitié. Maintenant. l'association des images, dont la durée dans le processus du jugement est au moins trois fois plus grande que celle employée pour la production des idées. exige aussi du temps ainsi que le passage des impulsions volontaires par les voies conductrices, la transformation des impulsions en mouvements volontaires tels que le langage. l'écriture, etc. Ces processus-là exigeront la dépense d'un temps 5 fois plus considérable que la formation des idées. Par conséquent, la quantité des images formées dans le cours de l'existence ne sera plus de 1.387 583 000 mais de 46 252 800 seulement.

Pour cette raison l'on est autorisé à supposer que le

cerveau humain ne contient pas que des cellules occupées par des images mais encore des éléments inoccu-
pés, libres, toujours aptes à recueillir de nouvelles sensations et de nouvelles idées. Nous avons supposé que
chaque cellule ne servait qu'à une seule idée mais d'autres auteurs admettent la possibilité de voir une seule
et même cellule destinée à plusieurs images. En ce cas
la quantité des éléments nerveux sera plus que suffisante pour l'activité psychique.

Mais il y a encore autre chose que la quantité des éléments nerveux ; c'est leur qualité. Sous ce rapport il est
douteux que l'on puisse nier l'importance de l'hérédité.
On peut affirmer en toute sécurité que les éléments
d'un Européen, grâce à leur culture séculaire, sont
plus parfaits que ceux du mongole, du nègre, etc. De
même il est difficile de nier que les éléments d'un individu qui a hérité du système nerveux d'un alcoolique
mère ou père, d'un épileptique, d'un paralytique, d'un
aliéné, etc., seront incontestablement moins stables que
ceux d'un individu issu de parents sains. L'anatomie
pathologique et le microscope ont révélé que le cerveau
de l'idiot contient parfois beaucoup de névroglie et une
petite quantité de cellules nerveuses : dans d'autres cas
le nombre des éléments nerveux est suffisant mais les
cellules sont modifiées.

Une seconde série de faits nous montre qu'il ne suffit pas de posséder une quantité de cellules nerveuses normale pour que l'intellect fonctionne d'une manière régulière : il faut encore que ces éléments soient organisés
et alimentés régulièrement. Car si l'alimentation des
cellules n'est pas régulière, il est évident que ni leur
qualité ni leur fonctionnement ne le seront.

Pour cette raison nous soutenons cette thèse que *la richesse et la régularité de la vie psychique ou mentale dépendent de la quantité et de la qualité des cellules encéphaliques.*

Mais cela ne suffit pas : *la richesse des voies d'union et une communication intégrale et rapide sont encore de toute nécessité.* C'est là le second facteur dont dépend la richesse de l'activité mentale.

L'on sait que les cerveaux des idiots (et nous eûmes nous-même l'occasion fréquente de nous en convaincre) présentent à l'inspection une quantité de substance grise suffisante. parfois même plus que suffisante. mais fort peu de substance blanche. Les données de l'anatomie comparée nous enseignent que le rapport qui existe chez les animaux entre la substance grise et la substance blanche est inversement proportionnel à la proximité de l'animal et de l'homme. Plus sera grande l'association des divers centres. plus l'individu est apte à combiner rapidement les divers groupes d'idées. plus le capital intellectuel est large et brillant.

Par conséquent toute l'essence de la vie intellectuelle est localisée dans les hémisphères cérébraux, siège des idées et source de l'activité psychique.

Ce qui caractérise les idées ce sont le pittoresque et le réalisme de leur teneur. Elles portent en elles les propriétés qui servent à distinguer un objet de l'autre. En voyant souvent des objets ou des phénomènes semblables. nous nous apercevons qu'ils possèdent des qualités et des caractères communs et nous tâchons de généraliser leurs propriétés. En même temps ce sont presque toujours plusieurs idées qui s'associent pour déterminer un tout. Cet acte de généralisation porte le nom de *conception*. Tandis que les images et les idées se distinguent par leur objectivité et leur matérialité, les conceptions sont abstraites, attendu qu'elles renferment un ensemble de propriétés qui appartiennent à beaucoup d'objets de la même espèce.

C'est ainsi que nous pouvons nous représenter un monsieur X. X., un monsieur X. X., etc., sans réussir à nous représenter l'homme abstrait et quand nous voulons nous représenter un habitant de la Petite-Russie, nous sommes forcément obligés de l'incarner en l'image d'une personne qui nous est connue. Donc, la conception est la généralisation des idées, elle forme l'acte le plus élevé de l'activité psychique, elle se distingue par son fond abstrait et sert, au même titre que les idées, de matière aux jugements et aux arguments ; selon toutes les probabilités, la conception se localise dans les mêmes éléments nerveux de l'écorce que les idées.

Nous sommes embarrassé de dire quels sont les éléments nerveux qui servent de centres à ces images abstraites, si ce sont aussi des cellules ou des associations de cellules et de voies d'union ; bref, il est difficile de parler en ce cas de manifestations statiques ou dynamiques. Pourtant si nous tenons compte de ce fait que les conceptions se forment de caractères isolés appartenant à diverses images concrètes, nous pouvons admettre de préférence que les conceptions ont pour centres des groupes d'éléments nerveux, cellules et fibres d'association qui représentent une combinaison dynamique. Nous sommes tout aussi embarrassés de préciser le lieu où ces groupes dynamiques d'association se localisent : est-ce dans les lobes frontaux ou dans d'autres régions de l'écorce cérébrale, nous n'en savons rien, mais ce que nous pouvons affirmer avec certitude c'est qu'ils sont localisés dans l'écorce, celle-ci étant le siège des actes conscients de l'activité mentale. Le processus de la pensée consiste à mettre en regard les diverses idées et conceptions relatives à l'objet qui nous occupe. Nous savons que les images et les conceptions sont cantonnées dans divers territoires de l'écorce. Le processus de la pensée exige donc la présence d'une connexion et d'un lien entre tous les centres.

On appelle *jugement* le processus de corrélation des éléments isolés de la pensée : quant à la communication anatomique qui existe entre les hémisphères, elle est établie par les voies d'union. Un jugement plus ou moins large dépend d'une part de l'abondance des matériaux déposés dans divers centres et d'autre part de la richesse des voies d'union et d'une habitude plus ou moins grande à s'en servir pour la combinaison. L'homme normal possède des voies d'union si riches qu'il n'est pas une place dans son écorce qui ne soit en mesure de communiquer avec un point quelconque du même hémisphère ou de l'hémisphère opposé. L'union est entretenue par des voies directes et des voies indirectes. Si un obstacle se présente dans les premières, les secondes se mettent immédiatement en jeu. Il va sans dire que dans certains cas la nouvelle voie ne sera pas habituelle : il faudra s'y accommoder et s'y accoutumer, mais la communication n'en existe pas moins, elle est possible et c'est là un fait très important pour les cas pathologiques.

La quantité de cellules nerveuses et de groupes dynamiques qui prennent part à l'acte du jugement peut être variable. Plus les territoires mis en jeu sont nombreux, plus le résultat de leur activité, c'est-à-dire leurs déductions et leurs arguments sont justes. Il s'ensuit qu'un syllogisme provoqué par une cause quelconque ne sera pas le même chez divers sujets, ce qui est fort naturel du reste. Puisque le nombre des éléments qui interviennent et leur groupement sont différents selon le sujet, les déductions ne seront naturellement pas les mêmes. C'est sur ce fait que sont basées en partie, mais non pas exclusivement, les particularités individuelles. Non seulement un seul et même sujet peut inspirer diverses déductions à des personnes différentes, il peut en inspirer de différentes à une seule personne car la quantité d'éléments et de groupes dynamiques qui participent à l'acte du jugement, à l'association et aux conceptions peut varier d'un moment à l'autre, ainsi que leur combinaison par conséquent.

La conclusion définitive de tout cet acte d'association et de jugement sera le *syllogisme*. L'acte du jugement est en somme un processus de renseignement préparatoire qui tend à rendre la conclusion correcte et juste. Or l'argument sera d'autant plus juste et plus précis qu'il sera basé sur plus de faits, c'est-à-dire plus l'association aura été riche et complète. Donc le syllogisme concluant sera l'acte psychique définitif qui décidera de l'action, de l'agissement ou d'une déduction quelconque.

C. — Région motrice.

Tous nos mouvements se répartissent en deux groupes : celui des mouvements conscients et celui des mouvements inconscients, c'est-à-dire les réflexes simples et les actes psychomoteurs.

On appelle acte réflexe tout mouvement involontaire qui s'appuie sur une impulsion sensorielle. Afin de pouvoir être considérés comme réflexes les mouvements doivent clairement provenir d'une irritation portée sur le nerf sensitif : de plus ils doivent être involontaires. Par conséquent tout acte réflexe simple se compose d'une perception sensorielle et de son effet. Le siège des réflexes se trouve dans la moelle épinière, dont ils constituent presque le monopole, mais ils sont aussi propres à l'encéphale puisqu'ils constituent la fonction de ses régions sous-corticales. Toutes les perceptions sensorielles recueillies par les organes de sens se centralisent dans les noyaux sous-corticaux d'où l'irritation se transmet aux voies motrices. De là le réflexe.

À côté des mouvements réflexes il y a les mouvements volontaires, spontanés qui sont le résultat de l'activité consciente mentale ou corticale.

Pour se convaincre de la participation de l'activité consciente supérieure aux mouvements volontaires il suffit d'indiquer l'acte de la parole, de la marche, de l'écriture, de la danse, etc. Que d'efforts, de temps, d'énergie, de persévérance on dépense pour apprendre tous ces mouvements réflexes et d'autres qui leur sont analogues. Peu à peu pourtant on les apprend, l'homme s'y habitue, il finit par les exécuter facilement et librement. Avec le temps ils deviennent si faciles qu'ils finissent par prendre le caractère de mouvements inconscients, mécaniques, purement réflexes. Quel est celui par exemple qui en exposant sa pensée par écrit songe à la façon dont il peut tracer les lettres. Ce sont la plume et la main qui suivent machinalement la pensée et non la pensée qui suit la plume. Il en est de même pour l'acte de la parole, de la marche, de la danse, etc. Ces mouvements complexes, qui sont incontestablement volontaires au début, finissent par devenir réflexes, et leur localisation migre des centres corticaux dans les centres sous-corticaux. Ceci est confirmé par les expériences : les animaux privés de leur écorce cérébrale peuvent marcher, les oiseaux voler, etc. ; pourtant sur une surface non unie, accidentée ils tombent et les oiseaux ne volent que dans une direction rectiligne, ce qui veut dire que des animaux semblables réussissent à produire machinalement des actes complexes, autrefois volontaires, jusqu'à ce que le besoin de réflexion, c'est-à-dire de l'activité des centres supérieurs absents, ne se présente. N'est-ce pas le même fait qui nous arrive quand une méditation profonde nous absorbe et que nous tombons pour n'avoir pas vu un petit fossé inattendu ou une pierre saillante.

Ainsi, les mouvements réflexes se trouvent souvent servir de base aux mouvements volontaires, de même que ces derniers se transforment souvent en mouvements mécaniques, réflexes par suite d'un exercice prolongé.

Le sentiment de soi ou la disposition d'humeur. A chaque moment de notre existence nous nous sentons bien, mal, ou indifféremment. Tout phénomène, tout objet qui relève de notre conscience est accompagné de la part de notre sentiment interne par une réaction agréable, désagréable ou nulle. Nos actes et nos relations reposent sur cette réaction qui est l'un des facteurs importants de notre vie mentale, qui sert à déterminer la manifestation des actes volontaires et constitue par conséquent l'un des éléments de la volonté. Voici pourquoi la disposition d'humeur mérite l'attention et l'analyse les plus complètes.

Le sentiment désagréable s'exprime dans ses manifestations primitives sous forme de douleur corporelle et dans ses manifestations supérieures il passe en sentiment affectif de caractère pénible, douloureux ; c'est la souffrance morale. De même le sentiment d'agrément ou une bonne disposition d'humeur s'exprime dans les sphères élevées par des expansions affectives de joie, de contentement moral et de satisfaction. Pour beaucoup de choses la morale elle-même n'est que la réaction de notre disposition d'humeur vis-à-vis de tel ou tel phénomène vital. Les phénomènes provoqués par de simples sensations peuvent l'être aussi par des idées si ces dernières ont une valeur correspondante. Par exemple l'aspect d'une bête féroce en liberté dans les steppes produit sur l'homme désarmé une impression de terreur : c'est encore la même sensation bien qu'atténuée que produit sur beaucoup de personnes le fauve enfermé dans une cage de ménagerie. On constate la même chose par rapport à l'effet que produit une arme chargée.

Si nous nous éloignons des images concrètes pour nous adresser aux représentations plus abstraites. nous constatons que l'effet est presque le même. Ainsi la nouvelle de la mort d'un père ou d'un être aimé produit presque la même impression que si l'on assistait à cet événement. On raconte qu'en passant un jour auprès du cadavre d'un cheval. Boerhav fut pris de vomissements : plus tard chaque fois qu'il passait par cet endroit le même phénomène se reproduisait. Il est évident que

l'image évoquée par le souvenir faisait le même effet
que la sensation qui lui avait servi de base. Il en est
de même pour une disposition d'humeur bonne ou
gaie.

La qualité de la disposition d'humeur se répercute, et
il ne pourrait en être autrement, sur les fonctions du système nerveux. Quand on ne se sent pas bien disposé, il
y a oppression de tous les domaines de l'activité mentale : la conduction même des sensations est ralentie,
le processus de la pensée est déprimé, l'association
limitée, les actes apathiques, lents, limités et leur valeur négative. C'est tout le contraire qui arrive quand
la disposition d'humeur est bonne : la conductibilité
mentale et la nutrition des éléments nerveux sont aug-
mentées (hypérémie fonctionnelle), leur fonction ac-
crue, l'association plus large, les mouvements et actes
sont énergiques, rapides, agressifs.

Le sentiment de soi a la même importance pour le
domaine mental supérieur, c'est-à-dire le sens moral et
les rapports moraux.

Mais c'est surtout dans la sphère des actes volontaires et des manifestations de la volonté que le sentiment de soi joue un rôle important, car il constitue
l'un des facteurs essentiels de la volonté.

Toute sensation et toute idée que notre conscience
recueille paraissent dans notre conscience à un moment donné de notre vie et provoquent deux espèces
de réflexes, l'un dans le domaine intellectuel, l'autre
dans la disposition d'humeur : dans le premier cas il
s'exprime par une association plus ou moins grande avec
d'autres idées, par l'appréciation de sa rationalité et de
son utilité, etc. : dans le second par une réaction d'in-

térêt ou d'absence d'intérêt, de sympathie ou d'antipathie, de sentiment agréable ou désagréable qu'il provoque. Il se forme souvent dans notre conscience deux
jugements au sujet d'une seule et même chose : la raison dit qu'une chose est sensée, le sentiment la juge
désagréable et vice versa ; il arrive à tout instant que
la raison condamne ce que le sentiment approuve.
Dans cette lutte c'est tantôt l'acte pensant qui l'emporte,
tantôt la disposition d'humeur.

La prépondérance de la raison sur le sentiment intérieur est un critérium plus ou moins précis de l'intensité de la puissance psychique. L'on admet que plus
l'homme réussit à vaincre la manifestation personnelle
par les déductions de la raison, plus il est intelligent
et vice versa.

En ce sens la volonté n'est pas une faculté indépendante : elle découle de la lutte mentionnée entre la
raison et le sentiment. *La volonté c'est la diagonale
de deux forces mentales : la raison et le sentiment ou
l'émotion.* Dans certains cas elle se rapproche de l'une,
d'autres fois de l'autre selon l'intensité de l'un des facteurs mentionnés. D'après l'avis de nombreux auteurs
la volonté est une faculté libre de notre activité mentale : c'est plutôt l'opinion des philosophes. Mais notre
problème ne consiste pas à soutenir des débats avec les
philosophes, ni même à exposer nos propres points de
vue philosophiques : notre but est de présenter le schème
de l'activité mentale afin que, dans notre exposé de la
doctrine sur les maladies de l'esprit, nos auditeurs
puissent comprendre les déviations qui se produisent
dans l'activité mentale. Nous nous bornerons donc à
exposer les choses telles qu'elles le sont en réalité.

Au premier abord, il semble que chacun de nous
possède une entière liberté d'action et de volonté : si
je veux j'écris. si je veux je n'écris pas, selon mon
désir je marche ou je ne marche pas et rien ne peut
me forcer à agir excepté moi-même. Rien de plus exact
en effet. Ainsi il arrive à tout individu de se dire à un
moment donné de l'existence : « Suffit. je ne suis pas
un enfant, je vais agir comme je l'entends » et il le fait
en effet pour se repentir souvent après. Cela s'appelle
prendre le mors aux dents. Il y a bon nombre de personnes rétives. Mais souvent il leur arrive de se soumettre non seulement à leur « je veux » mais encore à
une autre idole « je dois ».

Quelle est donc la différence entre « je veux » et « je
dois ? »

Toute sensation. toute idée. toute action provoquent
dans notre âme une sensation agréable ou désagréable
et la conscience de l'utile ou du nuisible. La première
nous touche personnellement. la seconde s'élargit et
concerne non seulement les intérêts de l'homme mais
encore ceux de la famille, de la société, de l'État et
peut-être de toute l'humanité. Si la chose se limite à
un travail cérébral sans manifestation extérieure qui
se traduise par des actes ou des actions quelconques. l'homme est susceptible d'admirer une chose tout
en reconnaissant son inutilité. Il en est autrement si
l'homme doit prendre part à cet acte, à cette chose. En
ce cas il est tenu de réfléchir scrupuleusement à la manière dont il doit agir selon son sentiment personnel
ou les exigences des intérêts communs. Et c'est alors
la lutte entre « je veux » et « je dois ». On allègue une
foule de raisons pour prouver qu'il est bon d'agir

comme « l'on veut », mais les raisons sont encore plus multiples pour « je dois ». L'acte répondra donc au sentiment qui aura le dessus.

La conséquence de cette lutte sera représentée par un acte de la volonté. Cela revient à dire que la volonté n'est pas un acte aussi libre qu'elle le paraît au premier abord : au contraire elle est décidément subordonnée, car les actes volontaires penchent entièrement du côté de la passion, de l'émotion ou de la considération pure. Par conséquent dans le second cas l'acte est subordonné.

Nous nous en tenons donc à notre première manière de voir, à savoir que la *volonté* est la composante de deux forces, l'une psychique, l'autre émotive. Si les deux tendent au même but, elle représentera l'effet total des deux, si elles tendent de côtés opposés, elle représentera leur diagonale.

Dans certains cas c'est le sentiment personnel qui l'emporte, dans d'autres cas c'est la raison et c'est ce dernier qui est l'idéal de l'homme instruit.

A la question des idées est intimement liée celle de la mémoire.

On distingue deux espèces de mémoire : *la faculté d'emmagasiner les sensations et celle de les évoquer (reviviscence).*

La première est l'absorption d'une excitation par une cellule ou ce que l'on appelle la perception. La seconde est la reproduction de l'image dont la cellule est la dépositaire.

Ribot (1) élargit quelque peu la conception de la mé-

(1) Ribot. Les maladies de la mémoire.

moire. Outre l'assimilation d'une image isolée par
chaque élément nerveux, il admet encore l'existence de
combinaisons, d'associations de groupes particuliers
d'éléments, déterminés pour chaque cas spécial. Il
appelle la première espèce de mémoire, celle qui est
propre à chaque élément nerveux en particulier, la
mémoire statique et il appelle mémoire dynamique un
groupement spécial d'éléments nerveux, leur association
particulière. Une telle admission est très commode en
ce sens qu'elle n'exige pas une très grande quantité
d'éléments pour la formation de la mémoire statique.

Selon Ribot, la cellule avec son empreinte peut être
comparée à une lettre d'alphabet : en restant toujours
la même elle concourt à la formation de millions de
mots divers en langues vivantes et mortes. Grâce aux
différents groupements d'un petit nombre d'éléments,
les combinaisons les plus nombreuses et les plus complexes prennent naissance.

Selon le même auteur, la mémoire constitue un fait
biologique : elle est aussi bien propre à la cellule
nerveuse qu'à la cellule musculaire, à l'homme qu'à
l'animal, à l'être vivant comme à l'objet. Lewes (1)
donne l'exemple suivant : si l'on pose une clé sur une
feuille de papier blanc et qu'on l'expose à l'action des
rayons solaires pour cacher ensuite la feuille dans un
tiroir obscur, l'on verra que l'image de la clé restera
gravée sur la feuille de papier pendant plusieurs années.
Mais c'est dans le tissu nerveux que cette propriété organique se manifeste avec une puissance particulière.
Et plus l'irritation des cellules nerveuses est fréquente

(1) Lewes. Problems of life and mind.

et intense, plus l'empreinte en sera vive et durable, ainsi que l'idée par conséquent. Ceci se rapporte non seulement à la mémoire statique, mais aussi à la mémoire dynamique : seulement pour cette dernière, l'action des voies et des fibres d'association vient se joindre à celle des cellules nerveuses.

III

PSYCHOPATHOLOGIE LÉGALE GÉNÉRALE

Troubles des organes sensoriels.

Les maladies mentales altèrent les organes sensoriels,
l'intelligence, les actes ou mouvements volontaires et
souvent même les organes de la vie végétative. Nous
considérons qu'il est nécessaire de signaler brièvement
ces troubles afin de faciliter la compréhension de chaque
maladie mentale prise isolément dans l'exposé qui va
suivre : ajoutons cependant, que nous ne nous arrêterons qu'à ceux qui ont une importance capitale sous
le rapport médico-légal. — Les troubles sensoriels sont
très fréquents dans les maladies mentales et nerveuses.
L'on observe en même temps des déviations soit dans
l'intensité des sensations, soit dans leur qualité. Dans
le premier cas les sensations donneront des déviations
quantitatives dans le domaine sensitif, dans le second
cas des déviations *qualitatives*.

Les modifications quantitatives peuvent être divisées
en deux groupes : lorsqu'avec une force d'excitation
moyenne, la sensation reçue est plus forte que d'habitude, lorsque la sensation est plus faible que d'habitude.

Les déviations du premier groupe portent le nom d'*hyperesthésies*, celles du second d'*anesthésies*.

Les unes comme les autres peuvent porter sur tous les organes sensoriels : elles peuvent être permanentes ou passagères. Elles peuvent affecter tout l'organe ou n'être que partielles. Ainsi dans certains cas l'on observe une cécité complète, dans d'autres l'incapacité de distinguer certaines couleurs seulement, c'est le daltonisme.

Les autres organes sont dans le même cas ; il peut y avoir surdité complète ou seulement abolition de la faculté de percevoir certains tons : de même il peut y avoir abolition complète d'olfaction, de goût, de tact ou seulement de certaines nuances gustatives, olfactives et cutanées, par exemple abolition de la sensation thermique. Les sensations tactiles peuvent être modifiées sur toute la surface cutanée ou sur une moitié du corps (hémihyperesthésie ou hémianesthésie) ou seulement sur certaines régions plus ou moins nettement circonscrites (zones hystérogènes et épileptogènes). Le Pr Bechtéreff (1) a observé dans certains cas d'hyperesthésie des phénomènes objectifs : ainsi, si on comprimait les régions hyperesthésiées, on remarquait une accélération du pouls, une dilatation des pupilles, une réaction vasculaire intense, une modification du rythme respiratoire et une excitation des réflexes généraux, alors qu'à la compression des surfaces anesthésiées l'on observait une diminution des réflexes cutanés, une absence d'influence ou une faible influence sur l'activité cardiaque et le spasme des vaisseaux.

(1) Pr BECHTÉREFF. *Revue psychiatrique*, 1899, II.

Venturi (1) a cité un cas qui présente un grand intérêt. Il s'agit d'un hystéro-épileptique qui voyait de temps à autre un objet multiplié 40 à 50 fois. Ainsi au lieu d'une seule bague il en voyait 40 à 50 semblables : la qualité de l'objet ne changeait pas, mais son nombre augmentait autant que le champ visuel pouvait contenir d'objets.

Les troubles sensoriels qualitatifs peuvent aussi être de deux espèces : *les illusions et les hallucinations*. On entend par illusion l'appréciation erronée d'une impression réelle : il y a impression, mais elle est faussée avant d'être perçue. L'homme sain peut être sujet à des illusions dans des conditions d'existence anormales. Ainsi à la tombée de la nuit et à une certaine distance nous prenons un inconnu pour une connaissance : de loin nous ne reconnaissons pas des sons qui nous sont familiers et dans une faible solution nous ne reconnaissons pas le goût de substances gustatives qui nous sont bien connues. Dans tous les cas mentionnés, les perceptions sont réelles, mais dans notre conscience elles se transforment en sensations faussées dont la cause tient à des conditions étrangères à l'organisme. Les aliénés et les nerveux ont des illusions qui reposent sur des perceptions normales, mais qui sous l'influence de modifications subies dans le domaine des nerfs ou du système nerveux central se transforment en perceptions fausses et erronées dans notre conscience. Le mélancolique croit sentir le goût du sang dans l'eau qu'il boit ; le maniaque voit sur les

---

(1) VENTURI. *Una visione multipla. Rivista sperimentale di freniatria.* V. XVII, F. 4.

papiers peints qui tapissent les murs des ornements de pierres précieuses : un simple mouvement de l'air est pris pour un jet de vapeur enflammée, etc. On donne le nom d'*hallucinations* à une sensation qui ne repose sur aucune irritation extérieure et qui se forme primitivement dans les centres nerveux. C'est pourquoi on lui donne le nom de phénomène subjectif. C'est ainsi qu'au milieu du silence on entend des pleurs, dans l'obscurité ou en plein jour l'on voit des fantômes, l'on perçoit des sensations tactiles d'attouchement, de piqûre, etc., sans qu'aucun objet existe dans le champ du sens halluciné.

Les personnes saines au point de vue mental peuvent aussi bien être sujettes aux hallucinations que les aliénés. L'on connaît les hallucinations de Loyola, de Walter Scott. de Byron, de Spinosa, etc. Tandis que les personnes saines d'esprit reconnaissent la morbidité de leurs manifestations hallucinatoires et les apprécient à leur juste valeur. les aliénés les prennent pour des sensations réelles et font souvent dépendre d'elles leurs actes et agissements.

Brainerd (1) cite les cas suivants de crimes commis par des hallucinés.

La démence d'un jeune homme affecté d'hérédité pathologique était accompagnée d'hallucinations. Il lui sembla un jour que son voisin faisait courir des bruits qui nuisaient à sa réputation. Il décida de tuer le voisin mais la crainte d'atteindre en même temps quelqu'un d'autre retarda quelque peu l'exécution de son projet.

(1) BRAINERD. The criterion of responsibility in insanity. *The alienist and Neurologist*. 1894.

Pourtant une occasion venant à se présenter, le malade la saisit pour accomplir son forfait. Il avouait avoir commis un crime, il prévoyait qu'on allait le juger et le condamner, mais il se considérait tout à fait innocent et il expliquait son acte par un cas de légitime défense contre les atteintes portées à sa réputation. Il disait : « A ma place vous eussiez fait la même chose. »

Deux sœurs malades habitaient le même logement. Sous l'empire d'hallucinations, elles décidèrent de tuer un petit garçon de 6 ans : la voix de Dieu, disaient-elles, leur ordonnait de sacrifier l'enfant.

Après l'avoir lavé et purifié, elles le préparèrent entièrement à l'acte d'immolation. En ce moment le père du garçon entendit sa voix, il entra par hasard dans la maison des hallucinées et réussit ainsi à délivrer son fils. Les deux sœurs savaient parfaitement qu'elles allaient commettre un crime contre la loi, elles n'étaient pas poussées par une impulsion non contrôlée, mais elles avaient été subjuguées par des hallucinations et des illusions morbides.

Les hallucinations des aliénés affectent parfois un seul organe, tantôt plusieurs, tantôt tous à la fois. Parfois elles sont unilatérales et n'affectent qu'un seul des organes pairs, par exemple une oreille. Mais le contraire se produit aussi, c'est-à-dire que l'hallucination ne survient que quand les deux organes fonctionnent simultanément : elle cesse si l'un des organes pairs fonctionne seul.

Pieraccini (1) observa un dégénéré de 26 ans atteint

(1) PIERACCINI. Un fenomene non ancora descritto nelle alluzinazoni visive. *Rivista sperimentale di freniatria*, V. XVIII, F. 2.

du délire de la persécution et qui voyait l'image de son frère quand il avait les deux yeux ouverts, mais s'il en fermait un, le fantôme disparaissait.

Toutes ces aberrations quantitatives et qualitatives des sens ne restent pas sans influence sur les manifestations de l'activité mentale : c'est pourquoi il est fort naturel de leur voir jouer un rôle plus ou moins grand dans la médecine légale. L'hyperesthésie des organes sensoriels augmente la quantité normale des images, accélère leur marche, rend leur combinaison désordonnée, augmente l'activité réflexe et parfois provoque la formation d'idées erronées en augmentant aussi l'irritabilité du malade.

Mais les anesthésies sensorielles, surtout si elles sont complètes, ont une importance plus grande encore. L'absence totale de la vue entraîne une lacune à vie, une absence complète de sensations et d'images visuelles. La surdité totale innée procure une absence d'images et de sensations auditives, absence qui provoque la mutité consécutive et l'incapacité de communiquer avec le monde extérieur. La suppression de l'olfaction, du goût et du tact ont une moindre importance. Parfois les anesthésies même partielles ne restent pas sans exercer une influence sur l'organisation de la vie mentale de l'aliéné. Ainsi les anesthésies des pieds et des mains peuvent servir de point de départ à la formation d'idées fausses sur leur transformation en verre, en bois, en cire, en cuivre, en or, etc.

Très souvent les illusions servent de base à la formation d'idées erronées, tandis que les hallucinations provoquent des idées fausses, des tableaux fantaisistes et tout un système de délire.

Certains troubles sensoriels ont une grande importance pour la médecine légale, par exemple la cécité des couleurs ou le daltonisme. Certaines personnes sont privées dès la naissance de la faculté de distinguer la couleur rouge et la couleur verte. C'est la vue de ces deux couleurs-là qui fait le plus souvent défaut. Or, c'est justement elles qui ont le plus d'importance pour les employés de chemins de fer, les machinistes, les aiguilleurs, etc. Ce défaut organique peut être la cause de confusion dans les signaux et celle de grandes catastrophes. Naturellement il ne peut être question d'imputer aux employés leur défectuosité comme un crime car ils sont irresponsables en cette circonstance. Cependant les individus atteints de daltonisme n'ont pas droit non plus à une capacité civique entière, c'est-à-dire qu'ils ne doivent pas être admis au service d'une institution où l'on a affaire à des signaux et à des signes. Il faudrait exiger de la part des machinistes, de leurs aides, des aiguilleurs qu'avant d'entrer à l'administration, ils aient à subir une épreuve qui vérifie l'acuité et la qualité de leur vue et de leur audition. Par conséquent un trouble sensoriel analogue à celui que nous venons de mentionner et qui se répercute sur l'activité mentale est une cause décisive à l'établissement de l'irresponsabilité et d'une capacité civique partielles ou bien à une responsabilité *atténuée* et à une activité limitée.

La *surdimutité* intéresse encore davantage la médecine légale car elle atteint en même temps l'organe de l'ouïe et celui de la parole. C'est l'organe auditif qui nous sert à percevoir les impressions sonores et à former les sensations auditives : c'est à l'aide du même organe que nous parvenons à parler. La surdité congénitale entraîne avec elle l'absence de connaissances auditives et de celles de la parole. Or le langage articulé est l'agent principal grâce auquel l'homme peut communiquer avec ses semblables : par conséquent, la surdimutité prive l'homme non seulement de tous renseignements, mais encore de la faculté de communication.

Il est vrai que les moyens de communication sont nombreux : l'écriture, la mimique, etc.: mais peu de sourds-muets apprennent à écrire, quant aux gestes, c'est une chose conventionnelle qui ne peut être comprise que par un nombre limité de personnes.

D'après les recherches de Ferrai (1), les personnes atteintes de surdimutité acquise ont tous les autres organes sensoriels plus sensibles que les personnes atteintes de surdimutité congénitale : chez les sourds-muets du premier groupe toutes les espèces de sensibilité, excepté le tact et la sensibilité générale, sont susceptibles de se développer avec l'âge.

La grande majorité des sourds-muets sont idiots ou imbéciles. Cette coïncidence s'explique par ce fait que dans certains cas la surdimutité et l'idiotisme ont la même source : l'arrêt de développement du centre auditif et de celui de la parole ainsi que des centres psychiques : dans d'autres cas la surdimutité dépend de foyers morbides qui entraînent un arrêt de développement dans le système nerveux avec obtusion consécutive : dans d'autres cas encore le foyer morbide se limite aux centres de l'audition et du langage et alors au lieu de dépendre de l'incapacité des centres cérébraux au développement et au perfectionnement, l'ob-

(1) Ferrai. La sensibilità nei sordomuti in rapporto ed al genere di sordimutismo. *Rivista sperimentale di freniatria*, 1899.

tusion intellectuelle a leur formation insuffisante pour
cause. Dans des cas rares les sourds-muets reçoivent
une instruction et sont aptes à l'activité sociale. Quoi
qu'il en soit les sourds-muets se distinguent par une
irascibilité excessive, par l'emportement, une tendance
à l'exagération affective.

Pour ce qui est de la responsabilité à encourir et de
la capacité civique des sourds-muets il ne peut en être
question que dans les cas où les sujets mentionnés reçoivent une instruction quelconque et manifestent une
tendance au développement et au perfectionnement intellectuels ; mais même en ce cas-là la responsabilité des
sourds-muets a droit à trois degrés divers d'indulgence, par suite de l'irascibilité excessive innée des
sourds-muets. par suite de leur imperfection organique pathologique et par suite d'une défectuosité dans
le domaine des perceptions. Au point de vue de la responsabilité pénale, on peut classer les sourds-muets comme
suit : les sourds-muets idiots à irresponsabilité complète.
les sourds-muets à intelligence cultivée et responsabilité
relative et les sourds-muets avec idiotisme fonctionnel.
c'est-à-dire avec une absence de notions dont la cause
ne réside pas dans une lésion organique du cerveau,
mais dans un manque d'instruction. Les sourds-muets
appartenant à la dernière classe peuvent commettre
leurs crimes dans un état d'idiotisme : en ce cas ils sont
irresponsables : mais placés dans un établissement ils
sont susceptibles de s'y développer plus tard. de devenir
plus intelligents ; en ce cas ils conservent une capacité
civique relative (1). Nous eûmes l'occasion de relater un

(1) KOVALEVSKY. Essai de psychiatrie légale. v. 1, p. 115.

cas analogue. La surdimutité peut être simulée. On le constate en recourant aux mêmes moyens et procédés dont on se sert pour dévoiler la simulation des autres affections mentales. Digne d'une attention particulière est ce fait que les sourds-muets qui ne perçoivent pas les impressions auditives sont capables d'être très sensibles aux autres influences. Ainsi par exemple bien que les sourds-muets ne perçoivent pas le bruit d'un coup porté sur le plancher derrière eux, ils réagissent spontanément à l'ébranlememut, alors que le simulant passera outre en feignant de ne s'être aperçu de rien. La même observation concerne l'association des autres influences. Pour constater une surdimutité simulée, le Dr KOLESNIKOFF (1) attire l'attention sur ce fait que les sourds-muets indiquent constamment une diminution de la sensibilité algésique de la peau du visage, de celle des membres supérieurs et de la partie supérieure du tronc ; de même les sourds-muets ont la simple réaction psycho-physique excitants algésiques ralentie aux endroits anesthésiés pour la douleur. Plus de 70 pour 100 de sourds-muets portent des rides transversales au front.

Valeur médico-légale des illusions et des hallucinations. — Les illusionnés et les hallucinés qui commettent des délits, des infractions aux lois. des crimes peuvent aussi bien appartenir au nombre des personnes saines d'esprit qu'à celui des aliénés. Il est évident que les personnes saines d'esprit qui commettent des crimes sous l'empire d'illusions et d'hallucinations di-

(1) KOLESNIKOFF. Les sourds-muets au point de vue médico-légal, 1897.

verses doivent en porter la responsabilité. bien qu'atténuée, tandis que les crimes d'aliénés hallucinés ou
illusionnés doivent être examinés en relation avec l'espèce de maladie et l'état de l'aliéné.

Les hallucinations étant faciles à simuler. les aliénistes ont porté leur attention sur les signes objectifs
qui les accompagnent. Il a été prouvé que tels signes
existent en réalité mais pas dans tous les cas et sans
que leur qualité soit très sûre. Ainsi l'on a remarqué
que les hallucinations de la vue sont souvent accompagnées d'une certaine attitude. de mouvements de rota-
tion inconscients et involontaires de la tête et du tronc.
de regards furtifs jetés dans la chambre voisine. dans
tous les coins et recoins. de dilatation et de contraction
des pupilles selon la distance qui sépare l'halluciné de
l'image hallucinante et parfois de plis et des rides qui
sillonnent le coin des yeux, les paupières. les sourcils.
le front : dans certains cas la muqueuse de l'œil est
irritée et ses vaisseaux congestionnés sans cause aucune.
Dans les hallucinations auditives l'on observe la tension
des muscles masséter, sterno-cléido-mastoïdien et de
ceux du pavillon de l'oreille ; le malade se bouche les
oreilles, se couvre la tête, est secoué par moments d'un
frisson subit, il rit tout d'un coup ou refuse silen-
cieusement la nourriture, etc. Parfois on observe des
mouvements sympathiques des lèvres et de la langue
ou bien les hallucinés font des mouvements qui indiquent le geste d'éloigner un corps importun. Dans
les hallucinations gustatives et olfactives on observe
des mouvements de la langue. des lèvres, des ailes du
nez, parfois une salivation abondante. Dans les hallucinations de la vue l'on constate parfois des troubles

vaso-moteurs sous forme de rougeur ou de pâleur de la face : les mêmes phénomènes s'observent quelquefois dans les hallucinations de la sensibilité générale. Dans les hallucinations auditives prolongées Féré (1) a constaté parmi d'autres symptômes des plis cutanés au-devant du tragus. au-dessus du muscle atrahens auriculi qui ont une direction perpendiculaire aux fibres de ce muscle. tournés en arrière par leur concavité. Féré leur donne le nom de plis actifs, par opposition aux plis passifs qui se forment par suite du poids des parties molles et de la peau : ces derniers ont une direction oblique d'arrière en avant, de haut en bas et suivent dans leur prolongement la direction de la mâchoire inférieure. De même l'on observe assez nettement chez les hallucinés les contractions des muscles masséter et sterno-cléido-mastoïdien : la contraction du dernier amène dans les cas d'hallucinations unilatérales une déviation stable et déterminée de la tête d'un côté ou de l'autre. Féré considère ces plis comme la conséquence d'hallucinations auditives réflexes répétées. Le Dr Postovsky (2) a vérifié les expériences de Féré ; il a trouvé des plis chez 8 hallucinés sur 50 : les malades observés étaient âgés de 40 à 60 ans et les hallucinations duraient depuis 6 à 12 ans. En examinant d'autres malades âgés de plus de 40 ans. le Dr Postovsky trouva les mêmes plis. mais ces personnes-là n'avaient pas été affectées d'hallucinations auditives. Par conséquent l'on est obligé de se ranger de l'avis de Postovsky qui

(1) Féré. Les signes physiques des hallucinations. *Revue de médecine,* 1890.

(2) Dr Postovsky. L'un des signes physiques des hallucinations auditives. *Revue de médecine.* 1891.

pense que la valeur diagnostique des signes que Féré attribue aux hallucinations auditives est loin d'être prouvée.

Troubles intellectuels.

Sous ce rapport nous devons nous arrêter à l'étude de l'attention, des aberrations quantatives dans le domaine des idées, de la marche et de l'association de celles-ci, de leurs aberrations qualitatives. du sujet du délire et de l'état de la conscience.

L'attention présente la partie élémentaire, initiale de la conscience : ses modifications peuvent porter sur la diminution ou l'augmentation de son activité. La diminution de l'attention peut dépendre d'une concentration exagérée de l'intelligence sur sa propre personne. comme cela arrive dans la mélancolie et l'hypocondrie. ou bien d'une concentration trop intense sur des idées délirantes et hallucinatoires. comme cela a lieu dans la paranoïa etc. : l'augmentation de l'attention accompagne souvent l'hyperesthésie des organes sensoriels.

La quantité des idées présente aussi deux sortes de déviations : leur diminution et leur augmentation en une unité de temps donnée. La diminution du nombre des idées peut être congénitale comme chez les idiots, les imbéciles, les sourds : elle peut tenir aussi à la diminution de l'activité des facultés perceptives et à l'impossibilité des organes sensoriels de percevoir, impossibilité qui dépent du détournement de l'attention portée sur des points pathologiques. comme par exemple chez les mélancoliques : ou bien la quantité des idées est diminuée parce que les centres nerveux ont été détruits par un processus morbide comme cela arrive dans la démence, la paralysie progressive, etc. L'augmentation du nombre des idées pour une unité donnée de temps s'observe de préférence dans les psychoses d'excitation telles que la manie, etc.

Le cours des idées peut être ralenti ou accéléré. Il est surtout ralenti quand la quantité d'idées diminue comme c'est le cas dans la mélancolie : il est accéléré quand le nombre des idées augmente comme cela arrive dans la manie, la période maniaque de la paralysie générale, etc., etc.

Dans la *combinaison* ou association d'idées on observe avant tout les oublis et les omissions des idées, phénomène qui se produit surtout fréquemment à la suite de processus morbides destructifs dans le domaine du système nerveux central dans la démence, la paralysie progressive, etc. De là impossibilité de raisonner juste, absence d'esprit de combinaison, inintelligence et même stupidité. En outre, les déviations qui se produisent dans le domaine des associations ou combinaisons des images peuvent s'exprimer par un exclusivisme d'activité : telle est l'association habituelle du délire mélancolique avec la tristesse et l'affliction, délire gai chez les maniaques, etc. La combinaison des idées peut aussi être purement accidentelle comme chez les paralytiques, parfois chez les maniaques, etc.

Obsession. — Notre vie intellectuelle à l'état conscient et à l'état de veille ne s'interrompt jamais : toute image découle logiquement de la précédente ou bien elle prend sa source dans une sensation extérieure. Il est bien rare qu'elle soit indépendante et spontanée. L'on peut toujours supposer que son apparition spontanée a

une origine logique mais disparue de notre mémoire.
La seconde faculté inhérente à l'activité psychique normale est que chaque image ne peut exister qu'un certain
temps, pas très prolongé, après lequel elle doit céder
la place à une autre image qui vient occuper sa place
au premier plan de la conscience. Pourtant il nous
arrive d'être obsédés par une image, un vers de poésie,
un air musical, etc., qui nous poursuivent dans l'oisiveté aussi bien que dans le travail, le matin comme le
soir, etc. Tout en reconnaissant la violence qu'ils exercent sur nous et tout en nous irritant de leur présence,
nous ne parvenons pas à les chasser. Cependant des
images semblables révolutionnantes apparues sua sponte
disparaissent à un moment donné sans que notre
conscience ait à intervenir. Ce phénomène, normal
du reste qui survient à chacun, comprend trois particularités : l'illégitimité de l'image qui, au lieu de paraître
par voie logique, paraît par obsession, sa présence obstinée, intense, durable et sa disparition non par succession logique d'images, mais par une perte sans trace.

Le phénomène mentionné, ordinaire mais pas fréquent, peut servir de type aux obsessions pathologiques.
On appelle obsession une image qui surgit et reste dans
la conscience de l'homme en dehors de sa volonté, bien
que l'individu la reconnaisse pour un élément étranger
et morbide. L'obsession, dit Magnan (1), en effet, est
un mode d'activité cérébrale dans lequel un mot, une
pensée, une image s'impose à l'esprit en dehors de la
volonté, mais sans malaise à l'état normal, avec, au
contraire, une angoisse douloureuse qui la rend irrésis-

(1) MAGNAN. L'obsession criminelle morbide, 1892.

tible à l'état pathologique. Une fois apparue elle ne disparaît pas en temps ordinaire, elle ne cède pas sa place à d'autres images et enraye ainsi la marche habituelle de l'activité psychique, malgré la conscience qui résiste : elle disparaît sans logique, aussi subitement qu'elle est venue. L'obsession est une sorte de mutinerie, un accès d'insoumission dans l'activité habituelle de la pensée : c'est pourquoi les Allemands l'appellent avec assez de raison Revolt Denkenmechanismus (Kaan) (1). Cette explosion maladive a lieu brusquement comme l'éclair dans un ciel sans nuages bien qu'il soit loin de disparaître toujours avec la même rapidité. Sous tous les autres rapports l'activité psychique reste normale. Wernicke (2) parle d'une jeune fille qui assista par hasard au lavage d'une personne pouilleuse : depuis ce moment elle fut obsédée par l'idée qu'elle-même avait des poux. Cette pensée la tourmentait horriblement, elle finit même par l'entraîner à une tentative de suicide.

L'étude consciencieuse de cette question a été faite par Westphal, mais Krafft-Ebing (3) s'en est occupé antérieurement. L'obsession s'appuie toujours sur un terrain neurasthénique congénital ou acquis. Une fois apparue elle peut durer un temps indéterminé : quelques minutes ou quelques heures, des mois, des années, jusqu'à la mort. Parfois les obsessions sont continues, incessantes, d'autres fois elles s'interrompent et donnent des intervalles de calme plus ou moins longs. Dans la

---

(1) Kaan. Der neurasthenische Angstaffect bei Zwangsvorstellungen und primordialer Grübelzwang, 1892.

(2) Wernicke. Ueber fixe Ideen. *Deutsche medic. Wochenschrift*, 1892.

(3) Krafft Ebing. Beiträge zur Erkennung und richtigenforensischen Beurtheilung krankhafter Gemüthszustände.

majorité des cas l'obsession existe unique et invariable ; mais parfois, après avoir persisté un certain temps, elle est suivie d'une autre puis d'une troisième, etc. Il arrive aussi que plusieurs obsessions se groupent autour d'une obsession principale à laquelle elles sont relatives. Mais plus souvent encore l'obsession est accompagnée d'autres manifestations dégénératives telles que la patophobie par exemple (N. Moukhine, A. Yakovleff, A. Dragomanoff et d'autres), l'angoisse précordiale, etc. Les derniers temps on a observé l'existence assez fréquente d'obsessions accompagnées de tics, par exemple l'écholalie et la coprolalie comme le relatent (1) André, Alexander, etc. Pour cette raison Grasset propose même de donner le nom de tic psychique aux obsessions. Les obsessions frappent plutôt l'âge jeune et l'âge mûr : on les observe parfois chez les enfants (2). Kalischer cite le cas d'un garçon de 8 ans, sujet aux obsessions (3). Zuccarelli admet que chez les vieillards les obsessions peuvent être considérées comme les signes précurseurs d'une démence sénile. — Les obsessions se basent presque toujours sur des traces de sensations et d'images antérieures, avec cette différence que la reproduction de ces dernières se fait d'une manière fantasque, extraordinaire. La présence d'obsessions n'est pas sans exercer une influence sur les autres domaines de l'activité mentale. En dehors du cercle de son idée morbide, la vie psychique du malade est normale, bien que son énergie et sa tension soient déprimées et diminuées considérable-

(1) André. *Le Mercredi médical*, 1891, 36.
(2) Kalischer. *Archiv f. Kinderheilkunde*, B. XXIV.
(3) Zuccarelli. Le ossessioni nel sintomatologia della demenza senile. *Rivista sperimentale di freniatria*, XVII, 14.

ment par suite de ce fait que la conscience est constamment envahie par une idée obsédante. En même temps, comme le fait justement remarquer Seglas (1), il se fait un dédoublement de la pensée et même un dédoublement de la personnalité. Mais il est d'autres facultés psychiques qui se ressentent bien davantage de la présence des obsessions. C'est d'abord la disposition d'humeur qui se modifie. Sous l'empire de l'insistance et de l'importunité de l'image obsédante, le malade devient irascible, immodéré, parfois même incapable d'une existence calme et équilibrée. L'irascibilité provoque des accès affectifs ou des tentatives de suicide.

Dans la majorité des cas les obsessions n'influent pas sur les actes et les agissements des obsédés, car ceux-ci sont dominés par la conscience de la morbidité de l'idée et de la criminalité de l'acte. Mais quand l'obsession devient trop importune, quand elle amène le malade à un degré excessif de tension, même à un léger trouble de conscience, les centres modérateurs et régulateurs cèdent à la violence de l'image pathologique et l'acte se produit. Par conséquent l'influence exercée par les obsessions sur le domaine des actes volontaires dépend du degré d'intensité de l'image obsédante, de sa durée et de l'état des autres sphères mentales de l'individu.

Parfois, après avoir persisté quelque temps, l'obsession cesse temporairement ou définitivement, ou bien elle persiste pendant toute la vie, ou bien encore elle passe en un autre trouble, la paranoïa. Westphal donne aux obsessions le nom de démence abortive primitive ou paranoïa ; les Italiens les appellent encore actuelle-

(1) Seglas. Des idées conscientes et obsédantes. *Le progrès médical.*

ment la paranoïa rudimentaire. Tout cela indique que les obsessions peuvent réellement se transformer en paranoïa, fait que j'ai indiqué depuis longtemps (1) tout en reconnaissant la rareté de cette transformation. Rarement aussi cette transformation est favorisée par les hallucinations qui accompagnent l'obsession (Kiernan) (2) ; pourtant un cas analogue fut observé dans ma clinique. Mais il est bien plus fréquent de voir une obsession se transformer en idée fixe. En voici un exemple :

Un commerçant âgé de 38 ans. L..... marqué d'une prédisposition pathologique héréditaire, manifesta dès l'enfance et pendant l'âge mûr de la neurasthénie. Il y a quelque douze ans il fut subitement envahi par l'idée que son pénis était très petit. Cette pensée incessante, obsédante, continue, le poursuivait partout et toujours. Parfois elle semblait s'apaiser et même disparaître pour quelque temps mais elle reparaissait bientôt en tourmentant le malade. Il reconnaissait parfaitement son absurdité, son indécence, son mal fondé mais il ne pouvait s'en défaire. Cela dura six ans : pourtant les dernières années les choses changèrent pour prendre une autre tournure. L'idée obsédante n'était plus si accentuée, elle ne tourmentait plus autant mais en revanche le malade ne la considérait plus comme une idée absurde et fausse. Il trouvait décidément que son pénis était petit bien qu'il n'en fût rien en réalité. Des fluctuations étaient à constater : tantôt cet état mental s'aggravait tantôt, il s'amélioriait. Pour se

(1) P. Kovalevsky, Essai de psychiatrie légale, v. II, p. 261.
(2) Kiernan. The evolution of dillusions from imperative. *The Alienist and Neurologist*, 1891, I.

détromper le malade mesurait son membre et comme les chiffres lui prouvaient qu'il n'était pas inférieur à ses semblables, il se tranquillisait momentanément, mais les mensurations mêmes finissaient par ne plus le satisfaire ; L... mesurait, souffrait, s'inquiétait pour recommencer encore et se tourmenter de nouveau. Dans le meilleur état L... s'accordait à dire que son pénis n'était pas si petit que cela mais il ne le disait que pour l'apparence ; au fond il restait convaincu de la petitesse de son membre et cette idée le chagrinait à tel point qu'il tenta de se suicider. Heureusement que les obsessions aboutissent rarement à l'exécution d'actes criminels ; pourtant ces derniers se produisent parfois et leurs résultats sont fâcheux. Voici un cas qui eut lieu dans notre pratique personnelle :

H. S... une jeune femme mariée, de l'âge de 32 ans fut obsédée après ses premières couches de la triste idée de lancer son enfant par la fenêtre ; elle habitait au troisième. Tout en aimant passionnément son enfant, elle était torturée par l'obsession, sous l'empire de laquelle elle ne parvenait à dormir ni le jour ni la nuit : enfin arrivée à une faiblesse complète, à bout de forces, elle prit un jour l'enfant et le précipita dans le vide. Heureusement que l'enfant fut retenu par ses vêtements à un obstacle quelconque et immédiatement sauvé.

Voici encore une observation recueillie par Werner (1) :

N... B., âgé de 24 ans, avait un père et deux oncles (du côté paternel) aliénés. A 15 il tomba sur la tête ;

____

(1) WERNER. Gutachten ueber einen Fall von Irresein mit Zwangsvorstellungen und Zwangshandlungen, *Vierteljahrschrift für gericht. Medicin.* 1895, II.

la cicatrice existe encore actuellement. Ne pouvant achever ses études dans un établissement d'instruction supérieure, le jeune homme se fit commis. La mort de son père et celle de l'un de ses oncles l'impressionnèrent beaucoup. Il devint passif et préoccupé. Sa mère le mena chez un médecin qui prescrivit six mois de repos, mais le conseil ne fut pas suivi et N... reprit son emploi. L'on constata bientôt qu'il dérobait divers objets, il fut attrapé en flagrant délit de vol. Une perquisition faite à son domicile permit de retrouver tous les effets soustraits jusqu'à l'argent y compris, tout cela empaqueté avec ordre et esprit de suite. Tous les vols étaient soigneusement marqués et numérotés dans le calepin qu'on retrouva. On prit des renseignements chez l'ancien patron. Il se trouva que N... y avait aussi commis quelques vols mais si absurdes qu'il n'en profita même pas. On le mit en observation dans un hôpital : il était pensif et concentré. Quand on lui demanda pourquoi il avait volé, il répondit que cela lui faisait plaisir et que du reste il lui était impossible de ne pas voler. Le soir il était souvent pris de terreur et d'angoisse, il tremblait de la tête aux pieds : l'idée lui venait alors de dérober quelque chose : il en était tellement obsédé qu'il finissait par cacher quelque chose d'insignifiant et se sentait alors soulagé.

Descourtis (1) raconte ce qui suit : Un nommé Pagez, âgé de 56 ans, de caractère quelque peu bizarre, se vit tout d'un coup obsédé par l'idée de tuer ses enfants. Il en était si tourmenté qu'il se décida contre sa volonté à lui céder. Pourtant il se maîtrisa pendant quatre ans

____

(1) Descourtis. Du fractionnement des opérations cérébrales, etc.

malgré le mal que cela lui coûta de rester vainqueur dans la lutte. Mais il commençait à faiblir. « Pendant 4 ou 5 mois, « raconte-t-il », je me sentais succomber de jour en jour. J'étais poussé au crime sans avoir la possibilité de me dire : non, tu ne feras pas cela. Je tentais de me débarrasser de cette idée qui me poursuivait continuellement mais elle revenait jour et nuit et même pendant que j'étais à mon travail. Deux ou trois jours avant le crime je luttais encore, mais quelque chose me poussait à agir. Pendant trois nuits de suite je me levai pour tuer mes enfants. A la troisième le malheur eut lieu. » Alors tenant une bougie à la main C... pénètre dans le dortoir des enfants. « Le lit de mon fils était vide », continue le malade, « ce qui me procura un grand soulagement mais mes filles étaient dans leurs lits. Je m'approchai donc, je posai un pied sur la chaise et me mis à leur asséner sur la tête des coups de plus en plus fréquents. Elles dormaient et ne remuèrent même pas. »

Despine (1) fait le récit d'un cas presque semblable qui eut lieu dans sa pratique.

De quel œil doit-on considérer de pareils crimes ? Il est évident qu'ils tiennent à un état mental pathologique. Mais dans quelle mesure un homme obsédé est-il responsable de ses actes ? Il est évident que tous les cas d'obsessions ne peuvent être rangés dans le même cadre. Dans certains cas le malade possède toute sa conscience et une maîtrise de soi suffisante dans le domaine des actes : dans d'autres cas les obsessions paralysent les centres modérateurs : alors l'acte est in-

____

(1) DESPINE. Psychologie naturelle, II, 81.

volontaire et réflexe. C'est aussi l'avis de Kaan (1) qui a étudié assez sérieusement le phénomène des obsessions en général et au point de vue médico-légal en particulier.

Dans tous les cas, les obsessions faibles peuvent être considérées comme atténuant la culpabilité au moins de deux degrés (neurasthénie et obsessions) : dans les cas graves elles doivent servir de base à l'irresponsabilité du criminel.

Sous le rapport qualitatif les aberrations des idées peuvent s'exprimer par une absence de clarté et de précision ou bien par une exagération des deux qualités mentionnées. Ce sont surtout les obsessions qui rentrent dans le second cas, ainsi que les images provoquées par des illusions ou idées erronées et les images hallucinatoires ou fausses. Les idées fausses peuvent surgir parfois sans hallucinations sous forme de délire primitif ou d'idées démentes primitives : elles sont quelquefois isolées (Z. Goutnikoff) (2) : dans la plupart des cas pourtant elles paraissent sous forme de délire. Il arrive aussi qu'une idée délirante se détache du délire général pour former un centre, un point capital qui absorbe toute l'attention du malade et autour de laquelle gravitent les autres images délirantes. C'est cette idée délirante ou fausse qui porte le nom d'idée fixe. Les idées fixes ont beaucoup de commun avec les obsessions, mais elles s'en distinguent en ce qu'elles sont prises par le malade pour des idées justes et normales alors que dans les obsessions l'obsédé reconnaît leur morbidité.

Les conclusions des aliénés sont souvent erronées.

(1) KAAN. Der neurasthenische Angstaffect bei Zwangsvorstellung. 1892.
(2) Z. GOUTNIKOFF. *Les archives de la psychiatrie*, 1886.

inexactes et vicieuses : parfois elles n'existent pas du tout, par exemple dans l'amentia et la manie.

La conscience. — Elle peut subir différentes modifications morbides quantitatives ou qualitatives.

Dans le sens quantitatif la conscience peut faire totalement défaut, autant celle du milieu ambiant que l'auto-conscience, ou bien son développement est insignifiant, primitif. Ce fait arrive par exemple aux idiots. La conscience peut être limitée ou inférieure au norma, telle que chez les imbéciles. Enfin la conscience peut être pervertie pathologiquement, incomplète par suite d'un trouble pathologique et non par manque de développement. Aux variétés pathologiques de la conscience se rattachent l'état de vertige, d'obnubilation, la confusion, les états soporeux et comateux.

Les lacunes partielles de la conscience sont très intéressantes : ainsi certaines personnes perdent la notion nette du temps, d'autres celles des lieux ; d'autres encore sont affectées d'un trouble qui consiste à reconnaître parfaitement toutes les circonstances antérieures jusqu'à un certain moment, mais à partir de ce moment elles attribuent toutes les circonstances de la vie à un autre personnage. D'autres fois la personnalité se dédouble : le dédoublement peut concerner certains moments de l'existence ou bien le moment donné seul, par exemple l'individu reconnaît la moitié de son corps comme étant à lui et l'autre à quelqu'un d'autre. J'ai observé une malade atteinte d'hémiplégie et d'hémianesthésie du corps : elle reconnaissait le côté sain comme étant à elle et le côté malade comme celui d'une autre femme. A mesure que l'hémiplégie disparaissait, le délire en faisait autant.

Le Pr Anfimoff (1) rattache aux troubles qualitatifs de la conscience les trois variétés suivantes : la perversion de la nuance sensitive ou du tonus sensoriel, exemple dans la mélancolie, la manie, etc., la perception pervertie des sensations externes et internes, par conséquent troubles de l'œuvre d'association, auxquels se rattachent la démence primitive, la folie hallucinatoire aiguë et en troisième lieu la perversion complète de la personnalité qui atteint la substitution au *moi* normal d'un autre. Au point de vue médico-légal le dédoublement de la conscience et celui de la personnalité offrent un grand intérêt à diverses époques de l'existence. Il arrive par exemple que pendant une certaine période de temps l'individu se voit sous un certain aspect : il commet certains actes, entretient des rapports avec le monde ambiant sans se souvenir d'aucune circonstance relative à la vie antérieure. Puis il entre dans une autre phase, il rentre dans la vie normale et ne se souvient plus de ses accès. Au moment des accès morbides il a le souvenir très net de toutes les circonstances de l'accès antérieur et s'il y a eu crime, il peut en faire le récit détaillé, puis une fois ce nouvel accès passé, la limite de la conscience disparaît, le malade entre en possession d'une nouvelle conscience qui n'a rien de commun avec la précédente. Le phénomème du dédoublement de la conscience s'observe fréquemment chez les épileptiques, les hystériques, etc. Il est question d'un fait analogue dans le chapitre qui traite de l'épilepsie : il s'agit d'un criminel qui eut pendant l'examen qu'on en fit à la séance active de la cour d'assises un accès de fureur épilep-

(1) Pr J. A. Anfimoff. La conscience et la personnalité dans les maladies mentales, 1893.

tique, pendant lequel il se souvint clairement et d'une façon détaillée de toutes les circonstances du crime qu'il avait commis et dont il ne parvenait pas à se souvenir au moment des intervalles lucides. Nous voyons le même fait se reproduire dans le cas du D' Yergolsky, qui se trouve dans le chapitre de la pyromanie : en ce cas-ci il s'agissait d'un malade qui tantôt se souvenait des circonstances de son crime, les exposait en manifestant un repentir sincère, tantôt niait le crime et ses propres aveux. Le dédoublement de la conscience est manifeste : nous sommes en présence de deux consciences bien tranchées et n'ayant rien de commun.

Modifications de l'humeur. — Elles peuvent être qualitatives et quantitatives. Aux modifications qualitatives se rattachent une disposition d'humeur maussade, accablée, négative ainsi qu'une disposition gaie, joyeuse, positive. L'accablement s'observe chez les mélancoliques, la joie chez les maniaques. Le sentiment négatif peut être exprimé par la tristesse, la mélancolie, l'angoisse, le dépit, la colère. C'est l'angoisse précordiale qui a le plus d'importance pour la médecine légale. Elle est propre à l'individu sain d'esprit aussi bien qu'à l'aliéné. Mais l'angoisse de l'homme sain d'esprit diffère et se distingue beaucoup de l'angoisse de l'aliéné ou du nerveux. L'angoisse précordiale de l'homme sain d'esprit à une cause extérieure : son intensité et sa durée correspondent directement à la cause qui l'a provoquée. Il en est autrement pour les personnes affectées de maladie mentale ou nerveuse.

Chez l'aliéné l'angoisse précordiale tient à la modification pathologique qui frappe la nutrition de son système nerveux central. Elle n'a aucune cause extérieure à sa manifestation. Le malade lui-même recherche la cause de son angoisse sans la trouver ou bien il en trouve une si insignifiante, si mal fondée et répondant si peu au degré de la manifestation anxieuse, qu'il se convainc lui-même de l'absence de raison quelconque : perplexe, il tente alors d'en imaginer en les recherchant dans les conditions de son existence antérieure, de son état de péché, etc. Cette nécessité de trouver une cause à l'angoisse maladive provoque souvent l'apparition d'un délire mélancolique ayant pour sujet les péchés, la criminalité et les persécutions. C'est là le premier caractère qui distingue l'angoisse précordiale de l'aliéné de celle de l'homme sain d'esprit.

En outre, l'angoisse précordiale de l'aliéné est très accentuée et très intense. Même si le malade finit par trouver une raison quelconque à sa manifestation, cette dernière est trop forte, trop accusée et ne répond ni à la puissance, ni au degré d'action de la cause. Les hommes sains d'esprit n'ont aucune idée du degré d'intensité qui caractérise l'angoisse pathologique. L'on peut dire que l'angoisse précordiale la plus vive de l'homme sain d'esprit n'atteint que la limite, le minimum de l'angoisse de l'aliéné.

Enfin la durée de l'angoisse chez l'aliéné est infiniment plus longue que celle de l'homme sain. Chez le premier elle a un caractère de langueur, de chronicité et ne répond nullement à l'intensité de la cause réelle ou imaginaire qui l'a provoquée. L'angoisse précordiale de l'aliéné dure des heures, des jours, des semaines et des mois. Il va sans dire qu'avec une telle chronicité de marche, le degré d'intensité varie : tantôt l'angoisse augmente, tantôt elle diminue. Pour mieux éclairer cet état morbide, il convient de lui attribuer trois degrés : un degré faible, un degré moyen et le degré le plus fort qui mène souvent le malade au crime. Naturellement, ce classement est tout arbitraire et dans la nature on ne peut presque pas trouver les limites qui séparent les degrés mentionnés.

Dans la première période de l'anxiété précordiale le malade est irascible, agité, inquiet, chicaneur et acariâtre. Des influences insignifiantes, tout ordinaires, provoquent en lui une réaction désagréable, le poussent à des paroles et à des actes désobligeants et hostiles. Le malade réfléchit peu à ses paroles et à ses actes : il commet souvent les derniers par réflexe.

Dans la seconde période l'angoisse augmente, le malade s'absorbe en lui-même, l'anxiété s'accumule. Absorbé par son angoisse, l'individu accorde peu d'attention aux excitations extérieures, ses organes sensoriels semblent anesthésiés : il en use peu. Parfois des illusions et des hallucinations visuelles et auditives viennent s'ajouter ici, caractérisées par leur importunité, leur fixité, leur uniformité et leur constance. Les propriétés hallucinatoires mentionnées augmentent davantage l'irascibilité du malade et préparent considérablement le terrain nécessaire à l'explosion de la colère, de la fureur et de la troisième période de l'angoisse précordiale. Il est naturel que la quantité des images, ainsi que leur netteté et leur précision sont considérablement affaiblies, le malade étant absorbé par son angoisse et la perception des impressions extérieures étant limitée. Les idées du malade sont moroses, tristes, maussades. Leur association est très exclusive, car elle ne porte que sur les sujets désagréables et tristes : la disposition d'humeur est chagrine et triste. Les illusions et les hallucinations des organes sensoriels augmentent les troubles intellectuels en donnant prise aux idées erronées et fausses : or le ralentissement du cours des idées favorise la formation des idées fixes et des obsessions. Dans cette période-là, la parole, les mouvements, les actes sont lents, apathiques, limités et affaiblis.

Quand l'angoisse atteint son apogée, son acmé, nous sommes en présence de la troisième période. Cet état-là est analogue à un trouble affectif. Dans la majorité des cas il se développe sur un terrain préparé d'avance. Le malade est d'une irascibilité incroyable. Son visage exprime le désespoir, le regard est craintif, hagard, les battements du cœur sont accélérés, la respiration embarrassée, le pouls petit et fréquent, la face pâle ou rouge, les extrémités cyanosées, les mouvements rapides et brusques, les pensées confuses, troubles, chaotiques ; dans le paroxysme de la crise la marche des idées semble s'arrêter et tout le tableau se termine par une scène de cruauté inouïe dirigée contre soi ou les personnes de l'entourage ou même contre des objets inanimés. Le malheureux perd toute faculté de raisonnement, il agit par réflexe seulement. Il ne distingue ni le temps, ni le lieu, ni les circonstances dans lesquelles il commet son crime. Le premier objet venu tombe victime de sa fureur. S'il n'y a pas de témoins ou s'il ne peut pour une raison quelconque déverser sa violente souffrance sur les autres, il la décharge sur lui-même. Bergman avait une malade qui s'était de ses propres mains arraché les deux yeux de leurs orbites.

Un malade que nous eûmes à soigner réussit en l'espace de 3 à 4 secondes à se couper trois fois des lambeaux de langue avec ses dents bien qu'il eût les mains liées. Dans l'acmé de l'angoisse il est fréquent de voir les malades s'arracher les cheveux, s'écorcher la figure, se suicider, assassiner, incendier. Sitôt le crime commis le malade semble soulagé ; il ne se rappelle pas du tout ou vaguement l'acte commis.

Nous ne pouvons passer sous silence le fait que les accès d'angoisse accompagnent souvent les troubles menstruels, l'établissement du flux cataménial et la cessation de la fonction menstruelle, l'âge climactérique.

Le 21 juillet de l'année 1879, une paysanne du gouvernement de Charkow, V. M..., fut admise à l'asile des aliénés attenant aux asiles de charité du même gouvernement, afin de subir l'examen de ses facultés intellectuelles. La prévenue était mariée, elle avait 32 ans, elle s'occupait de son ménage, ne savait ni lire ni écrire. Malade depuis deux mois, elle était accusée d'avoir mis le feu à sa chaumière. Elle ne manifestait ni par hérédité ni par famille aucune disposition aux psychoses, aux névroses, à l'alcoolisme ou au crime. Dans son enfance, qui s'était écoulée au sein de sa famille, elle ne se distinguait en rien de ses camarades du même âge. Les menstrues parurent à 15 ans, puis elles vinrent régulièrement toutes les quatre semaines pour durer de 4 à 5 jours sans douleur ni malaise particulier. A 18 ans V. M. se maria et eut bientôt un enfant. Pendant les 14 ans de sa vie conjugale elle eut sept enfants. Toutes ses couches furent régulières et sans complications spéciales, mais chaque accouchement était suivi de grandes hémorragies, surtout les trois dernières fois. Jeune fille, elle était d'une constitution très vigoureuse et d'une santé robuste mais chaque accouchement l'affaiblissait davantage. Elle allaitait elle-même tous ses enfants pendant un an et n'avait pas de menstrues durant cette période. C'est après les dernières couches qui eurent lieu en mars 1879 que M... devint très faible. Elle allaita pourtant son dernier né, mais après les couches elle se sentit faible : elle ne s'occupait plus beaucoup du ménage, elle recherchait la solitude, devint pensive et triste : au mois de mai, des maux de tête se déclarèrent avec insomnie, inappétence, frayeur dont elle ne parvenait pas à se rendre compte. Le 15 ou le 16 au soir la malade se sentit subitement envahie par une violente angoisse qui confinait à la perte de conscience. En même temps elle éprouvait une terreur insurmontable sans cause aucune. Détail curieux, c'est en franchissant le seuil de sa propre maison qu'elle se sentait prise de peur et d'angoisse : force lui était donc de la fuir. Elle avait aussi des hallucinations visuelles, auditives et tactiles. Il lui semblait, quand elle entrait dans sa cour, marcher au milieu du feu : il était partout, sous ses pieds, autour d'elle, dans ses yeux, dans sa tête. Elle l'entendait crépiter et pétiller. Tandis qu'elle brûlait, le feu pénétrait dans son intérieur. Elle passa toute la nuit sur le four (grand poêle à briques au-dessus duquel les paysans russes ont l'habitude de se coucher), à prier à genoux sans parvenir à chasser son anxiété, son épouvante et son angoisse. Le matin, comme elle se sentait un peu soulagée, elle alla voir sa sœur, mais celle-ci refusa de la recevoir par crainte qu'on ne l'accuse de désunir le ménage. La malade rentra donc à la maison. Tout le jour elle fut tourmentée par la peur et l'angoisse. Elle ne pouvait s'occuper de rien, elle resta assise sur son lit à pleurer. Le soir les mêmes phénomènes reparurent. la nuit se passa au milieu de l'insomnie et de la terreur. Quatre jours après la peur et l'angoisse diminuèrent, les hallucinations cessèrent. Pourtant la malade était toujours triste : elle mangeait et buvait mal. dormait peu et pleurait beaucoup. En outre. elle était prise d'inquiétude au sujet de son mari qui couchait souvent dans les champs où il était occupé en ce moment. La prévenue croyait que son mari l'avait abandonnée et qu'il passait son temps avec d'autres femmes : cette idée augmentait ses pleurs et son chagrin. Elle cherchait chicane à son mari et l'accusait d'infidélité. Cet état de fluctuation où tantôt le mal s'améliorait, tantôt il empirait, dura jusqu'au commencement de juillet 1879 : le 15 juillet, V. M... eut encore un fort accès d'angoisse. plus fort que le premier et c'est en ce moment qu'elle commit son crime. Voici du reste le récit que la malade en fit elle-même : « Ce jour-là je me sentais peu bien dès le matin. je marchais d'un coin à l'autre sans trouver le repos que je cherchais. L'angoisse et la douleur me poursuivaient. Je me mis au travail mais sans entrain : au dîner je ne mangeai pas. je ne faisais que ronger du camphre, ce qui me soulageait un peu. Le soir j'allai traire la vache : ma souffrance en ce moment était excessive. J'apportai le lait. je le mis dans les mains de ma petite fille et me sauvai. Je voulais courir au tribunal rural pour que l'on m'arrête parce que je savais que j'allais faire une vilaine action. Mais je n'eus pas le temps de faire quelques pas que mon mari me rattrapa et me ramena à la

maison. Malgré ma prière de me conduire au poste, il
me fit entrer chez nous et me dit : « couche-toi, je
vais aussi me coucher dans cette chambre », mais je ne
pus dormir ; la terreur, l'anxiété et la souffrance intérieure m'étouffaient. Le feu semblait me brûler la poitrine. Je me jetai à genoux devant une image sainte, je
pleurai, je priai mais le calme ne venait pas. Je me cachai
dans l'un des coins du poêle et à genoux je priai Dieu,
je sanglotai sans trouver de paix, alors je mis ma petite
fille à côté de moi pour n'avoir pas si peur ; rien ne faisait : l'angoisse, le mal, le feu que j'avais dans la tête et
dans la poitrine me déchiraient. Une folle envie de me
pendre m'envahit et j'eus toutes les peines du monde
à la repousser. Je voyais les étincelles luire autour de
moi : le tonnerre ne cessait de gronder ; quelqu'un
m'appelait à tout instant : « Vassilissa ! Vassilissa ! »
mais je ne reconnaissais pas la voix : j'appelai pourtant sans que personne me répondit. Il me semblait
que mon mari s'approchait en faisant claquer les doigts
dont jaillissaient des étincelles et qu'il répandait autour
de moi une odeur suffocante dans le but de m'exter-
miner. Le matin mon mari m'envoya traire la vache.
J'apportai le lait dans la chaumière mais la crainte et
l'angoisse persistent. Impossible de me mettre à l'ouvrage. Au lit je ne puis ni dormir, ni rester étendue ;
dans la cour c'est la même chose. Alors je demande à
ma fille de ne pas me quitter, ce qu'elle fit d'abord,
mais elle me quitta bientôt. Mon angoisse augmenta.
Je saisis des allumettes, je mis le feu à un paquet
d'étoupe et je le lançai dans la mansarde. Quand je
vis le feu prendre, je fus un peu soulagée, pourtant ma
torture ne cessa pas tout à fait. Au premier moment

je restai dans la chaumière parce que je voulais brûler. avec, mais j'eus pitié du petit enfant qui était avec moi et c'est ce qui me sauva moi-même. »

Pour la psychiatrie judiciaire il est très important de comprendre le mécanisme qui préside aux crimes commis sous l'empire de l'anxiété précordiale (*anxietas pracordialis*) ou dans un accès de fureur mélancolique (*raptus melancholicus*). En ce cas le malade ne cherche rien d'objectif, il ne tend à atteindre aucun problème ou but déterminé. Tous ses actes sont incohérents, exempts d'esprit de suite. L'angoisse agit sur les centres intellectuels modérateurs comme un frein en les opprimant et en les déprimant. La preuve en est dans le phénomène suivant : beaucoup de mélancoliques sont sujets à l'angoisse, possédés par la pensée du suicide qu'ils ont du reste peur d'accomplir mais ils s'y décident presque toujours dans le paroxysme d'une crise, c'est-à-dire dans la troisième période de l'anxiété précordiale, quand l'activité intellectuelle est déprimée et enrayée. Tous les actes de l'anxieux sont l'expression extérieure de son angoisse torturante et de sa souffrance mentale. Ses mouvements et ses actes semblent convulsifs, spasmodiques et la conscience elle-même est généralement obscurcie. Il est donc naturel qu'un individu qui commet un crime sous l'empire de son angoisse ne distingue ni le temps, ni le lieu, ni l'arme du crime, ni la personnalité de sa victime, ni les autres conditions : il agit comme cela vient au moment donné, dans les conditions existantes sans aucune pensée préalable. Grâce à cela les crimes commis sous l'empire de l'angoisse précordiale portent l'empreinte de la terreur et d'un manque d'harmonie. Ce tableau

rappelle beaucoup celui des crimes commis sous l'influence d'une crise épileptique violente. L'explosion
de l'angoisse n'égale pas la puissance et l'intensité de
l'impulsion qui a provoqué sa décharge : elle égale la
puissance et l'énergie nerveuse accumulées sous forme
d'angoisse : la dernière impulsion ne joue que le rôle
d'une pression exercée sur le bouton qui unit les conducteurs électriques de la batterie : le résultat de la
décharge égalera donc l'accumulation de l'électricité
dans la batterie. Sans revenir aux caractères distinctifs
des deux états mentionnés, nous n'en rappellerons
qu'un : après une crise épileptique violente le malade
tombe dans un état d'oppression, d'accablement (Samt).
tandis qu'après un accès d'angoisse précordiale le
malade éprouve un apaisement et un certain soulagement moral. Par conséquent l'acmé de l'angoisse précordiale se distingue par une augmentation extraordinaire des réflexes combinés complexes.

Troubles émotifs et affectifs.

Toute sensation et toute image qui surgissent en
nous provoquent la réaction de notre *moi*, de notre
conscience sous forme de sentiment agréable ou désagréable. Parfois les excitations extérieures ne sont pas
assez intenses pour provoquer une image nette et précise ; pourtant elles laissent une certaine trace qui fait
le sujet de notre vie inconsciente : or celle-ci n'est pas
sans exercer son influence sur l'économie générale de
notre vie intellectuelle.

On peut supposer que ces impulsions, qui paraissent
inconscientes au premier abord, provoquent aussi une

réaction agréable ou désagréable de la part de notre *moi*
qui imprime une trace dans notre vie mentale. Les
impressions claires et nettes accompagnées d'une formation d'images et les images elles-mêmes engendrent
dans la profondeur de notre *moi* une réaction au
moment de leur apparition et encore plus tard. grâce à
la faculté de réviviscence qui consiste à reproduire les
images d'après les traces de sensations anciennes. La
réaction agréable ou désagréable n'apparaît donc pas
qu'au moment d'une sensation réelle mais dans la
suite aussi, grâce à la mémoire. C'est cette circons-
tance-là qui entretient dans notre vie les rêves, les
fantaisies et l'imagination. Si nos rêveries et nos visions n'étaient pas accompagnées de phénomènes
émotifs agréables comme la joie. la volupté. la colère,
etc.. leur apparition fréquente serait douteuse : ils ne
pourraient pas apporter l'apaisement moral, le repos,
la satisfaction comme c'est réellement le cas. La réaction mentale de notre *moi* ou le côté émotif de notre
vie psychique n'offre pas une quantité constante et
immuable : au contraire, elle est sujette à des oscillations qui dépendent directement de ses impulsions. La
disposition d'humeur ou la *réaction* mentale de notre
sentiment personnel peuvent osciller entre la manifestation la moins marquée et un degré d'intensité extrême
qui peut aboutir à sa prépondérance. à la dépression de
la conscience. à l'état passionnel.

Les conditions qui provoquent les fluctuations mentionnées sont très nombreuses. Les manifestations
émotives sont tout d'abord liées au caractère de l'excitation, de la sensation ou de l'idée. La qualité de la
réaction et le degré de sa manifestation défendent du

sujet de l'excitation. Une matière agréable provoque une réaction d'agrément, une matière désagréable éveille le mécontentement, le dégoût, la répugnance, l'irascibilité, la colère, etc.

Mais cela n'est pas tout. Le sujet des idées influe aussi sur le degré de la manifestation de notre *moi*. L'idée d'une personne aimée éveille une réaction plus forte que celle d'un ami ou d'une connaissance moins chère, etc. Par conséquent la teneur des idées influe aussi bien sur le côté qualitatif, que sur le côté quantitatif des émotions et de la réaction intérieure.

De plus, le degré de l'apparition émotive est influencé par l'intensité de l'excitation, de la sensation ou de l'idée : les irritations vives appellent une réaction forte et *vice versa*.

En outre, les conditions extérieures dans lesquelles l'émotion prend naissance influent aussi sur le degré de sa manifestation. Ainsi, les caresses, l'amour, la tendresse sont modérées et atténuées en la présence de témoins, tandis qu'un outrage public augmente à l'excès la manifestation du courroux, de l'emportement, de la fureur.

Enfin les propriétés personnelles et le caractère de l'homme influent beaucoup sur le degré des manifestations émotives. Nos actes et agissements dépendent de deux facteurs : de la raison et de l'émotion ou de la passion. Dans certains cas c'est la première qui l'emporte, quelquefois c'est la seconde. Cela dépend des sujets : les uns agissent de préférence selon les calculs de la raison, d'autres sont les esclaves de leurs passions : les premiers font preuve de sang-froid, d'esprit de calcul, d'un caractère égal, tandis que les seconds sont désordonnés. emportés et agissent sous l'empire du moment.

Les uns sont des équilibrés. les autres font preuve d'un déséquilibre parfait. Les manifestations émotives sont donc différentes chez les uns et les autres et dans l'examen d'un acte force nous est de prendre en considération le terrain mental. le fond et la nature de l'homme qui l'a commis, les particularités personnelles et le caractère se répercutant incontestablement sur les manifestations émotives.

Les sensations répétées créent l'habitude. la nécessité, la passion, le phénomène affectif.

Si les excitations extérieures qui frappent le sentiment sont souvent répétées et que leur caractère soit agréable. elles peuvent provoquer dans l'âme la naissance d'idées stables accompagnées d'un sentiment d'attachement, de sympathie, d'affection. de tendance à la coexistence ou à la possession de l'objet. Un sentiment passionnel chronique et très intense surgit alors. La manifestation du sentiment peut atteindre un tel degré d'intensité qu'elle ébranle la faculté modératrice et l'équilibre de notre raison : elle-même aussi a des emportements qui aboutissent à l'inconscience et à la suppression de l'action régulatrice des centres conscients. Ces accès passionnels sont de véritables troubles affectifs. On donne le nom de phénomène affectif à un mouvement de l'âme dans lequel les manifestations d'ordre passionnel sont si grandes. qu'elles oppriment la conscience et la raison, abolissent les perceptions et provoquent par réflexe une décharge dans le domaine moteur.

Ce qui distingue le phénomène affectif de la passion

c'est que cette dernière est une manifestion chronique, alors que la première est une manifestation aiguë. La passion peut servir de terrain au phénomène affectif mais celui-ci peut aussi se développer sans elle. Le phénomène affectif est l'une des manifestations de la passion, mais cette dernière peut se passer du premier. Le phénomène affectif contient les éléments passionnels mais concentrés en le minimum de temps possible. La passion est un phénomène affectif prolongé. La quantité d'énergie nerveuse dépensée pour la manifestation affective doit être élevée à la troisième puissance en comparaison avec la passion, bien que sa qualité soit la même dans les deux cas.

Ce qui nous offre de l'intérêt, c'est que le phénomène affectif peut aussi bien prendre naissance sur un terrain passionnel qu'ailleurs : généralement le phénomène affectif s'appuie sur un terrain nerveux favorable qui facilite sa manifestation.

Certaines conditions favorisent les manifestations affectives : d'autres les modèrent.

Leur connaissance est utile si l'ont veut préciser le phénomène auquel l'on a affaire.

L'âge, le sexe, l'éducation, l'instruction, la nationalité, etc., se rattachent aux conditions qui favorisent les accès affectifs.

Le jeune âge leur est très propice car l'équilibre des jeunes n'est pas encore stable : les centres modérateurs n'agissent pas en pleine puissance de faculté et le développement des réflexes complexes, tel que le phénomène affectif l'est dans le sens le plus complet du mot chez les individus jeunes, est très facilité. L'âge mûr est équilibré : les phénomènes affectifs ont beaucoup moins de prise qu'à l'âge précédent. Quant à l'âge avancé et à l'âge sénile ils modèrent et étouffent les phénomènes affectifs.

Le sexe n'est pas indifférent aux manifestations affectives. La femme est plus sujette aux manifestations affectives de la tristesse. du désespoir, de la crainte et de la joie tandis que l'homme est porté davantage aux accès affectifs du courroux et de la fureur.

Les antécédents de l'individu. relatifs à l'éducation, jouent un grand rôle vis-à-vis de l'apparition des phénomènes affectifs : certaines personnes reçoivent une préparation systématique à la maîtrise de soi-même, à la réserve. à l'économie. à l'habitude de vaincre les émotions et les passions ; d'autres au contraire ne font qu'assister au spectacle d'un relâchement complet, d'un manque de retenue, de caprices, d'absence de la faculté modératrice et régulatrice. Par conséquent nous ne pouvons appliquer les mêmes exigences aux actes commis par différents individus.

De même il est incontestable qu'en élargissant l'horizon intellectuel et en l'enrichissant de connaissances, l'instruction favorise la maîtrise des passions, des impulsions et des penchants. alors que son absence produit dans l'âme une défectuosité. du reste involontaire et indépendante de l'individu.

La nationalité a aussi de l'importance. Un ancien proverbe dit : « Grattez le Russe et vous retrouverez le Tartare. » Mais ce qui fut dit il y a cent ans par Napoléon a fait son temps. Les Russes sont des Européens pareils aux autres habitants civilisés de l'Europe. Mais la Russie comprend entre autres des tribus de peuple si peu civilisé. que même malgré une instruction européenne il resterait nègre par sa nature. Pour la productivité de l'homme, la culture intellectuelle joue le même rôle que les autres genres de culture dans la nature. Il est incontestable qu'au point de vue affectif les hommes les plus civilisés du Caucase sont plus facilement excitables que les habitants de la Russie européenne. L'on est donc forcé de tenir compte de la nationalité et de son degré de culture quand on considère des phénomènes affectifs.

Enfin il s'agit de prendre en considération les particularités individuelles du sujet et ne pas omettre les phénomènes capables de produire des déviations mentales sérieuses, de servir même de terrain à la naissance d'une manifestation affective pathologique. Exemple le déséquilibre congénital ou acquis, le caractère hystérique, le caractère épileptique, etc. Mais nous y reviendrons plus tard quand il sera question des phénomènes affectifs pathologiques.

Les manifestations affectives sont liées à des modifications qui atteignent certaines parties de l'organisme et surtout l'activité vaso-motrice. C'est Meynert (1) qui en fit surtout l'étude. Dans la manifestation affective chagrine, triste l'on constate le spasme des vaisseaux, la pâleur de la face, l'anémie cérébrale : dans la colère affective l'on observe la dilatation des vaisseaux, la rougeur de la face, yeux injectés, hypérémie manifeste du cerveau. Le premier état déprime l'activité musculaire, le second l'excite. C'est sur cette différence que l'on se base pour classer les manifestations affectives en phénomènes asthéniques et sthéniques : les premiers

____

(1) MEYNERT. Psychiatrie. traduit par P. S. Kovalevsky.

ont un caractère dépressif, les seconds, un caractère agressif. Les derniers nous offrent plus d'intérêt.

Du moment que l'état affectif modifie la circulation du cerveau, il est naturel de voir l'activité cérébrale et mentale se modifier du même coup. C'est ce qui a lieu en réalité.

Ce sont surtout les facultés de perception, d'absorption et d'association qui sont altérées : en même temps la conscience peut s'obscurcir et atteindre l'oblitération complète. Le domaine moteur se débarrasse du contrôle de la conscience et de la volonté pour agir d'une manière réflexe : si le phénomène actif est exprimé par un sentiment qui excite les centres moteurs, il est accompagné d'actes destructifs, exempts de but et de sens : si le phénomène n'agit pas sur les centres moteurs, l'on constate une dépression dans le domaine des mouvements.

Dans tous les cas, le phénomène affectif est suivi d'accablement dans tous les domaines de l'activité mentale.

Il arrive, mais rarement, que l'accès affectif se révèle par une action harmonieuse et justement raisonnée : ce fait a lieu généralement quand, bien avant la crise, l'homme pense beaucoup à l'exécution d'un acte qu'il ne se décide pas à commettre. En ce cas, l'accomplissement d'un acte a lieu selon un plan médité et préparé d'avance : il a donc lieu avec facilité, librement et conformément à un but, mais sans conscience ni discernement.

Bien qu'un phénomène affectif, purement physiologique, puisse être suffisant pour troubler l'activité consciente, pourtant il ne prive pas entièrement l'homme du contrôle de soi et par conséquent il y a responsabilité Chez certaines personnes la nature offre un terrain commode à la naissance des phénomènes affectifs en vertu d'une anomalie innée ou acquise du système nerveux central : en ce cas. les phénomènes affectifs seront pathologiques. Nous allons énumérer les conditions qui favorisent l'apparition des phénomènes affectifs pathologiques. Ce sont :

a) Une irritabilité native, une inclination à l'emportement et aux accès affectifs qui atteignent l'inconscience. En ce cas, l'irritabilité est héréditaire.

b) Les conditions sociales : — si l'homme est privé d'éducation. s'il n'a vu partout que passions auxquelles il a souvent participé lui-même. quand il a un penchant héréditaire pour l'ivrognerie. un libertinage excessif : la pauvreté. les malheurs. les déboires fréquents. des occupations accompagnées d'irritations continues. toutes ces conditions favorisent les emportements affectifs.

c) Les affections organiques — telles que vices cardiaques. maladies chroniques des poumons. troubles menstruels, maladies des autres organes. l'épuisement. l'anémie générale. les traumatismes. les maladies infectieuses, etc.

d) Prédisposition aux affections nerveuses. Elle peut tenir à une hérédité pathologique ou à une disposition de famille aux névroses : irascibilité excessive. nervosité (*neurositas*). affections organiques du système nerveux : inflammation du cerveau et de ses méninges. névroses telles que l'hystérie. la danse de Saint-Guy. l'épilepsie, etc.

e) Psychoses — la mélancolie surtout. l'épilepsie et

la paralysie progressive, l'idiotisme et l'imbécillité ; mais ce sont les personnes qui côtoient la limite de l'obtusion et du norma qui offrent le plus de danger (fous moraux, mattoïdes. etc.) : cet état est d'autant plus difficile à apprécier, que, tout en manifestant l'insuffisance ou l'absence des sentiments élevés, les personnes qui en sont atteintes ne paraissent pas malades au commun des mortels.

Ces déséquilibrés sont le jouet de leurs passions.

De même qu'il n'existe pas de limites précises entre l'intelligence et la débilité mentale, de nombreuses gradations se retrouvent entre l'excitabilité de l'homme normal et l'excitabilité pathologique. Par exemple nous sommes en présence d'une classe transitoire avec les colériques. qui manifestent constamment un état d'irascibilité et de repentir successif.

Il est très difficile de définir exactement le phénomène affectif pathologique(1). C'est une déviation dans l'activité mentale. une crise passionnelle caractérisée simultanément par la perte subite de la conscience et l'abolition du libre arbitre avec épuisement consécutif, oblitération peu durable de l'intelligence et intégrité la plus complète de l'activité complexe du système locomoteur. Bihler (2) trouve qu'au point de vue clinique c'est un choc qui provoque de grandes et de petites modifications dans l'innervation, accompagnées de perte de conscience et d'amnésie. Krafft-Ebing soutient que l'augmentation de l'affectivité n'est autre chose qu'une hyperesthésie mentale. dont les moindres oscillations

(1) P. Kovalevsky. Psychopathologie générale, 4e édition, p. 92.
(2) Bihler. Der pathologische Affect. Friedreichs Blätter, 1893.

peuvent provoquer des éclats sous forme de fureur périodique et de violence ; en même temps que Müller, Bihler et d'autres il attribue donc le phénomène affectif pathologique au groupe des altérations passagères de l'autoconscience.

On distingue trois périodes dans la marche de la manifestation affective pathologique : la période préliminaire qui précède la crise, la période d'éclat passionnel ou du phénomène affectif lui-même et la période d'accablement qui suit la crise.

I. Période Préliminaire. — Le phénomène affectif asthénique s'appuie presque toujours sur une disposition d'humeur triste, morose et accablée à laquelle peuvent se joindre des phénomènes affectifs chroniques (Kraepelin) : soucis, chagrin, remords. Ce moment psychologique peut par lui-même servir de terrain et d'impulsion à la décharge du phénomène affectif ; mais il y a encore une cause anatomique : anémie du cerveau, sa nutrition et son oxydation insuffisantes. Voici le fond et les préliminaires qui donnent naissance au phénomène affectif et qui le font évoluer.

La période préliminaire ou préparatoire peut exister ou manquer, mais généralement elle existe. Sa durée varie entre quelques minutes et quelques heures à des jours et des mois. En ce moment l'homme est accablé, morose ou bien irascible, colère, méchant par suite de toute une série d'échecs subis, de désagréments, de soucis et de commotions. Par exemple, un employé remplit honnêtement et consciencieusement ses devoirs, mais pour une raison quelconque, il n'a pas de chance. Une foule de chicanes et d'offenses assiègent le malchanceux. Pourtant la famille veut manger, il faut l'entretenir. L'homme supporte et patiente ; par sa fidélité et sa patience, il espère obtenir un poste plus élevé, de meilleures rétributions. Mais toujours des personnes protégées viennent lui enlever ce qu'il cherche et ce qu'il attend. La colère commence à s'accumuler contre les veinards et les supérieurs. Enfin une place lui est promise. Il se présente à son service dans la certitude d'entendre son supérieur lui annoncer sa promotion à un grade plus élevé. Mais, à la place de tout cela, il s'entend refuser la place convoitée et on le raille par-dessus le marché. La mesure de patience est comble, la fureur l'emporte, les yeux de l'homme se troublent et, sans avoir conscience de ce qui l'entoure ou de lui-même, l'employé se porte à des voies de fait sur la personne de son supérieur.

Dans cet acte nous voyons ressortir deux phénomènes : des préliminaires assez prolongés, irascibilité continue et la soudaineté, l'imprévu de la dernière irritation tombée sur un sol depuis longtemps préparé à l'éclat. Peut-être que le malade avait plus d'une fois commis son acte en pensée, mentalement, mais il ne l'avait pas réalisé. La conscience et la réflexion avaient réussi à maîtriser la passion, à la contenir, à lui défendre de passer dans le domaine moteur, mais le moment vint où la passion l'emporta sur la raison. La conscience et la raison se sont retirées de la sphère d'activité psychique : une transmission directe eut lieu du domaine sensitif au domaine moteur.

En raison de ce qui vient d'être dit, il faut toujours tenir compte de la période préliminaire ; il faut scrupuleusement étudier l'état mental antérieur de celui qui a commis le crime, les conditions dans lesquelles il fut

commis et la psychologie de l'individu lésé, outragé.
Une étude scrupuleuse est presque toujours couronnée
de succès en donnant la possibilité de jeter une vive
lumière sur le caractère du crime.

II. Période de transport ou de délire affectif. —
Cette période est toujours précédée d'une forte commotion sensorielle ou d'un éclat passionnel. Dans la
majorité des cas, son intensité est en rapport direct
avec la puissance d'explosion ou de l'intensité de la
commotion sensorielle qui l'ont provoquée. En outre,
la soudaineté, l'imprévu de l'accès passionnel et, chose
très importante, la réception d'une nouvelle ou une
perception sensorielle à qualités tout à fait contraires à
celles auxquelles l'individu s'attendait, ont une influence
énorme sur l'intensité du transport affectif. Chacune des
conditions mentionnées a une grande influence surtout
si toutes les conditions se réunissent pour agir en même
temps. C'est pourquoi le délire affectif atteint son paroxysme quand l'explosion du sentiment et de la passion
est subite, quand elle est très intense, provoquée d'une
manière imprévue et quand sa valeur est contraire à
celle que l'on attendait.

Presque toujours l'accès affectif est dû à une perception sensorielle, d'origine passionnelle et non pas à
une perception sensible ou à une simple sensation.
Tout état sensoriel ou passionnel analogue peut agir
dans deux directions, dans celle des idées et celle des
mouvements. Par exemple un individu a été publique-
ment traité de lâche. La colère inspirée par cette déclaration agit dans deux sens : le premier mouvement
est celui de frapper son offenseur, le second, simultané : que faut-il faire ?

Si dans le domaine des idées, la mise en regard des différentes conditions a été si vive, qu'elle l'emporte sur l'élan subit de la passion, de la colère, le premier mouvement est retardé, l'offenseur n'est pas frappé et l'offensé choisit un autre moyen pour laver son injure. Mais il peut aussi arriver que l'explosion de la colère déprime entièrement l'origine de l'association des idées et que la passion retombe entière sur le domaine moteur. En ce cas l'on assiste à une rixe.

Quelle que soit la force de l'éclat sensoriel ou passionnel, il arrête ou enraye toujours immédiatement la marche des idées. Si le phénomène affectif est très intense, le cours des idées cesse totalement ; la dernière image basée sur l'éclat passionnel sera vague, trouble. Dans certains cas moins accusés, une certaine association d'idées est possible, mais alors elle n'est pas complète, très limitée. Seules les idées qui se trouvent en affinité avec l'idée fondamentale s'associent.

Il y a donc réellement perte de conscience dans le sens propre du mot, c'est-à-dire abolition de la faculté de l'association des idées et de l'origine sensorielle, ainsi qu'impuissance à en tirer une déduction quelconque.

Les centres cérébraux qui servent de source aux idées et à leur association, c'est-à-dire les centres qui règlent nos actions par la voie d'un jugement varié, sont paralysés pendant le transport affectif : ils semblent enlevés à la chaîne de l'activité mentale. L'éclat passionnel exerce donc une influence double — sur le domaine des idées, qu'il paralyse en l'altérant, et sur le domaine moteur en le poussant à une activité désordonnée, immodérée. Il est naturel qu'avec un pareil état du domaine psychique et de l'idéation, il n'y a pas de choix dans les actes, tout mouvement étant l'effet immédiat du sentiment. Par conséquent, tout mouvement provoqué par le trouble affectif est réflexe, machinal, fatal. Les actes sont inconscients, ils cessent d'être libres pour se transformer en la manifestation inconsciente d'une irritation directe, atteignant les centres psychomoteurs de l'écorce cérébrale (1). Le mouvement doit se produire, qu'il soit conforme ou non conforme au but.

En ce cas, il n'y a aucun libre arbitre parce que dans le domaine du jugement il n'y a plus ni activité, ni hésitation, ni choix entre les déductions de la raison et la voix passionnelle. Le mouvement volontaire est provoqué par la passion seule sans la moindre intervention de la raison. Par conséquent, les mots de « libre arbitre » ne signifient qu'une chose : c'est que l'exécution d'un acte a eu lieu en dehors de toute lutte entre les déductions conscientes et celles de la raison contre les réclamations passionnelles ; en d'autres termes que l'acte a été commis sous l'empire de la passion exclusivement.

Nous disons donc que le signe le plus important du trouble affectif consiste en la suppression de l'activité des idées, en l'arrêt de leur marche ; elles semblent avoir abandonné la chaîne de l'activité mentale. La dernière image sera celle qui aura rapport à l'éclat passionnel et l'exécution de tous les actes aura lieu par réflexe, machinalement, fatalement. Il s'ensuit que le libre arbitre fait défaut en ce cas, ainsi que le libre

(1) Krafft Ebing. Lehrbuch der Psychiatrie, Bd I, S., 247.

choix des actes et la conscience est à l'état d'obnubilation ; par conséquent les actes sont mécaniques. automatiques. Aussi est-ce avec raison que l'on donne à cet état inconscient le nom d'oblitération intellectuelle, de défaillance, de transport.

La casuistique nous apprend que les personnes atteintes de transport affectif ne se souviennent de rien qui soit relatif à leur accès, leur dernier souvenir étant celui du moment où la passion a éclaté. Est-ce bien vrai ? Ne serait-ce pas mensonge ou supercherie ? Peut-être qu'en se souvenant de tout, les malades nous affirment le contraire ? Nous savons que la mémoire se compose de deux éléments : faculté d'emmagasiner, d'absorber les sensations perçues et faculté de réviviscence, c'est-à-dire la reconstitution de sensations et d'idées antérieures. Or, dans le transport affectif, c'est cette dernière qui s'altère et l'individu ne peut se rappeler ce qui a eu lieu au moment de l'accès. Mais, afin que la faculté de reproduction agisse régulièrement et avec clarté, il est indispensable que les impressions soient préalablement assimilées d'une manière complète et que les idées se forment avec précision. Or, nous savons déjà qu'au moment du transport affectif, il n'y a ni perception d'impressions, ni formation de sensations et d'idées. La dernière image est relative à l'explosion passionnelle et les idées ne vont pas plus loin : les personnes qui affirment ne se souvenir de rien après leur accès sont dignes d'être écoutées avec confiance.

Se souvenir, c'est retenir les idées et les conceptions qui se forment à un certain moment, mais comme pendant le transport affectif il n'y a ni idée, ni conception, il ne peut y avoir de souvenir. Voici les paroles de Krafft-Ebing à ce sujet : Le témoignage d'un accusé qui déclare ne pas se rappeler du tout ou en partie d'un acte commis, doit servir au juge d'instruction de premier indice à l'existence d'une affection pathologique.

Au moment du transport affectif, le physique de l'homme se modifie aussi : dans le transport sthénique, la face est rouge, les yeux brillants, la circulation accélérée, la respiration tantôt coupée, tantôt accélérée, le pouls modifié (Wolff) : on observe encore parfois l'altération de l'activité cardiaque, le larmoyement, la transpiration, le rire, le frisson, etc. Si l'accès est anxieux, ce sont la crainte, l'effroi, l'attente d'illusions et d'hallucinations qui peuvent paraître, en donnant au tableau une nuance quelque peu différente. Une crise affective intense peut passer en une affection mentale durable et même en la démence mentale (Krafft-Ebing).

Nous disons que la période affective ou le transport affectif proprement dit est caractérisé par un éclat de sentiment ou de passion, par la suppression de l'activité mentale, par des mouvements exagérés qui répondent à l'éclat passionnel, par des modifications circulatoires, respiratoires et nutritives des centres cérébraux. Les centres psychomoteurs semblent subir une irritation organique particulière qui paralyse simultanément les centres sensitifs et les centres psychiques.

III. Période dépressive, consécutive au transport. — Il est incontestable que le transport affectif produit une tension excessive des forces physiques et surtout morales et psychiques. Aussi peut-on s'attendre à une faiblesse et à un épuisement consécutifs.

Après un fort accès affectif, surtout s'il est accompagné d'un crime grave. il arrive souvent que les malades tombent et s'endorment du sommeil des justes sur les lieux mêmes du délit. Mais souvent il en est autrement. Quelques-uns présentent un état d'affaiblissement et d'épuisement manifestes.

L'affaiblissement s'observe dans la face. les extrémités. la démarche, les mouvements : le visage exprime la fatigue et l'épuisement, les pieds se meuvent à peine, les objets échappent aux mains du malade, etc. Tout ce qui l'entoure semble lui être étranger ; il considère tout vaguement. avec obtusion : les organes sensoriels sont presque privés de la faculté perceptive ou bien s'ils fonctionnent. ils le font avec indolence et inattention.

Le sens moral est vivement émoussé : on observe une indifférence surprenante pour les actes commis. Malgré l'excitation générale de l'individu et devant l'indignation de l'entourage inspirée par l'action du malade, le criminel garde une indifférence complète aussi bien vis-à-vis de la victime que vis-à-vis de lui-même et cette attitude attire l'attention, car elle constitue le signe positif de l'épuisement total de l'activité mentale en indiquant une incapacité complète à la réaction. L'intelligence est obscurcie. Il est vrai qu'au moment du transport, la quantité des idées est plus grande qu'à l'ordinaire, mais ces idées sont incohérentes, sans esprit de suite et ne correspondent pas exactement à la situation donnée. L'individu ne peut se recueillir, il ne peut coordonner ses idées et leur donner le cours voulu ni apprécier l'acte à sa juste valeur.

L'intervention personnelle manque totalement : tout semble se faire de soi-même, machinalement.

Pour ce qui est de la responsabilité, certains aliénistes divisent les transports affectifs en deux groupes. le groupe physiologique et le groupe pathologique. Au premier se rattachent les accès auxquels sont soumis les individus sains, le second comprend les transports affectifs qui sont accompagnés des phénomènes pathologiques mentionnés plus haut.

Les transports affectifs portent sur un système nerveux préalablement délabré, présentant une faiblesse fonctionnelle psychique qui affecte les manifestations mentales supérieures.

En traduisant ces termes en langage juridique nous devons admettre que le transport affectif physiologique répond au terme d'emportement et le transport affectif pathologique à un état morbide qui atteint la perte de mémoire et de conscience.

Parmi les différentes manifestations affectives, la colère, l'effroi et la jalousie méritent une attention particulière. Si la colère se manifeste plus souvent que d'habitude et ne répond pas à l'intensité du motif qui l'a provoquée, c'est une colère pathologique (Fanier) (1) qui peut servir de signe avant-coureur à des états pathologiques tels que l'épilepsie, l'hystérie, le moral insanity, etc.

La frayeur agit vivement, il arrive qu'elle se termine par la mort; ainsi Béliaeff (2) mentionne deux cas analogues : c'est d'abord un garçon de 3 ans et demi, le fils d'un syphilitique qu'un paysan menaça d'enlever à sa mère et de le conduire à l'usine où travaillait son

(1) Fanier. Introduction à l'étude de la colère chez les aliénés, 1899.
(2) Béliaeff. *Comptes rendus de la Société des médecins de Vladimir*, 1899.

père : l'enfant fut si effrayé qu'après avoir fait quelques pas en courant, il tomba pour ne plus se relever, il était mort. Puis c'est encore le cas d'une femme de 40 ans qui ayant entendu dire que le diable était dans la maison de son frère, en sortit en courant et tomba raide morte.

La jalousie. — Le sentiment de la jalousie est connu de longue date. Il est même plus ancien que l'humanité puisqu'il s'observe dans le règne animal. Il est aussi propre à l'homme civilisé qu'à ses ancêtres sauvages. Si la forme varie, le fond reste le même. Pourtant, quand nous avons voulu étudier ce phénomène de plus près, nous n'avons pas trouvé la quantité d'ouvrages scientifiques qui devrait nécessairement répondre à une question aussi vitale.

Mais cela ne suffit pas, la jalousie est souvent confondue avec d'autres sentiments qui ont fort peu de commun avec elle. Ainsi quelques-uns établissent une parenté entre la jalousie et l'envie, alors qu'il est peu probable que ces deux sentiments aient quoi que ce soit de commun. « Tu ne convoiteras pas la femme de ton prochain. » C'est là une mesure préventive et suspensive contre une envie future mais qui a très peu de rapport direct à la jalousie.

C'est avec l'amour qu'on confond le plus souvent la jalousie. Quelques-uns vont même jusqu'à dire que la jalousie et l'amour sont inséparables, que la jalousie est le revers de l'amour, qu'il est même douteux que l'amour sans jalousie soit de l'amour, que celui qui n'est pas jaloux ne sait pas aimer. D'autres vont jusqu'à trouver que la jalousie est un mérite, qu'elle prouve un amour ardent, que les brutalités mêmes d'un jaloux ont du charme parce qu'elles attestent l'ardeur de celui qui aime.

Mais il est douteux qu'il soit juste d'identifier ces sentiments. A notre avis, l'amour vrai, idéal et la jalousie sont deux sentiments qui se paralysent et s'affaiblissent réciproquement, même s'ils sont compatibles.

L'amour pur, idéal est un sentiment de haute sympathie, d'attraction spirituelle, d'attachement sincère : c'est une affection de cœur toujours unie à l'estime, au respect, au dévouement, à l'empressement d'abdiquer son moi en faveur de l'être aimé. L'amour vrai est désintéressé, sans prétentions; il n'exige ni la réciprocité, ni la reconnaissance. Le mélange de la passion, surtout de la passion sexuelle à ce sentiment pur et élevé diminue le mérite et la qualité de l'amour, et l'obscurcit en raison directement proportionnelle à la quantité de passion qui vient s'y joindre. Le mélange de l'élément passionnel à l'amour pur apporte un nouvel élément dans l'état mental de l'homme, celui de l'impulsion à la possession de l'objet, élément égoïste qui exige satisfaction et réciprocité de la part de l'aimé envers celui qui aime.

Une passion excessive unie à l'amour éteint l'altruisme, obscurcit la limpidité de l'estime idéale et augmente l'élément égoïste, celui de la possession et de l'assouvissement. La passion assouvie augmente la soif passionnelle en raison directement proportionnelle à la plénitude de la satisfaction. Le meilleur exemple en est l'amour passionné de Napoléon Ier pour Joséphine.

L'amour de Napoléon était très vif ; sans être de la

jalousie ni un sentiment vrai, pur, spirituel. C'était un amour sensuel. passionné, inassouvi, qui l'enivrait et obscurcissait sa raison. C'était un besoin de possession entière et illimitée, un besoin d'assouvissement. Il est évident que la puissance de l'amour et de la passion n'est pas la même chez tout le monde et qu'elle varie selon la nature, le tempérament, l'âge, l'éducation, le climat, la race, les conditions individuelles. etc.

« Aimer d'un amour où les sens dominent. c'est désirer toujours et toujours souffrir de l'inassouvi. Aimer avec le cœur, c'est trouver la volupté suprême dans le don absolu, dans l'abdication de soi complète, et alors même les douleurs que l'être aimé vous infligent, deviennent des joies. Mais vous voudriez en même temps que personne n'eût aimé ainsi avant vous ce que vous aimez, que personne ne l'aimât ainsi après vous et c'est en quoi consiste exactement la jalousie du cœur (Bourget). »

Aimer avec le cœur d'un amour pur. élevé, c'est tout pardonner d'avance à celui que nous aimons : voilà un aphorisme bien juste malgré son ancienneté.

L'amour des sens ternit la pureté de l'amour élevé et engendre l'égoïsme en raison directement proportionnelle au développement de la passion.

Et cependant même l'amour bestial, sensuel, ne contient pas de germe jaloux si l'objet aimé n'y fournit aucun prétexte. La jalousie ne prend naissance qu'avec l'apparition d'un nouvel élément spirituel : le doute, la défiance vis-à-vis de l'être aimé.

Avec la jalousie deux éventualités sont possibles : ou bien l'être chéri donne prise au doute et à la défiance ou bien il n'en donne aucune. Le premier cas est le plus compliqué et c'est justement là que nous nous arrêterons quelque peu.

La jalousie s'exprime par une forte passion, par la crainte de perdre l'être aimé. Cette appréhension prouve à elle seule que l'amour est de qualité inférieure, propriété et possession, et non pas un sentiment de dévouement et d'abdication. Le désir même de la possession est une souillure pour l'amour élevé : quant à la crainte, la frayeur de perdre l'objet, d'être privé de sa possession, elles diminuent encore davantage la pureté et la noblesse de l'amour vrai. Ce qui aggrave encore la présence de ces sentiments, c'est que l'être aimé ne fournit aucune raison au doute. Car avec la crainte d'être privé de la possession et de la propriété il y a à côté le doute, la défiance, le soupçon et d'autres propriétés et manifestations impures semblables de l'âme. La jalousie ne peut prendre naissance que sur le terrain de l'amour des sens, exempt de toute confiance mutuelle et de lien spirituel. Celui qui aime saintement, celui qui voit dans l'amour un sentiment élevé et noble, qui abandonne à l'être aimé sa pensée et son âme, qui jouit d'une réciprocité entière, celui-là ne peut être jaloux. L'absence de jalousie est un signe de confiance et d'estime entières vis-à-vis de celui qu'on aime. Ce n'est qu'une conduite semblable qui alimente l'élément sacré de l'amour alors que la jalousie le souille et porte atteinte à sa solidité. (Descuré), à condition, comme nous l'avons déjà dit, que l'objet mérite une confiance et une estime absolues par sa vie pure et irréprochable.

Pour toutes les raisons énoncées, nous ne partageons décidément pas l'opinion qui veut que la jalousie soit de l'amour porté à son apogée ; un amour même passionné ne justifie pas ce sentiment. Un commencement de jalousie diminue la force de l'amour. L'amour et la jalousie sont deux sentiments incompatibles ; ce sont des antagonistes acharnés et c'est ou l'un ou l'autre qui reste vainqueur.

Par conséquent il n'existe aucune parenté entre l'amour et la jalousie. L'amour pur, réel ne connaît pas le sentiment de la possession et de mainmise sur l'être qu'on aime ; il est rempli d'estime, de dévouement, d'abnégation et d'abdication de soi. La passion bestiale qui vient s'y joindre apporte l'idée de la possession et l'exigence de la réciprocité, ce qui diminue considérablement l'amour. Enfin, l'adjonction de la jalousie fait apparaître le doute, la défiance, le manque d'estime et crée deux choses absolument contraires à l'amour : la colère et la haine. Voilà le rapport *a priori* que l'on peut établir entre les deux éléments mentaux mentionnés.

Une jalousie mûrie à point consiste à soupçonner une personne de gaspillage et une autre ou souvent plusieurs autres de tentative d'usurpation du bien d'autrui. Encore faut-il savoir s'il y a réellement propriété ?

Dans la majorité des cas la jalousie tient à la nature même de l'homme. Certains individus sont dès l'enfance vicieux sous ce rapport, ils portent en eux les germes du doute, de la défiance et du soupçon. Ils sont généralement très nerveux, déséquilibrés, instables, privés de la plénitude d'un idéal vital. Toujours en ébullition, toujours lancés à la poursuite de l'assouvis-

sement. sans le trouver du reste, ils finissent par s'arrêter à un objet qui envahit leur âme, leur cœur et leurs
pensées : ils se passionnent pour lui ou plutôt pour
leur propre sentiment inspiré par l'être aimé. Nous
gardons le silence sur l'espèce et les propriétés de ce
sentiment dont les sujets en question sont remplis,
heureux, contents. Puis, malgré leur conscience et
grâce à leur nature même. un autre sentiment surgit
tout d'un coup, à côté de leur amour, et ils se demandent ce qui leur arriverait si la personne aimée les
trompait, ne leur appartenait plus, les abandonnait, se
donnait à un autre ; or il arrive souvent dans ces cas
que la personne aimée ne leur appartient même pas de
facto...

A cette pensée l'individu éprouve un tel froid dans
le cœur, une telle frayeur, un tel effroi qu'il se sent
pétrifié et pris de défaillance. Cela passe pourtant peu
à peu et l'homme se tranquillise. Les qualités et les
données réelles de l'existence de l'individu parviennent
à calmer son âme subitement agitée. La quiétude et
l'oubli se rétablissent.

Mais le germe du doute a été jeté sur un bon terrain :
il donne un bourgeon qui se développe progressivement. Le jaloux commence à veiller sur l'être aimé, à
épier ses actes, à sonder les moindres plis et replis de
son âme et de son corps. Tout est sujet à l'examen, à
une analyse détaillée : il surveille secrètement à l'in-
star des voleurs, sans avoir souvent aucun droit à une
pareille surveillance. En même temps, toutes les paroles, tous les actes de la personne aimée sont pesés et
soupesés dans le bon et dans le mauvais sens, surtout dans
le mauvais, ce qui évidemment n'est guère de nature à

procurer au jaloux des moments très agréables. Il est tourmenté, il souffre. Une faculté nouvelle se développe en lui, celle d'une observation excessive et morbide : il prête constamment l'oreille, il épie, il saisit rapidement les faits, il crée des fictions. Des suppositions différentes surgissent, il achève de lui-même ce qui n'a pas été dit entièrement ; parfois il suit longuement et attentivement les entretiens de la personne soupçonnée, il en détache ce qui lui convient pour forger tout un système et donner une base à son délire. C'est un véritable enfer de pensée et de sentiments. Il pèse le pour et le contre ; le doute apparaît sur ces entrefaites et une lutte terrible s'engage dans laquelle c'est tantôt la défiance qui l'emporte, tantôt ce sont les bons sentiments et l'amour qui restent victorieux. Mais comme le doute et la défiance, qui sont des manifestations de la nature secrète du malheureux, ne découlent pas des faits de l'existence réelle, mais de la nature morbide de l'homme, ils donnent par cela même une teinte fausse et absurde aux expressions les plus pures et les plus innocentes de l'âme de l'être aimé et l'emportent sur le sentiment du bien et sur l'amour. Il va de soi que la souffrance du jaloux est terrible. Mais cette souffrance ne tient pas à la réalité : elle est engendrée par des fictions fantastiques et par une imagination maladive appliquées aux circonstances vitales et aux actions de l'être aimé.

Chez l'homme normal les pensées prennent naissance dans les sensations qu'il éprouve. Elles sont d'autant plus justes et plus précises qu'elles répondent davantage à la réalité. Le mélange du fantaisiste diminue la pureté et la justesse des images et des pensées :

les idées sont d'autant plus fausses que ce mélange étranger est grand.

Le terrain de la crainte et de la terreur du jaloux engendre un esprit d'observation excessif dont l'individu se sert pour surveiller les actes et les agissements de la personne aimée et de son entourage. Le jaloux est particulièrement disposé à tout voir d'un œil maladif et exclusif : il n'a plus son sang-froid : au lieu de juger les choses d'une manière objective : il contemple toute chose à travers le prisme de sa disposition personnelle et de son sentiment de défiance.

C'est pour cette raison qu'il détache de la succession des événements les faits seuls qui répondent à ses intentions, il leur donne une couleur particulière, originale, une valeur personnelle. Le doute donne naissance aux illusions de la pensée qui à leur tour engendrent des idées, des conceptions, des jugements et des actes erronés.

Mais à côté il y a la vérité de la vie, la réalité, l'amour. Une lutte s'engage donc dans l'âme humaine entre le bien et le mal, l'amour et la haine, le vrai et le faux, la réalité et les fictions d'une imagination maladive. Pourtant tant que le contrôle de la conscience est intact, tant que l'acte psychique règne encore, la vie objective, les événements, la vérité l'emportent et le jaloux n'est puni de sa nature que par cet affreux sentiment de doute et de combat intérieur. Mais l'amour en pâtit : il se ternit, s'obscurcit et déchoit. Il ne reste alors que la passion bestiale, l'amour-propre blessé, l'inassouvi, le mal d'être privé de son bien, mais cela n'est plus de l'amour pur.

En même temps le soupçon surgit et pousse l'homme

à des actions malpropres et absurdes. conséquence de ses jugements absurdes et impurs. Le jaloux épie. il guette constamment. il inspecte les lieux où l'être aimé a passé. il pose des questions au moyen desquelles il croit surprendre. attraper les coupables. il décachète les lettres. il corrompt les serviteurs et se livre à d'autres actes semblables.

Mais il parvient encore à dissimuler l'enfer de son âme. Artificiellement il est encore gentil, tendre, affable pour la personne aimée, quoique l'on voie déjà percer une nervosité excessive, l'irascibilité, la mobilité d'humeur. la véhémence, etc. Le jaloux n'a encore manifesté ni doutes ni suspicion ; il les cache et paraît pour cette raison dissimulé. réservé, taciturne et peu communicatif.

C'est à peu près là le tableau de la première période de la jalousie. la période de l'assimilation interne des actes et de la conduite de l'être aimé. assaisonnée d'un sentiment maladif, d'une attention extrême, d'une observation forcée, d'un doute maladif. de soupçons exagérés. d'images fantaisistes, d'illusions psychiques. d'idées et de jugements erronés. Jusqu'à l'heure qu'il est. le jaloux n'a pas montré ses cartes. Son état morbide a été maîtrisé par le contrôle de la conscience et la réalité. C'est la période de la jalousie latente et passive. Mais la passion entre dans une nouvelle phase, la période active ou agressive. Ce passage a lieu subitement, d'une manière imprévue, presque toujours dans un accès affectif. quand le jaloux s'oublie. qu'il s'emporte et finit par épancher le contenu de son âme. Un drame véritable se déroule alors quand les jaloux jettent au loin leur masque de réserve et avouent franchement tout ce dont ils soupçonnent l'être aimé. Tout ce qui fut si longtemps et si scrupuleusement caché se manifeste maintenant sous la forme la plus grossière et la plus accusée. Jusqu'à l'aspect extérieur du jaloux qui attire l'attention au moment de l'éclat : les hommes ont le visage rouge, les yeux injectés de sang, une expression de tension extrême, de colère et d'irritation, les mains et les lèvres sont tremblantes, le langage courroucé, saccadé et incohérent. Le témoin d'un procès judiciaire disait que le jaloux rappelle un chat enragé (Proal)(1). Voici les paroles d'Ovide : « *Ora tument ira nigrescunt sanguine venæ.* » La femme a un aspect différent : elle est pâle, ses yeux brillent, elle est secouée de frissons. Dans ces instants-là, la culture et l'éducation disparaissent pour faire place à l'homme dans toute la hideuse beauté de sa nature bestiale et grossière.

Après des explications aussi franches le jaloux ne dissimule plus : il ne cache plus sa jalousie et, au lieu d'un martyr, nous en avons alors deux. Tout en souffrant lui-même, le jaloux fait souffrir les autres et, malheureux, il rend les autres malheureux. Les soupçons deviennent si vifs et les images de son imagination oppriment à tel point la réalité qu'il finit par accepter beaucoup de choses inventées par son cerveau malade pour des choses réelles et vraies. Le bon sens perd son empire sur le jeu de l'imagination et l'homme n'est plus en mesure de se dominer. De son rôle d'observateur et de victime il passe au rôle actif et même à celui de persécuteur et de bourreau. La sur-

____

(1) PROAL. Le crime et le suicide passionnels. 1900.

veillance et le soupçon engendrent un délire qui consiste en la certitude de l'infidélité conjugale, de la trahison ; alors de persécuté qu'il était. le jaloux devient un persécuté-persécuteur. Il exprime hautement que les rapports de l'être aimé envers l'entourage sont équivoques. indécents : il lui défend ceci ou cela, il trouve des faits à l'appui de l'infidélité conjugale, des délits et même des crimes. Puis il recourt à toute une série de mesures souvent des plus injurieuses dans le but de protéger l'inviolabilité de son bien vivant. C'est d'abord une défense de sortir et de se laisser approcher par qui que ce soit. Si une nécessité urgente s'en présente pourtant, le jaloux tourmente la personne aimée et souffre lui-même. Souvent il suit sa victime pas à pas en la surveillant embusqué derrière un arbre ou un objet quelconque : parfois il l'accompagne ouvertement sans se dissimuler. Il attend sur l'escalier, sur une borne, il tâche de surprendre les conversations, couché sous un canapé ou caché dans une armoire. Rien ne lui échappe. Chaque pas, chaque sortie sont censés servir de rendez-vous avec l'amant. Dans ce but, il mesure l'espace que l'objet aimé doit franchir par la quantité de pas et le temps nécessaire pour faire par exemple cent ou mille pas. le temps nécessaire pour tenir telle ou telle conversation. etc. Un mot aimable est traité de luxe superflu et mal noté. Mais la réserve même, le maintien froid. la rudesse ne parviennent pas à sauver l'être aimé du soupçon de culpabilité et sont traités de manœuvre spéciale, habile et politique. Malgré la conduite irréprochable de la victime. le jaloux puise dans son imagination des scènes dont il accable sa victime. Seul. il se représente des scènes d'infidélité,

de dépravation, de débauche les plus horribles, les plus
abjectes et les plus lâches qu'il finit par croire possibles,
réelles, dont il assiège sa victime pour la martyriser et
la couvrir d'opprobre. Ni les serments, ni les plaintes,
ni aucune abnégation, ni la colère, ni l'indignation
ne parviennent à dissuader le jaloux : au contraire, ils
raffermissent son soupçon pathologique. Il n'est point
de procédés outrageants qu'il ne dédaigne pour torturer
sa victime, il n'est point de paroles injurieuses dont
il ne l'accable, il n'est point de scènes qu'il ne lui
fasse. Les offenses les plus impitoyables pleuvent sans
aucune raison. Les bons sentiments, les rapports
humains, la pitié, l'estime, le savoir-vivre, tout s'efface
et disparaît. Tout est suspect au jaloux, toute chose est
obscurcie par son imagination maladive, tout est taché
de boue, de fange et transformé en tentatives odieuses.
La tranquillité n'existe plus pour personne, l'indulgence
a fui. Le jaloux souffre et fait souffrir les autres.
Il oublie la faiblesse de la femme, son devoir qui
est de la défendre et de la protéger. La femme oublie
la décence, le savoir-vivre, elle crie, elle jure, etc.
La raison est sens dessus dessous, le désordre y règne
complet. Les occupations et les affaires sont reléguées
au second plan, car le jaloux ne peut se concentrer,
il ne peut se donner entièrement au travail. Absorbé
par la jalousie, il abandonne l'ouvrage à tout instant
et s'élance tantôt à son domicile pour surprendre les
infidèles criminels, tantôt dans la rue pour épier l'objet
aimé.

Le jaloux est en outre pris d'une inclination maladive à accorder une signification particulière à toute
chose. Ainsi dans une feuille d'arbre tombée dans la

chambre il voit un signal convenu entre l'amant et sa victime. Un accès de toux, le moindre mouvement sont interprétés dans le même sens. Cette tendance s'étend aux journaux, aux annonces, etc. « La mise aux enchères de la fourniture du bois pour l'intendance est fixée au 15 octobre, à midi. » Et le malheureux jaloux de s'y précipiter car certes cette annonce ne concerne nullement la vente : c'est un rendez-vous assigné à sa femme. Partout le jaloux voit une confirmation à ses soupçons et à sa défiance.

Les malheureuses victimes, tourmentées et martyrisées, qui peut-être autrefois aimaient leurs maris ou leurs amants avec ardeur, finissent naturellement par s'éloigner de leurs persécuteurs : elles deviennent froides, dissimulées et évitent aussi bien les scènes d'amour, que le séjour et les rencontres de leur bourreau. Pourtant cette conséquence logique et directe de leurs souffrances est interprétée comme une preuve d'infidélité, d'amour pour un autre, d'adultère. Du reste, si la malheureuse victime avait la moindre velléité d'aimer quelqu'un, les scènes terribles de chaque jour, les injures continuelles, les allusions malveillantes, les railleries, les tourments lui en feraient passer toute envie, car un nouvel amour ne lui causerait que des minutes superflues du sentiment pénible de la solitude, de l'éloignement, d'un état sans défense et d'une terreur illimitée à la pensée que cela fut, que cela est et que cela sera.

Certaines personnes pensent que la jalousie est de l'amour : l'amour sans jalousie ne serait pas de l'amour. Selon eux, le véritable amour doit toujours être accompagné de jalousie, de brutalité et de coups et plus ceux-ci sont rudes, plus l'amour est grand. Pourtant les amateurs de sensations fortes ne sont pas nombreux et même beaucoup de ceux qui le sont, deviennent promptement froids aux plaisirs de l'amour ardent et de la jalousie cruelle, s'ils tombent sur un jaloux féroce : parfois ils le fuient ou bien se soumettent de bon gré à leur destin.

Si certains que soient les jaloux de l'infidélité de leur victime, ils tiennent pourtant à lui arracher des aveux au sujet de sa faute, de son état de péché et de sa criminalité. Quand ils y réussissent, ils forcent la victime à recommencer vingt fois le même récit car ils jouissent et s'abreuvent de leur propre honte, ayant enfin trouvé une confirmation réelle à leur délire et à leurs inventions. Mais que leur vengeance est alors féroce, froide, méchante, cruelle, barbare et sans bornes, d'autant plus qu'ils voient leurs accusations justifiées.

Le jaloux se représente le tableau des trahisons les plus impures, les plus libertines de l'être aimé : il s'y complaît, il se grise de son propre malheur, il se croit un martyr dont l'honneur et le nom sont souillés. Mais bientôt il prend l'attitude du vengeur. Il hait sa victime, il est indigné, il lui inflige les supplices les plus cruels, les plus douloureux, les plus horribles. Que de haine, de colère, de férocité contre l'objet de son quasi-amour.

Si le jaloux ne peut trouver aucune preuve de trahison physique ou d'adultère, il jalouse la trahison morale. « Elle ne m'a pas trahi physiquement, mais moralement elle lui appartient toute, elle s'est donnée à lui. » Proal cite le cas d'un homme qui se suicida parce qu'il soupçonnait sa femme d'aimer un autre que lui, bien qu'il n'en possédât aucune preuve évidente. Un autre type assassina sa femme enceinte parce qu'il soupçonnait que l'enfant n'était pas de lui.

La jalousie profane l'amour aussi bien dans le présent, que dans le passé et l'avenir. Dans le présent il est remplacé par le courroux et la haine, le passé est enveloppé d'une ombre haineuse, l'avenir se présente dans les ténèbres des infidélités futures. La jalousie ne laisse vivre personne : elle éteint tout bonheur, toute joie, toute gaîté pour la victime comme pour le bourreau : elle apporte l'horreur, la désolation, le désespoir, la nuit et la mort.

Comme conséquence naturelle de la certitude du jaloux d'être trompé vient la vengeance. En marchant à la vengeance le jaloux se grise : il oublie son honneur, celui de sa femme, celui d'un étranger et fait un scandale public des plus notoires. Dans ces accès d'esprit vindicatif les jaloux estropient souvent leurs femmes et leurs enfants afin que les premières ne puissent plus séduire personne tandis que les femmes lancent du vitriol à la face de leurs maris et de leurs rivales. La jalousie est un sentiment si puissant qu'elle peut faire taire le sentiment paternel. Proal raconte qu'un père et un fils étaient épris de la même femme : le père était si jaloux de son fils qu'il tenta de le tuer, mais il ne réussit qu'à le blesser.

Quel est donc le maintien des jaloux dans les autres circonstances de la vie? Sous tous les autres rapports ils ne diffèrent en rien du commun des mortels et personne ne peut se douter du drame qui se déroule dans leur vie intime. Seuls les domestiques les trahissent parfois, mais quel est l'homme convenable qui ajoute foi aux racontars des serviteurs. Parfois les jaloux se trahissent eux-mêmes par des bizarreries de conduite, sans toutefois que l'horreur de leur situation soit complètement devinée, surtout en ce qui concerne les malheureuses victimes.

Il est vrai que les manifestations de la jalousie ne suivent pas toujours le même chemin uni : tantôt elles s'aggravent ; tantôt elles diminuent. Parfois même les jaloux avouent n'avoir pas toujours eu raison, ils doutent, ils se repentent, ils demandent pardon. Combien ils sont pitoyables en ces instants ! Mais cet accès passe rapidement pour céder la place à l'ancienne jalousie sauvage. Le démon du soupçon et de la défiance l'emportent de nouveau et les tourments moraux recommencent. Cet état de choses peut durer toute une vie.

Mais le mal peut encore grandir et passer dans une troisième phase d'existence, celle de la psychose délirante de la jalousie.

A tous les phénomènes énumérés viennent s'en ajouter de nouveaux. Les hallucinations et les illusions viennent se joindre au trouble de la raison et à la passion morbide. Il semble au jaloux que ses enfants ne lui ressemblent pas, que tous les hommes jettent sur lui et sur sa femme des regards étranges, etc. Mais ce sont les hallucinations du sens génital qui sont le plus fréquentes. Le jaloux croit remarquer que sa victime entretient des relations avec certaines personnes, que les amants pénètrent secrètement dans sa maison, qu'ils ont des rapports occultes avec l'objet aimé et qu'ils exercent parfois même leur pouvoir à distance.

Dans ces conditions les jaloux le sont non seulement des étrangers, mais aussi des frères, du père, des enfants, des personnes du même sexe, des animaux et même des objets inanimés. Le délire de la persécution et celui de l'empoisonnement viennent parfois se joindre à tous ces phénomènes.

Dans cette phase-là, l'individu est jaloux du présent, du passé et de l'avenir. Tout en persécutant leur victime dans le présent, les jaloux reconstituent le passé de la manière la plus vile, même si leurs accusations sont entièrement et sciemment mensongères et si elles touchent à une période antérieure à leur connaissance. Même le passé le plus lointain les révolte, leur fait perdre la raison, les pousse à des actes criminels. Un médecin vint se plaindre à Kraepelin de ce que sa femme était horriblement dépravée ; il soutenait qu'elle entretenait des rapports avec tous les cochers, les valets, qu'elle s'était livrée au vice dès l'âge le plus tendre et qu'elle avait perdu sa virginité en naissant.

Dans cette période-là les tourments que le jaloux fait subir aux personnes soupçonnées se transforment en un procédé chronique. Durant des jours entiers, des semaines, des mois, les injures, les humiliations morales, les coups, les supplices physiques et d'autres formes de persiflage ne cessent de pleuvoir sur la malheureuse victime du jaloux. Naturellement les mesures les plus sévères sont prises contre les auteurs audacieux et insolents de tous ces troubles : une existence pareille s'achève parfois par des crimes cruels et barbares. Après avoir commis un forfait horrible, les jaloux éprouvent d'abord un sentiment de satisfaction et ce n'est que beaucoup plus tard qu'ils reprennent leurs sens pour se repentir, pour pleurer et même pour tenter parfois un suicide. Dans la plupart des cas les jaloux ne cachent pas leur crime : au contraire ils en informent immédiatement les autorités compétentes.

Pour ce qui est des tentatives de suicide et des suicides, ils ne sont souvent pas entièrement désintéressés : ainsi les jaloux ne se donnent la mort souvent qu'après avoir assassiné leur femme. Proal cite justement le cas d'un homme qui attenta à sa propre vie après avoir tué sa femme : il resta pourtant en vie.

Dans le stade dont il est question les malades sont de vrais paranoïaques ou aliénés dont le délire ne porte que sur un seul objet.

Nous disons donc qu'on distingue trois périodes dans le cours de la jalousie : celle de l'état latent ou de concentration intérieure : le sentiment et le délire restent au dedans de l'individu : la période de la jalousie manifeste, agressive et la période paranoïque.

Les causes de la jalousie sont peu nombreuses. L'hérédité pathologique en est la cause capitale. Dans la majorité des cas la vraie jalousie est une manifestation dégénérative. En outre la jalousie dépend d'influences exercées sur le système nerveux central par les conditions vitales extérieures, qui provoquent des manifestations analogues à celles de la dégénérescence. Sous ce rapport l'alcoolisme occupe le premier rang. Marcel (1) fut le premier qui porta son attention sur ce fait que le délire de la jalousie dépend de l'alcoolisme :

(1) MARCEL. De la folie causée par l'abus des boissons alcooliques, 1847.

aussi attribuait-il à l'ivrognerie une influence étiologique presque exclusive par rapport à la jalousie. Krafft-
Ebing (1) est allé encore plus loin : il insiste pour
reconnaître le délire de la jalousie comme un signe
pathognomonique d'alcoolisme chronique. Pourtant
l'année suivante Werner (2) déclara que bien que le
délire de la jalousie ait été observé dans l'alcoolisme
chronique, il serait erroné de rapporter chaque cas
de jalousie à l'ivrognerie, attendu que le délire de
la jalousie peut se développer sous une forme purement paranoïque sans aucun alcoolisme antérieur.
Villers (3) partage cet avis : il estime que la jalousie
et son délire peuvent se développer très souvent
même, sans aucun alcoolisme, sur un terrain purement
dégénératif et se manifester sous une forme paranoïque
pure.

Par conséquent le délire de la jalousie se développe
de préférence chez les dégénérés et les alcooliques. En
outre l'âge infantile et l'âge sénile semblent se rattacher
au nombre des causes de la jalousie. Moreau de Tours
appuie beaucoup sur les deux derniers éléments. Mais
il est douteux qu'on puisse se ranger de cette opinion,
car dans l'enfance la jalousie est trop faiblement exprimée ou bien ce n'est pas de la jalousie, mais plutôt de
l'envie. A l'âge sénile on constate en effet des cas de
jalousie, mais cette jalousie-là est presque toujours le
symptôme de la démence mentale sénile qui a des modifications pathologiques de l'écorce pour origine. Loin

(1) KRAFFT EBING. *Jahrbücher für Psychiatrie*, 1891.
(2) WERNER. *Jahrbücher f. Psychiatrie*, 1892.
(3) VILLERS. *Le délire de la jalousie*, 1899.

d'être rares, des cas analogues fournissent un nombre considérable de crimes graves.

Villers parle d'un vieillard âgé de 80 ans qui dans sa vieillesse devint jaloux de sa femme âgée de 70 ans et qui se décida à la tuer. Van Deventer raconte qu'un homme de 74 ans pris de jalousie voulut tuer sa vieille épouse : dans sa vieillesse le père du criminel avait divorcé par jalousie. Proal cite le cas d'un homme de 59 ans qui par la même raison assassina sa femme âgée de 51 ans, en lui portant quinze coups de poignard. Dans certains cas l'approche du flux menstruel influe sur l'aggravation et la manifestation de la jalousie tandis que dans les intervalles les mêmes femmes ne manifestent aucune jalousie. Dans les ouvrages de Savage il est question d'un fait semblable. Et nous eûmes maintes fois l'occasion d'en observer.

Nos observations personnelles nous portent à conclure que dans tous les cas la jalousie tient à une disposition héréditaire pathologique et qu'elle est une des manifestations de la dégénérescence.

Il est indubitable que l'on observe souvent la jalousie chez les alcooliques, mais tous les ivrognes ne manifestent pas le délire de la jalousie : ceux qui y sont sujets ont un terrain pathologique inné. Du reste l'ivrognerie elle-même est souvent l'expression d'une hérédité pathologique. Toutefois nous devons ajouter que l'alcool a une grande tendance à provoquer la jalousie : bien des personnes qui n'y sont que disposées commencent à la manifester après un usage d'alcool même modéré. Ceux qui portent en eux un faible germe de jalousie l'expriment plus vivement après une dose d'alcool si minime qu'elle soit. Beaucoup de jaloux sobres peuvent se dominer. mais dès qu'ils ont pris de l'alcool, ils se décident aux crimes les plus cruels. L'époque menstruelle augmente aussi parfois la jalousie. Souvent la jalousie se manifeste comme l'un des symptômes d'une maladie constitutionnelle : il en est ainsi dans l'hystérie. la paralysie progressive, la démence mentale sénile. etc.

Bien que le sentiment de la jalousie se soit manifesté de tout temps et qu'il ait souvent engendré des crimes. les crimes dus à la jalousie n'ont été mentionnés que depuis Esquirol (1). mais les indications de cet auteur sont très prudentes et très circonspectes. Trélat (2) estime que la jalousie poussée à l'extrême est une véritable maladie mentale. En 1846. Cohen von Baren relate qu'une femme fut tuée par un mari jaloux. En 1847. Marcel mentionna un fait analogue : en outre, il indiqua le rapport qu'il y a entre la jalousie et l'alcoolisme. Puis l'on vit paraître toute une série d'ouvrages relatifs aux crimes commis sous l'empire de la jalousie intimement liée à l'alcoolisme chronique. Telles sont les œuvres de Krafft-Ebing, de Liman (3), de Berthier (4). de Culerre (5). de Schäffer (6). de Marandon de Montyel (7), de Bidault (8), de Fortin et

---

(1) Esquirol. Des maladies mentales. v. I. p. 262.
(2) Trélat. La folie lucide. 1861.
(3) Liman. Zweifelhafte Geisteszustände vor Gericht. 1869.
(4) Berthier. *La tribune médicale*, 1873.
(5) Culerre. Alcoolisme et délire de persécution. *Annales médico-psychol.*, 1875.
(6) Schäffer. *Allgemeine Zeitschrift f. Psychiatrie*, 1878.
(7) Marandon de Montyel. *Annales médico-psychol.*, 1878.
(8) Bidault. *Annales médico-psychol.*, 1879.

Broca (1), de Sander (2), de Lenz (3), de Peetres (4), de Féré (5), de Kraepelin (6) et d'autres.

Dorez (7) examine la jalousie comme une maladie mentale dans laquelle il distingue trois formes : la folie lucide, la folie du doute et les phobies : ces dernières, forme obsédante, sont les plus faibles puis vient la folie lucide et enfin le délire qui exprime la jalousie la plus intense. Suivant son procédé de manifestation la jalousie peut être active ou passive : la première est marquée par une excitation très vive : dans les cas extrêmes elle peut aboutir au meurtre : le caractère de la seconde est dépressif, elle mène parfois au suicide. En considérant la jalousie au point de vue médico-légal Bombarda (8) fait remarquer que les crimes dus à la jalousie sont caractérisés par une cruauté et une barbarie extrêmes.

Imbert (9) admet que selon l'intensité de son expression la jalousie peut prendre trois formes : celle des obsessions, celle des idées fixes et celle du délire. Au point de vue éthiologique elle peut être idiopathique ou symptomatique. La première survient spontanément : elle envahit tout l'être et le tient en sa puissance, tandis que la seconde ne paraît que d'une manière épi-

(1) Fortin et Broc. *Annales médico-psychol.*, 1880.
(2) Sander. Die Beziehung zwischen Geistesstörung und Verbrecher. 1886.
(3) Lenz. De l'alcoolisme, 1884.
(4) Peetres. L'alcool, 1885.
(5) Féré. Note sur les alcooliques. *Bulletin de la Société médicale mentale*. Belgique, 1885.
(6) Kraepelin. Psychiatrie, 1896.
(7) Dorez. La jalousie morbide, 1889.
(8) Bombarda. O delirio do crime, 1896.
(9) Imbert. Le délire de la jalousie affective, 1897.

sodique et ne présente que l'un des symptômes d'une affection constitutionnelle. Cette psychose-là est très dangereuse, vu que tantôt le jaloux châtie, tantôt il se venge et ce n'est que dans des cas rares qu'il se décide au suicide. D'après Morselli les suicides des jaloux répondent à la proportion de 9 sur 100, chez les femmes de 6 pour 100.

Une étude très sérieuse a été faite sur ce sujet par Villers. A son avis le délire de la jalousie doit être classé dans le domaine du délire systématique : dans la plupart des cas la jalousie alcoolique rentre dans le même domaine ; leur différence est que la jalousie alcoolique est accompagnée d'une quantité plus grande d'hallucinations.

Selon leur marche, le même auteur distingue la jalousie aiguë et la jalousie chronique. La première se manifeste par des accès isolés qui sont souvent liés à des excès d'alcool ou à des modifications organiques passagères : mais plus tard la jalousie épisodique peut petit à petit se transformer en jalousie chronique.

Sous le rapport de sa manifestation morbide ou du tableau clinique que la jalousie présente, l'on peut distinguer la jalousie affective et la jalousie paranoïque.

La jalousie affective ou passionnelle se distingue par une excitabilité extrême, par l'emportement, par une exaltation rapide et excessive de l'élément sensuel et par la promptitude de son éclat. Très souvent elle est combinée avec une passion et une excitabilité génésiques exagérées. C'est l'expression d'un besoin inassouvi.

Dans la majorité des cas la passion affective peut

être maîtrisée par la raison. Les obsessions, les idées
fixes, les idées délirantes peuvent être absentes ou faiblement exprimées. Bien que la jalousie des sens soit
en quelque sorte basée sur un amour bestial et sensuel,
elle peut pourtant survivre à l'amour et se transformer
en haine et courroux. C'est la forme aiguë de la jalousie. Elle se manifeste le plus souvent à l'état aigu et
complexe d'idées délirantes : elle peut prendre · un
cours chronique : l'excitabilité alors se calme progressivement pour céder la place à une plus grande maîtrise de soi et à un délire paranoïque stable. Parfois
dans le courant de l'existence la jalousie présente une
série d'accès épisodiques répondant aux époques menstruelles et à d'autres fluctuations organiques. Les
crimes dus à cette espèce de jalousie portent générale-
lement le même caractère que les autres crimes affectifs ; passion et cruauté. Pourtant, chose remarquable,
ils se distinguent par leur préméditation, leur esprit de
suite, l'intégrité de la conscience et même de la mémoire au moment de leur accomplissement.

La jalousie paranoïque ou le délire de la jalousie
pure se développe sous forme de délire spontané et
primitif. Il est souvent précédé d'une période de
jalousie passionnelle qui contient les germes et les éléments de la jalousie délirante : avec le temps la passion
s'efface tandis que le délire s'avance au premier plan.
La jalousie paranoïque, ainsi que tout paranoïa, passe
par une période de doute, d'observation et d'attention
exagérées, de soupçons et de persécution. Le délire
de l'empoisonnement et de la persécution viennent
s'y joindre parfois. En ce dernier cas la forme morbide
à laquelle les Français donnent le nom de persécutés-

persécuteurs se déroule dans tout son éclat. Le délire
de la jalousie paranoïque prend naissance et évolue
primitivement par voie logique, son fond étant constitué par des idées imaginaires pathologiques que l'individu prend pour de la réalité. Les illusions et les
hallucinations avec leurs idées consécutives, erronées
et fausses viennent souvent s'y joindre.

La jalousie alcoolique ne constitue que la partie
d'un tout : elle n'est pas indépendante ; tantôt elle se
manifeste sous la forme affective, tantôt sous la forme
paranoïque. Elle se développe chez ceux qui lui donnent prise par un terrain dégénéré et prédisposé à la
jalousie. Elle débute par accès épisodiques, isolés, provoqués par des consommations de vin uniques, mais
quand l'alcoolisme devient chronique, la jalousie passe
en paranoïa. Les jaloux alcooliques sont particulièrement sujets à un grand nombre d'illusions et d'hallucinations. Ce sont surtout les hallucinations génésiques qui sont nombreuses. Nasse(1) présume que
l'impuissance génésique qui se développe chez les
alcooliques. accompagnée d'hallucinations consécutives, sont la base et le point de départ du délire de la
jalousie alcoolique. Les observations de Schöffer et de
Krafft-Ebing ont prouvé que l'excitabilité sexuelle. après
s'être exaltée au début, diminue graduellement pour atteindre son abolition complète. Or, c'est justement dans
ce cas que paraît le délire de la jalousie provoqué
par des anomalies sexuelles. Escoube (2) et Brie (3)

<hr>

(1) Nasse. Ueber den Verfolgungswahnsinn des geistesgestörten
Trinkers. Allg. Zeitschr. f. Psychiatrie, 1877.
(2) Escoube. La jalousie morbide des alcooliques, 1899.
(3) Brie. Ueber Eifersuchtswahn Psychiatrie Wochenschrift, 1901.

estiment que le délire systématique se développe chez les alcooliques sur le terrain des déviations génésiques et morales et qu'elle prend la forme du délire de la jalousie. Il est parfaitement certain que les alcooliques sont souvent sujets au délire de la jalousie : il est juste aussi qu'ils ont beaucoup d'hallucinations parfois. surtout d'ordre sexuel, mais nous ne pouvons soutenir fermement que le délire de la jalousie puise en elles sa puissance et son origine. Nous pensions bien que l'alcool a une influence particulière, spécifique sur la manifestation de la jalousie chez les dégénérés. On peut constamment observer chez les dégénérés des crises de jalousie dues à de faibles doses d'alcool; sitôt les fumées du vin disparues, l'accès cesse. La jalousie épisodique est provoquée par l'alcool mais non pas inhérente à l'alcoolisme ; chez la femme l'accès peut être en relation avec les époques menstruelles. Nous sommes parfaitement d'accord avec Imbert en ce sens que le délire de la jalousie peut être idiopathique et symptomatique. Nous n'avons jusqu'ici examiné que le premier. Pour ce qui est de la jalousie comme symptôme, elle peut accompagner l'épilepsie, la paralysie progressive, la démence mentale sénile, etc. Dans tous les cas mentionnés son expression est faible ; elle se noie généralement dans le nombre des autres symptômes de la maladie.

On se demande si la jalousie peut exister sans amour. Incontestablement elle le peut et cela est. On observe ce phénomène chez les hystériques, qui n'éprouvent parfois aucun attachement pour leur conjoint ; elles le trompent souvent et de toutes les façons. mais cela ne les empêche pas de faire des scènes de jalousie horrible à leurs amants.

Que pourrions-nous donc dire en faveur des jaloux ? Ce sont des malheureux, des martyrs, des suppliciés. Ils souffrent autant de leur propre imagination morbide que d'autres sous l'empire de faits réels, graves et douloureux. Malheureusement et malgré l'intégrité de leur conscience et du raisonnement logique, les jaloux s'abandonnent sans lutte ni résistance à leur passion, relâchent le contrôle de leur conscience par leur laisser aller et deviennent, sans avoir fait d'effort contraire, les esclaves de leur passion. Ils ne pensent presque pas, ou très peu, aux souffrances de leurs victimes, souffrances imméritées, infiniment injurieuses et ineffaçables. En pensant à la souffrance et à l'horreur de l'existence qui attend la victime, on oublie involontairement les tourments du bourreau et le fait que ce dernier est lui-même victime d'un mal presque toujours hérité de ses parents.

Tout ce qui a été dit précédemment nous amène à conclure que la jalousie n'est pas un phénomène normal, mais qu'elle sert d'expression à un certain nervosisme de la nature. Elle peut tantôt prendre la forme affective, tantôt la forme délirante. L'alcool a une influence particulière sur cet état : quelquefois en provoquant cette forme morbide qui sommeillait latente, parfois en l'augmentant et en l'aggravant.

La jalousie altère presque toujours un point unique, une partie quelconque de la vie mentale sans troubler le domaine psychique dans ses autres manifestations. Sont exclus de là les cas de délire qui frappent les alcooliques chroniques quand leur vie psychique est déjà affaiblie. Les crimes dus à la jalousie se distinguent par leur cruauté, leur férocité, leur préméditation et l'intégrité de la conscience. Ils sont presque toujours prémédités, accomplis selon un but préconçu mais sur le terrain d'une passion morbide ou d'un délire pathologique.

Les crimes dus à la jalousie sont fréquents. On les connaît depuis longtemps et pourtant malgré leur fréquence ils ne sont analysés que très rarement. Nous nous permettrons donc de nous y arrêter quelque peu pour leur consacrer le chapitre suivant.

Nous commencerons par la citation de quelques cas judiciaires relatifs à la jalousie.

I. — Voici une affaire qui se déroula dernièrement devant l'un des tribunaux orientaux de l'Empire. Un jeune homme de 26 ans. Nicolas N..., distillateur par profession, était accusé de l'assassinat d'une jeune fille. Issu d'une famille marquée du sceau pathologique, — sa mère ayant été épileptique. — Nicolas était pourtant un excellent ouvrier, ponctuel, exact, expéditif. Ne buvant jamais, honnête et affable il était aimé de tous. On lui reprochait bien quelques péchés par rapport au beau sexe. mais sans conséquences graves. Cela avait été mais c'était fini. Un jour qu'on le chargea de surveiller une maison de campagne appartenant au patron et qui était située à 18 verstes de l'usine, il y rencontra la fille d'un forestier. Tatiana. âgée de 17 ans, enfant sympathique, gentille. alerte, gaie, chérie de tout le monde. Les jeunes gens ne tardèrent pas à s'aimer et à se donner l'un à l'autre. Puis Nicolas revint à l'usine et Tatiana l'y rejoignit bientôt. Ils s'aimaient de toute la puissance de leurs jeunes âmes. C'est en vain que le père et la mère de T... la prièrent de revenir au foyer, c'est en vain qu'ils lui reprochèrent sa honte. Elle aimait

N... de toute son âme, elle lui était dévouée et prête à supporter l'opprobre, l'isolement, l'infortune. Sa conduite était paisible, modeste, irréprochable. Elle ne quittait le logis que pour affaire, elle n'entretenait de relations avec personne et ne cherchait à attirer qui que ce soit. Nicolas l'aimait bien aussi mais un vilain sentiment avait pénétré dans son âme ; c'était la jalousie. Sans aucune raison, du reste, il était jaloux de tout et de tous : du passé, si pur, si serein et si irréprochable qu'il fût ; de l'avenir, bien qu'il ne fût connu que de Dieu. Il se demandait souvent ce qui lui arriverait si T... ne l'aimait plus, si elle l'abandonnait, si elle se donnait à un autre. Le fait qu'elle avait quitté père et mère pour lui, qu'elle lui avait donné son innocence, qu'elle subissait les ennuis d'une situation irrégulière, tout cela ne lui suffisait pas. Il eut bien l'idée de l'épouser, mais si elle allait l'abandonner tout de même ! Cet esprit de doute le travaillait jour et nuit, l'exaspérait, le faisait défaillir. Mais il dissimulait ses craintes et ne laissait pas voir à T... la noirceur de son âme. Cela dura quelques mois. N... n'y tint plus ; il prit la décision de renvoyer T... à son père, pour s'établir d'abord, l'épouser ensuite et vivre indépendant. Pourtant parfois l'idée lui venait de l'abandonner. C'était une maîtresse après tout. Aussitôt dit, aussitôt fait. T... fut donc renvoyée chez son père, N... resta seul. Un combat terrible se livra alors dans son cœur ; tantôt il se décidait à abandonner la jeune fille, tantôt il voulait la rappeler, tantôt il pensait à l'épouser et à l'enfermer dans une haute tour loin des regards importuns. Quant à T... elle continuait à vivre d'une vie paisible, modeste et calme. Après avoir pleuré, elle se soumit à la destinée. Sa position d'amante chassée n'était pourtant plus très facile chez le père, mais il n'y avait qu'à s'y soumettre. Pourtant elle n'y tint plus. Sur sa prière de la conduire chez son amant. le père l'emmena. Du reste, pour cette fois, elle ne vit pas N... Le père seul eut un entretien avec lui. N... était ému, il promit de venir les voir, d'épouser T... Chacun retourna chez soi. Cependant la jalousie torturait toujours le jeune homme, il ne put continuer la lutte davantage et se décida à visiter T... C'était pendant la semaine grasse. Il fit deux visites à T... et se promena avec elle en voiture. Mais le supplice continuait : il ne cessait de penser à elle.

A la première semaine de carême T... vint le voir et resta coucher. Malgré sa présence si proche, N... était dévoré de jalousie. Tantôt il parlait de séparation, tantôt il voulait le mariage. Tout à coup, une troisième alternative surgit dans son cerveau, celle de tuer la jeune fille. Tout en causant il lui déclara qu'il ne pouvait vivre sans elle, que la pensée qu'elle pût appartenir à un autre lui était intolérable et qu'il avait décidé de lui donner la mort. « Eh bien, tue-moi ! » répondit-elle. Ces paroles troublèrent beaucoup le jeune homme. Lui qui ne buvait jamais, il alla chercher une demi-bouteille de cognac qu'il but avec son thé. La pensée de l'assassinat grandissait toujours. A la seule idée que T... pouvait ne plus être à lui, Nicolas se sentait délirer. Le lendemain ils allèrent ensemble chez le père de T... Durant tout le trajet il ne fut question que de leur amour. N... disait qu'il aimait follement, sans bornes. T... répondait qu'elle ne l'abandonnerait jamais, qu'elle était à lui pour la vie et qu'elle ne l'échangerait contre personne.

Le premier jour, le père de la jeune fille et N... burent une bouteille de cognac et deux bouteilles d'eau-de-vie. Tout était tranquille et calme. Le deuxième jour on acheta encore deux bouteilles de cognac et du cagorou, que l'on absorba séance tenante. N... qui ne buvait jamais se grisa tout à fait. Il ne put se souvenir que vaguement de ce qui s'était passé ce jour-là. Avec son revolver il s'était mis à tirer des coups contre les murs; il cassa une glace, il visa l'icône de saint Nicolas et quand la mère de T... lui en fit des reproches, il se mit à railler la sainte image. En sortant, N... tira encore un coup de revolver dont la balle effleura la jeune fille.

— As-tu eu peur? lui demanda-t-il.

— Mais certainement.

Plus les heures avançaient, plus la raison de N... se troublait. Il parlait au père de son mariage prochain et de leur parenté future, mais à T... il soufflait autre chose : « Je te tuerai, je te tuerai. » « Eh ! bien, tue-moi, il faut bien mourir un jour, » répondait-elle. Mais le père s'en mêla. « Pourquoi veux-tu tuer T...? prends-la ou laisse-la tranquille. » « Comment la laisserais-je quand je ne peux vivre sans elle? »

Quand le soir vint on se coucha. N... ne cessait de répéter : « Je te tuerai, je te tuerai. » Avant d'avoir bu il était jaloux mais après la boisson ce fut de la folie. « Que ferais-je sans T..., comment pourrait-elle appartenir à un autre? » se demandait-il. La jeune fille pourtant restait étendue tranquillement, soumise et silencieuse. N... prit son revolver et l'appuya contre la poitrine de T..., en disant : « Je vais te tuer pour que tu n'appartiennes à personne. » « Eh ! bien, finis-en, je ne me plains pas, tue-moi d'un coup : c'est toi que je plains parce que tu auras des ennuis. » Ils restaient ainsi étendus à balbutier. lui le revolver toujours appuyé sur sa poitrine, elle silencieuse, calme, sans défense.

Au milieu de la nuit des camarades arrivèrent qui offrirent à N... de retourner à l'usine. Comme c'était trop tôt pour partir l'on offrit aux arrivants du thé et du vin. N... en bu encore la moitié d'un verre et retourna auprès de T... Tous les deux étaient vêtus, la scène recommença, ils parlaient à voix basse. Comme T... avait décidé de ne pas le quitter et de le suivre à l'usine, elle lui demanda quels vêtements elle allait mettre.

« Aucuns », fut la réponse.

Et N... pressa la détente, le coup partit. T... fut tuée raide ; un cri, un soupir et ce fut tout. On s'était précipité dans leur chambre. « C'est toi qui as tué T... ? » « Oui, mais qu'importe. j'en supporterai seul les conséquences ; c'est moi qui l'ensevelirai », disait-il en baisant les mains encore tièdes de la mourante. Il avait l'air parfaitement lucide, de sang-froid : seuls les yeux étaient un peu troubles.

« J'avais trois issues : le mariage. l'abandon. la mort : je ne pouvais me marier parce que la seule pensée que T... pût ne pas m'appartenir me faisait perdre la tête : du reste j'eusse fait un mauvais mari, un bourreau. Je ne pouvais davantage l'abandonner parce que je l'aimais follement et ne pouvais vivre sans elle. Je l'ai donc tuée. »

Il fut condamné à 8 ans de travaux forcés.

Il est incontestable que le crime décrit est dû à la

jalousie, mais le criminel était-il sain d'esprit ou malade ?

II. — Nous empruntons l'exposé de la seconde cause aux discours de A. Koni (1), le sénateur et l'académicien bien connu, qui, en cette affaire, soutint l'accusation.

N..., deux jeunes époux, ont l'air de s'aimer : ils se sont mariés en 1868 et, depuis cette époque, six ans d'une vie assez heureuse se sont écoulés. Le mari est un homme toujours affairé, pratique, un bon ouvrier mais un peu dur, acerbe et brutal vis-à-vis des étrangers. Sa femme, au contraire, était d'un tempérament faible, bonne, quelque peu naïve. Après six ans de bonheur conjugal, la femme apprit tout à coup à son mari qu'elle l'avait épousé impure, c'est-à-dire qu'un an avant son mariage elle avait appartenu à un autre. La révélation subite de ce secret avait pour cause les mauvais bruits que la femme de son ancien séducteur répandait sur son compte : craignant que son mari ne finisse par apprendre la chose d'une bouche étrangère, elle se hâta de tout lui avouer elle-même sans craindre de paraître sous un jour désavantageux pour elle. Voici comment la chose était arrivée en réalité. Une année avant son mariage, la femme N..., qui était en ce moment une jeune et naïve élève de l'Institut, habitait la propriété de son frère. Elle y rencontra Tch..., un homme intelligent, instruit, plein de ressources, qui, marié et amoureux de sa femme. n'était pas aimé de celle-ci : c'est pour cette raison qu'ils vivaient séparés.

(1) A. KONI. Discours judiciaires, 1868-1888. Sur l'affaire de l'assesseur de collège Tchihatcheff, p. 309.

Cette circonstance disposa beaucoup N... en sa faveur. Une sympathie naquit entre eux qui ne tarda pas à se transformer en amour. Ce sentiment prit une telle intensité que N... proposa un jour à Tch... de venir dans sa chambre. Celui-ci lui fit voir tout le danger d'une visite aussi intempestive, mais N... l'invita encore à un rendez-vous le lendemain soir. Tch... se décida alors à venir, ses visites devinrent journalières et les conséquences ne s'en firent pas attendre. Pourtant, comme Tch... aimait sa femme, il eut peur de trop se passionner pour N... et un mois et demi plus tard il l'abandonnait d'autant plus que sa femme venait de revenir : ayant aperçu N..., la femme légitime devina immédiatement leurs relations, fit des scènes de jalousie sauvage et exigea des aveux de la part de son mari. Il va sans dire que celui-ci n'en fit rien, mais un sentiment hostile et de mauvaises pensées poussèrent Mme Tch... à faire constamment des observations peu flatteuses au sujet de N... C'est ainsi que les choses s'étaient passées en réalité. Mais ce n'est pas là le récit que N... fit à son mari ; elle se représenta sous les dehors les plus innocents, les plus naïfs et chargea son amant de toute la fange et de toute la dépravation possibles. Pourtant, dans le but de mieux cacher le passé, elle avait invité Tch..., lors de son mariage, à lui servir de témoin, ce à quoi celui-ci avait consenti bien à contre-cœur du reste. Inutile de peindre l'effet que ces aveux produisirent sur le mari de N... Il est vrai que c'était de l'histoire ancienne, qu'à cette époque sa femme ne lui appartenait pas encore et que lui-même ne menait guère une existence irréprochable ; mais le sentiment du harem est encore si propre à l'homme que N... fut envahi par une colère atroce, par le sentiment de son amour-propre et de son honneur outragés, par une haine et une colère rétrospectives ; il prend donc sur lui le rôle du juge et de l'ange de la vengeance. Voici les propres paroles du sénateur Koni, au sujet de son état : « Représentez-vous un homme rempli d'amour-propre qui entend des aveux semblables de la part de sa femme. Toute l'existence antérieure dut lui paraître empoisonnée. A chaque souvenir heureux, à chaque caresse conjugale venait se joindre la pensée du mensonge, de la supercherie : tout élan de tendresse lui rappelait que cette tendresse pouvait appartenir à un autre et plus l'accusé approfondissait ses souvenirs, plus il se rapprochait en pensée des premiers jours de son mariage, plus ces cuisants souvenirs devenaient intenses ; ils aboutirent à un sentiment d'indignation contre Tch... En outre, quand il apprit que sa femme avait gardé le silence sur une circonstance aussi grave, sa confiance et son estime en furent ébranlées. La perte de la confiance lui suggéra l'idée que malgré ses aveux sa femme ne lui disait pas tout, qu'elle cachait encore quelque chose. Il pouvait admettre que la liaison avait duré après le mariage, car les deux coupables s'étaient rencontrés et vus. Celui qui a su tromper si habilement avant le mariage, peut encore le faire après. Ces déductions et pensées étaient capables d'émouvoir l'accusé et de peser lourdement sur son âme inquiète.

Il se laissa envahir par le doute, il envenimait lui-même sa plaie en exigeant que sa femme lui donnât des détails divers sur sa liaison avec Tch... et en la forçant à répéter 100 fois les détails les plus insignifiants et même malpropres. N... raconta lui-même que tantôt il croyait, tantôt il ne croyait plus en les paroles de sa femme et qu'il la questionnait avec une curiosité malsaine au sujet de tout. La sincérité de l'accusé s'était transformée en défiance, il ne considérait plus sa femme comme une amie, mais comme un être perfide qu'il traitait tantôt de victime, tantôt de traître. Il finit par exiger que sa femme lui fournisse des preuves de la véracité de son récit. A cet effet il voulut avoir un entretien avec Tch... pour le forcer à confirmer les paroles de sa femme. Ayant appris que Tch... se trouvait à la campagne, le mari et la femme s'y rendirent tous les deux. On appela Tch... qui fut très surpris de la mise en scène extraordinaire qui l'attendait : une cabane dont N... referma la porte avec soin, un revolver et un poignard posés sur une table. Tout cela ne prédisait rien de bon. Le discours de N... le surprit encore davantage. Elle commença par raconter en détails l'histoire de leur liaison : du reste, elle ne se gênait pas pour dénaturer les faits dans le but de se blanchir et de charger l'amant. Voici comme elle conclua : « Un jour, Tch..., vous promîtes de me faire le sacrifice de votre vie. Actuellement elle m'est nécessaire et j'exige que vous mettiez fin à vos jours. » Si sérieux que fût cet ordre, la soudaineté et la bizarrerie de la mise en scène firent naître un sourire sur les lèvres de Tch... « Vous souriez, s'écria le mari, regarde, il rit. Il faut que vous mettiez fin à vos jours et si vous n'y consentez pas de bonne volonté, vous serez tué tout de même. » « Oui, j'en ai donné ma parole, ajouta la jeune femme. » « As-tu tout préparé ? demanda N... « Tout est prêt. » Voulant gagner du temps, Tch... demanda à réfléchir. On lui accorda cinq minutes. Heureusement qu'un camarade de Tch... vint frapper à la porte. « On ne peut pas entrer », cria N... « C'est bien, j'attendrai. » Il faut croire que ce n'était pas la destinée de Tch... de mourir cette fois. Il exigea encore du temps pour prendre ses dispositions, ce à quoi les époux N... durent consentir bon gré mal gré. On lui accorda un sursis jusqu'à 5 heures de l'après-midi. Naturellement il ne se présenta plus. Les époux N... partirent après avoir laissé une lettre dans laquelle ils exigeaient que Tch... se présentât lui-même dans quinze jours, mais les deux semaines s'écoulèrent et personne ne vint. Alors les époux N... se présentèrent à son logis, mais au moment de leur arrivée Tch... partit pour Saint-Pétersbourg et de là à l'étranger.

L'existence des N... devint très pénible. Voici les paroles de M. Koni : L'amant n'étant plus là, toute la colère du mari retomba sur la femme. C'est alors que par ses souffrances et des humiliations amères elle commence à racheter son imprudence qu'elle regrette amèrement, se reprochant d'avoir fait des aveux. L'accusé traite sa femme en homme grossier, sans cœur, aveuglé par le courroux, changeant de conduite selon son humeur, tombant parfois à la tendresse. Il l'oblige à recommencer vingt fois le récit des mêmes détails relatifs à leur liaison, il la torture de son silence pendant des jours entiers, il l'appelle en tête-à-tête des noms les plus orduriers. il lève la main sur elle, lui donne des coups avec le tuyau de sa pipe, avec les poings au point de lui ensanglanter le visage. C'est une torture lente ; il extorque les aveux en faisant pour ainsi dire griller sa femme à petit feu et au seul nom autour duquel du reste tournent toutes les questions curieuses,

il retombe dans la fureur. Il est évident que l'époux
s'est absolument abandonné à sa colère atroce. L'indulgence et la tolérance lui ayant toujours fait défaut, la
colère l'a facilement emporté en étouffant le germe
de tous les autres sentiments élevés ; plus de compas-
sion, ni pitié, ni estime pour sa femme. Il se tait ou
il soulève une tempête dans la maison. Rien ne l'intéresse ; il n'y a plus que son indigne courroux de bête
sauvage qu'il entretient du reste avec soin. Les jours où
il était absent ou quand elle fuyait le lit conjugal et se
couchait dans la neige dans l'espoir d'y trouver la mort,
étaient des jours de bonheur suprême pour la malheureuse. L'accusé nous disait que le doute liait toutes
ses actions comme d'un fil. Il doutait constamment, il
n'avait jamais confiance, bien qu'il luttât contre
lui-même. Mais l'affaire est encore caractérisée par
autre chose : si l'accusé était honnête et actif d'une
part, de l'autre il était méchant, égoïste, sans cœur ;
il était inaccessible au véritable amour qui ne va pas
sans l'indulgence, le pardon, l'excuse des faiblesses,
des erreurs et même des délits d'un être proche. Cet
homme dont nous avons raconté la conduite vis-à-vis
de sa femme ne manifeste pas rien que le doute ; il
révèle un égoïsme profondément ulcéré sous l'empire
duquel il se laissait aller à des accès bilieux et méchants, pendant lesquels il traitait sans aucun égard sa
femme, son entourage et tout ce qu'il rencontrait sur
son chemin.

Deux mois se passèrent ainsi. Comme Tch... ne
paraissait nulle part, les N.... lui écrivirent pour avoir
une réponse. Tch... allait leur répondre mais il n'en eut
pas le temps car il venait d'apprendre que les N... étaient

arrivés à Saint-Pétersbourg. Il attendit donc leur visite. Sachant leur conduite il fit venir un camarade dans son logement et il fixa le rendez-vous à 6 heures afin que celui-ci fût présent.

Pourtant les N... vinrent avant l'heure assignée. Le camarade dormait encore. Tch... se précipita alors dans sa chambre en lui disant : lève-toi, ils sont arrivés. Pendant que celui-ci mettait à la hâte ses vêtements il entendit la conversation suivante : « Je suis venue exiger une réponse à ma lettre ». « La voici : vous y trouverez tout ce que j'avais à vous dire ; je ne désire plus avoir aucun entretien et vous prie de me laisser tranquille. Si vous avez besoin d'explications complémentaires, nous conviendrons de leur échange. » « Un duel ? Après ce qui s'est passé je ne vous accorde pas le droit de me provoquer. »

N... s'élança sur Tch... et le frappa au visage puis il sortit un couteau et lui en porta deux coups mortels. Celui-ci rendit presque immédiatement le dernier soupir. Pendant la lutte la femme N... avait tiré deux coups de revolver contre Tch... sans réussir du reste à l'atteindre. En ce moment et selon ses propres dires, N... avait si peu la conscience des choses qu'il se mit à lire la lettre de Tch... Quand il apprit qu'il l'avait mortellement blessé, il en fut très affligé et pria de remettre à Tch... qu'il lui demandait pardon, que tout cela s'était passé par hasard, contre son gré.

III. — Nous empruntons le troisième exemple à l'excellent ouvrage de Stéfanovsky (1), jeune juriste emporté avant l'âge.

(1) D. Stéfanovsky. Sur le crime passionnel. *Archives de psychiatrie*, 1890.

Un bourgeois du nom de Basile P... vivait dans l'un des gouvernements centraux de l'empire. D'une instruction élémentaire et sans aucun moyen d'existence, il subsistait grâce au misérable gain que lui valait sa belle écriture : il servait comme copiste chez un avocat de province. Or, une jeune fille. Valentine S..., habitait la même ville. Elle appartenait à une honnête et noble famille, son extérieur était avenant ; elle possédait une fortune indépendante dont elle avait hérité de sa mère et qui consistait en un domaine évalué à 40 mille roubles. Comme elle ne s'entendait pas avec son père, elle logeait chez une brave parente et jouissait d'une liberté illimitée. Toujours entourée de jeunes gens, elle fit bientôt la connaissance de P... C'était en temps de guerre et la ville logeait quelques officiers prisonniers turcs. Valentine s'éprit de l'un deux. P... le savait fort bien ; il s'était même chargé du soin de leur correspondance et une fois il leur arrangea un rendez-vous au jardin, du reste parfaitement innocent car il eut P... même pour témoin, celui-ci s'étant offert à leur servir de confident. Mais V... se désillusionna vite sur son bey turc et reporta sa passion sur Basile qu'elle finit par épouser. Il avait 28 ans à cette époque, elle en avait 18 et elle était d'humeur vive. gaie, bonne enfant. Trois ans d'existence paisible s'écoulèrent. Les époux s'installèrent dans la propriété de la jeune femme et P... s'occupa de l'administration du bien. Après la mort de sa mère qui avait une excellente influence sur son fils, B... changea brusquement d'humeur ; il engageait des disputes continuelles et alla même jusqu'à battre sa femme. Les choses empirèrent encore quand P... ouvrit un cabaret et que l'oisiveté aidant, il se livra à la boisson. Il faisait alors souvent du tapage : un jour qu'il avait cruellement battu sa femme, il la plaça dans une charrette et la promena en vêtements décousus et déchirés par tous les villages voisins en la couvrant d'opprobre et d'infamie. Pourtant la femme faisait tout ce que son mari exigeait d'elle. Bientôt la jalousie vint s'en mêler : le mari était jaloux du passé, des soi-disantes intrigues avec le bey turc et avec d'autres jeunes gens. Quand il était pris de boisson, il torturait sa femme, cherchant à lui faire avouer des détails sur sa conduite antérieure au mariage que du reste il connaissait parfaitement bien. La malheureuse repoussa longtemps ses accusations infâmes et malpropres mais à la fin elle n'y tint plus et cédant à son supplice journalier elle s'accusa de tout ce que le bourreau voulut bien lui imposer. Les coups redoublèrent de cruauté : maintenant il la punissait d'avoir dissimulé, obstinément nié, de n'avoir pas tout avoué de suite. Elle rétracta ses aveux, les coups augmentèrent. Cela dura plus d'an. A la Pentecôte. B..., dans un accès de complète ivresse porta des coups d'attisoir à sa femme enceinte à cette époque de 9 mois : l'un des coups lui fractura l'os nasal. Le lendemain dès l'aube P... s'enivra avec ses compagnons habituels. les paysans. Il railla sa femme en leur présence. tenta de la frapper mais les paysans s'interposèrent. Dans des expressions malpropres il lui reprochait ses infidélités imaginaires. il exigeait des aveux en s'étendant le plus complaisamment sur les détails cyniques. La nuit. après avoir mis le verrou intérieur, B... se mit à cingler la malheureuse avec une lanière en cuir. Il la battait de toutes ses forces et quand il était las, il s'approchait de la table, avalait quelques verres d'eau-de-vie, fumait une cigarette et recommençait la torture. Il continua ce jeu toute la nuit en s'interrompant quelques instants. La victime tâchait d'étouffer ses cris pour ne pas effrayer les enfants. Mais le vacarme avait mis tout le monde sur pied : pourtant on ne se risquait pas à entrer parce que B... menaçait de se servir du revolver. Enfin, vers 4 heures du matin, le scélérat laissa pénétrer les domestiques et dit à l'un des ouvriers (1) : « Vois, comme je l'ai arrangée » et d'un dernier coup de lanière il força la moribonde à tourner le visage de son côté. Elle rassembla toutes ses forces pour le faire en demandant pardon. Une heure plus tard elle expirait. Le médecin constata sur son corps la présence de 300 raies dues aux coups de lanière.

Jusqu'ici nous n'avons parlé que de la jalousie qui naît quand l'être aimé ne fournit aucune raison au doute, au soupçon et à la jalousie.

Mais il en est autrement quand l'être aimé, la femme surtout, prête au doute par sa conduite équivoque, par des mensonges continuels, par la supercherie, l'infidélité et la trahison.

Il est difficile d'éclaircir tous les cas semblables et d'émettre une opinion quelconque, si ce n'est des considérations générales.

En examinant bien la vie morale de la femme, l'on peut y distinguer quatre espèces de manifestations principales conformément auxquelles nous avons quatre types moraux : une innocence morale absolue, idéale, la fausse vertu et la bigoterie, le flirt ou la dépravation morale que les convenances extérieures protègent et la prostitution franche.

Actuellement que le vice et le relâchement moral sont généraux, la pureté idéale de la femme est une grande rareté ; elle existe pourtant et c'est là la plus grande satisfaction morale du genre humain, la plus grande preuve de sa moralité. Chez les hommes nous ne voyons presque rien d'analogue, sinon comme une exception. C'est le lieu saint de l'humanité, l'idéal, la divinité devant lesquels l'humanité entière doit s'incliner.

Les femmes appartenant au premier groupe sont pures, innocentes, saintes par leur nature et par leur honnêteté ; elles ne veulent pas changer, toute tentative de tromperie physique ou morale, toute débauche est contraire à leur nature et aux principes de leur éducation. Le mensonge, la duperie, la fausseté, l'infidélité et la trahison leur sont inconnus, non seulement parce qu'elles aiment leur mari ou amant, mais parce qu'elles considèrent indigne de tromper l'un et de séduire l'autre. Si une femme semblable cesse d'aimer son mari, tout en se sachant aimée par celui qu'elle n'aime plus, elle s'efforce de cacher sa froideur ou bien elle déclare la vérité directement avec honnêteté et franchise, qualités qui attestent son honnêteté morale réelle, pure, innée et non pas ostensible. Dans la majorité des cas, elle surmonte son indifférence pour ne pas blesser mortellement celui qui l'aime.

C'est là un petit groupe d'êtres qui rapproche l'homme de Dieu. C'est là la consolation de tous les malheureux qui ont encore foi en l'humanité. Ce sont des anges incarnés sur terre bien que leur nombre soit infiniment moindre que celui des anges célestes. Les femmes dont il est question méritent la vénération, une confiance absolue : on peut se proterner à genoux devant elle. Elles sont au-dessus de tout doute et de toute défiance.

Le groupe des dévotes et des bigotes débute aussi par l'innocence dont elles reconnaissent la valeur : elles méditent longtemps sur chacun de leurs actes pour ne pas compromettre leur dignité, parce qu'elles ne sont pas innocentes par nature mais par calcul. Quand leur pureté morale est reconnue par la société, quand elle est patentée pour ainsi dire et qu'une de ces femmes déclare franchement qu'elle peut aller avec n'importe qui, n'importe où et n'importe quand sans qu'on ose dire du mal d'elle, c'est qu'elle est justement en train d'engager une petite aventure romanesque. Tout cela se fait avec prudence et circonspection, sous le voile de la naïveté et de l'innocence patentée : les enfants mêmes ne sont pas épargnés parfois : on les fait entrer dans des calculs stratégiques relatifs aux aventures amoureuses. Malheureusement il n'est rien d'occulte en ce monde qui ne finisse par devenir manifeste. Quand l'être aimé voit se découvrir ce système de mensonge, de supercherie et de trahison, il peut facilement se laisser aller à la jalousie. Mais de quoi pourrait-il être jaloux ? On peut souffrir de la dégradation physique et morale de l'être aimé, mais ce dernier mérite-t-il encore l'ancien amour, saint, pur, absolu, après avoir trompé si indignement celui qui avait toute sa confiance ? La vertu détrônée peut-elle redevenir l'ancienne idole ? C'est peu probable. On peut regretter le passé perdu, on peut profondément souffrir toute une vie de la blessure faite, mais l'image morale de celui qui a trompé en toute connaissance de cause se ternit à jamais. Sous ce rapport, les dévotes et les bigotes qui se drapent d'une vertu étrangère sont inférieures à celles qui flirtent et même à celles qui se prostituent, car ces dernières ont le courage de porter franchement la tare de leurs qualités.

Nous doutons aussi que l'on puisse être jaloux du corps de la femme infidèle car depuis l'heure de la trahison, elle cesse d'être innocente, pour devenir une monnaie courante, un fonds de roulement. Telle doit être vis-à-vis de ces créatures la conduite du mari et des enfants : ce sera leur digne récompense.

Le troisième groupe est constitué par celles qui s'adonnent à un flirt continuel. Dans le sens strict du mot c'est aussi de la débauche morale, l'onanisme moral qui ne diffère de la prostitution que parce qu'il est spontané et qu'il ne se vend pas.

Pour ce qui est de la prostitution, dans la majorité des cas c'est un phénomène pathologique.

Voici maintenant le rapport qui existe entre la jalousie et les quatre groupes mentionnés : la pureté morale réelle est au-dessus de toute jalousie et ce mot est indigne de lui être appliqué. Les femmes qui flirtent écartent toute jalousie, parce qu'elles jouent leur jeu avec beaucoup d'hommes à la fois et ouvertement. La prostitution en tant que profession est au-dessous de la jalousie. Quant aux dévotes et aux bigotes, elles ne méritent plus la jalousie, du moment que leur supercherie est découverte. Leur vertu n'est qu'ostensible et leur corps, un objet mis en circulation.

Pour ce qui est de la responsabilité des personnes sujettes à des transports affectifs, elle doit être atténuée ou supprimée selon que nous avons affaire à un accès physiologique ou à un accès pathologique. La loi ne doit pas encourager les accès affectifs, mais du moment que l'état morbide a été constaté ainsi que son évolution sur un terrain pathologique, l'individu ne peut être reconnu ni coupable, ni responsable.

Le transport physiologique doit donc être considéré comme une condition qui atténue la culpabilité tandis que l'accès pathologique doit délivrer de toute responsabilité.

Voici une de nos observations personnelles(1) :

Sa..., un homme de 52 ans, appartenant à la noblesse, hussard retraité, célibataire et possesseur d'une propriété rurale était accusé d'avoir tué son domestique d'un coup de revolver. Il était issu de parents bien portants et jusqu'à l'âge de quarante ans il ne fut affecté d'aucune maladie.

A l'âge indiqué, il fut frappé d'une impuissance génésique qu'il traita longtemps sans succès. En outre, il souffrait d'étourdissements, d'écoulement séminal, d'une sensibilité considérable de la colonne vertébrale, d'une irritabilité nerveuse excessive. Vingt ans auparavant, au moment de sa démission, il alla habiter son petit domaine où son existence s'écoulait tranquille et modeste. Il aimait beaucoup ses serviteurs ; il buvait et mangeait à la même table qu'eux. C'était ce que l'on appelle : « une crème d'homme. » Tous les paysans l'adoraient ; il était simple, bon et affable. Il choyait surtout les hommes de sa domesticité. Avec les femmes et les filles il se conduisait librement, il plaisantait, jouait, folâtrait avec elles sans que jamais ses

____

(1) Pr KOVALEVSKY. Le transport affectif. *Médecine*, 1894.

relations aient dépassé les limites permises et il n'y eut
pas d'exemple qu'il eût abusé d'une seule femme. Les
maris eux-mêmes du reste n'y voyaient aucun mal,
rien de préjudiciable et toléraient parfaitement ces jeux.
Ia... aimait la société, il fréquentait ses voisins dont il
était aimé : il n'avait pas d'ennemis. Selon le témoignage des voisins, Ia... était honnête, bon ; il avait de
l'amour-propre, une politesse très recherchée, mais il
était quelque peu bizarre et emporté. Depuis 8 ans, il
gardait auprès de lui une petite fille du nom de Ou... A
l'âge de 16 ans, elle le quitta pour épouser S... Malheureusement, son union ne fut pas heureuse. Son
mari était épileptique, très brutal, insolent, méchant,
soupçonneux, sot et jaloux. Il était jaloux de l'aide-
chirurgien, de l'officier de police, de tous les paysans
et cela sans aucune raison du reste. Il cherchait souvent
chicane à sa femme qu'il querellait, grondait et frappait même. Ils vécurent d'abord dans la famille du
mari, mais bientôt ils en furent chassés et déménagè-
rent chez des voisins qui à leur tour les mirent à la
porte. Ils s'établirent alors dans une chaumière à eux,
mais cela ne marchait toujours pas. En voyant la triste
existence de sa pupille, Ia... lui offrit de venir chez lui,
ce qu'elle fit malgré la résistance très vive de son mari
qui exigeait qu'on l'acceptât aussi. On finit par lui
donner une place de portier. Depuis ce moment, la
maison de Ia... fut un véritable enfer. On n'entendit
plus que cris, tapage, jurons, coups, cris perçants et
pleurs. Cet état de choses pesait à tout le monde, mais
surtout à Ia... Longtemps, il patienta en tâchant de raisonner S..., mais tous ses raisonnements furent vains.
Les batailles continuaient. Enfin, Ia... offrit 100 roubles

au mari pour que celui-ci ne battît plus sa femme et qu'il lui laissât la paix. Mais S… continua à faire des scandales. Ia… fut dégoûté de l'existence. Or, juste à ce moment, le mari reporta toute sa colère sur lui : il lui jetait des regards obliques, il le blâmait à voix basse, il se vantait de le tuer. Ces paroles parvinrent aux oreilles de Ia… et le bouleversèrent. Il devint pensif, querelleur, irascible, injuste pour son entourage ; il larmoyait souvent. Cependant, les ennuis grandissaient, l'énervaient de jour en jour davantage. La nuit, il ne dormait plus ; il devint prudent, ne quitta plus la maison sans s'armer d'un revolver et passa deux fois la nuit dehors par crainte d'un accident. Il se mit à fuir sa maison qui n'était plus un lieu de repos pour lui. Il se plaignit à ses voisins des menaces du mari. « Que faire « disait-il » voilà trois jours que je veux me suicider ; à la maison on n'entend que cris, plaintes et querelles. Cela m'est insupportable. » Son caractère changea, il barricadait sa porte la nuit, ce qu'il ne faisait jamais auparavant. La veille du crime on le vit ému, fiévreux : il se plaignit de sa solitude et de son abandon, de son existence si mal réussie et de ce qu'on voulait mettre fin à ses jours après tout ce qu'il avait fait. Il fit une visite ; en rentrant, il se fit accompagner par deux voisins ; il rentra à 2 heures de la nuit. Malgré ses instances, les voisins refusèrent de passer la nuit. Cependant les querelles et les batailles marchaient de plus belle. Le lendemain matin, Ia…, très sombre, refusa de prendre son thé ; il alla à l'église et s'y conduisit d'une façon très bizarre vis-à-vis d'un de ses voisins les plus estimés. De retour à la maison, il lui écrivit la lettre suivante : « secrète. Au nom de tout ce que vous avez de plus sacré, cher P. N..., venez passer une heure après le dîner avec moi. » Il ne dîna pas, il s'enferma dans sa chambre. Des cris perçants éclatèrent tout à coup ; c'était S... qui battait sa femme et qui la traînait par les cheveux. Hors de lui, Ia... se précipita vers leur chambre d'où S... sortit immédiatement. Fut-il poussé ou non, Ia... ne s'en souvient plus, mais son serviteur tomba raide mort atteint par la balle que I... venait de tirer.

Le crime commis, Ia... semblait atterré, il courait à droite et à gauche en se tordant les bras, il pleurait et semblait avoir perdu la raison. Plus tard, il paraissait ému, hébété, abasourdi et déconcerté ; il hallucinait même. Petit à petit il se calma, mais sans pouvoir se rappeler les détails du crime.

Des cas de transport affectif pathologique ont été cités dans mes aperçus psychiatriques judiciaires ainsi que par le Pr N. Obolonsky (1), par A. Pétroff (2), par le Pr I. Pasternatsky (3), par I. Sikorsky (4), par V. Greidenberg (5) et par Lasse (6).

La pathophobie. — Le sentiment de la peur se rattache aussi aux troubles morbides. Tous les hommes sont sujets à la peur, mais chez les hommes sains

(1) Pr A. Obolonsky. Les troubles affectifs pathologiques. *Les archives de la psychiatrie*, 1897.

(2) A. Pétroff. Le transport affectif et les crimes. *Archives de la psychiatrie*, 1894.

(3) Pr J. Pasternatsky. Un cas de psychiatrie judicaire de transport affectif pathologique. *Archives de la psychiatrie*, v. VI, 2, p. 1.

(4) J. Sikorsky. L'état mental dans le transport affectif. *Recueil d'ouvrages médico-légaux*, etc., 1876, v. I.

(5) V. Greidenberg. *Messager de la psychiatrie clinique*, 1889, II.

(6) Lasse. Le transport affectif pathologique. *Archives de la psychiatrie*, 1898, 3.

d'esprit, elle a toujours des causes et son degré, sa durée répondent directement à la cause qui l'a provoquée. La peur des nerveux et des aliénés paraît parfois par accès, dus à des causes qui, chez l'homme sain, ne provoquent pas la frayeur. Par exemple, les personnes affectées de troubles nerveux ou mentaux sont parfois prises de peur et d'angoisse quand ils se trouvent devant un espace libre, près de l'eau, en grande société, dans la solitude, etc. La première anomalie de ces accès est qu'ils paraissent dans des conditions qui n'éveillent aucune crainte chez les personnes saines d'esprit. En outre, la peur pathologique atteint un degré exagéré et dure tout le temps que l'homme se trouve en contact avec la cause de sa terreur. De pareils accès se manifestent généralement chez les névropathes et portent le nom de pathophobies.

Outre ces accès périodiques, quelques aliénés sont sujets à des terreurs durables qui sont l'une des manifestations mêmes de la maladie : telle est la peur des mélancoliques, dans le delirium tremens, l'hydrophobie, etc. Dans ces cas-là, la peur est intimement liée au sujet de l'hallucination et du délire.

On appelle peur morbide des accès de terreur ou de crainte qui n'ont aucune raison d'être ou bien dont la cause insignifiante lui répond si peu, que l'étrangeté de l'accès saute aux yeux de chacun. La terreur morbide peut se manifester indépendante, sous forme d'accès isolés ou bien comme l'un des symptômes d'autres états pathologiques tels que la mélancolie, l'hypocondrie, la paranoïa, le délire alcoolique. Nous nous arrêterons à la première espèce de terreur. Cette peur ne paraît que chez les personnes nerveuses, subitement, sans aucune raison. L'homme est tout à coup envahi par l'effroi, la terreur, l'angoisse, la langueur et le désespoir. Il abandonne son travail, il s'agite et tout en comprenant le peu fondé de sa crainte, il ne parvient pas à s'en débarrasser. Il veut crier, mais il ne le peut; sa gorge est serrée, tout son corps tremble, ses jambes fléchissent, la peau se couvre de sueur, le cœur palpite et semble vouloir sauter hors de la poitrine, la respiration est coupée, le visage terrifié, anxieux, désespéré. Cet état dure quelques instants puis il cesse complètement.

Tantôt les accès n'ont aucune raison d'être, tantôt ils sont provoqués par certaines circonstances. Ainsi l'individu peut être pris d'un premier accès s'il se trouve devant un espace libre (agoraphobie) et ces accès se répéteront plus tard chaque fois qu'il se retrouvera dans les mêmes conditions. Cette relation entre l'espace et la crainte est connue de longue date. Ses manifestations sont très variées : ainsi la peur est inspirée par les espaces libres, les rues larges, les grandes salles, les temples ; ce qui est curieux, c'est que la crainte paraît si l'espace est entièrement libre, mais s'il s'y trouve du monde, un homme, un enfant et même rien qu'une lanterne, la peur ne paraît pas. Dans d'autres cas le malade a peur des espaces découverts, mais s'ils sont abrités par un toit ou un parasol, la crainte n'existe pas ; s'ils sont vides, la peur paraît, s'il y a du monde elle ne paraît pas ; d'autres au contraire craignent la foule et n'ont pas de peur si l'espace est libre ou occupé par peu de monde. Certaines personnes craignent les espaces resserrés et étroits, les portes fermées, les chambres et les couloirs étroits, etc. (claustrophobie) ; quelques-uns ont en même temps la peur de l'espace libre et celle des petits espaces : ce phénomène paradoxal indique selon Belloni (1) un trouble plus profond du système nerveux. La peur est aussi inspirée par les objets tranchants, l'eau, le verre cassé, les aiguilles, les épingles, les cadavres (nécrophobie-Ellero (2), les choses monstrueuses (tératophobie-Venanzio (3), la pensée de la mort (thanatophobie-Nicouleau (4), etc. Cette dernière idée qui provoque des crises d'angoisse pathologique a l'inconvénient d'aboutir souvent à des tentatives de suicide, comme c'était le cas de Nicouleau. Quelques personnes sont prises d'accès de peur à la pensée d'estropier leur visage (dismorphophobie-Morselli (5) ou à celle d'un homme enseveli vivant (taphéphobie-Morselli). Tonnini (6) parle d'un individu qui était pris d'un accès de peur chaque fois qu'il voyait l'eau (hydrophobie) : la mère du malade en question avait failli se noyer dans une rivière au sixième mois de sa grossesse et depuis cette époque elle souffrait d'accès de peur chaque fois qu'elle voyait un ruisseau ou une rivière. Chez la mère les accès étaient donc dus à une certaine impulsion déterminée, chez le fils la même manifestation morbide était innée. Nous pourrions citer encore beaucoup d'autres espèces de terreur pathologique ainsi que les noms qu'on leur donne : mais cela chargerait seulement la mémoire par

(1) Belloni. Agoraphobia et claustrofobia. *Rivista sper. di fren.*, XVII.

(2) Ellero. Necrophobia. *Rivista sper. di fren.*, XVII.

(3) Venanzio. Teratophobia Il manicomio moderno, 1891, 1-3.

(4) Nicoulau. Thanatophobie et suicide. *Annales médico-psychol.*, 1892, 2.

(5) Morselli. Dysmorphophobia et taphephobia. *Riforma med.*, 1891.

(6) Tonnini. L'eredita di una paura organizzata si come idrophobia permanente. *Rassegna clinica et statistica vila di salute di Palermo*, 1891

des termes superflus sans y ajouter rien d'essentiel. Notre petit aperçu nous indique que les personnes dont il est question sont des sujets très nerveux et que leur terreur même est la complication d'un état général de neurasthénie. Régis (1) offre même de donner à cet état le nom de neurasthénie psychique. Toutes les personnes sujettes aux terreurs pathologiques sont des sujets très nerveux depuis leur naissance ou devenus tels par suite de surmenage ou d'infortunes.

Le Dr A. Popoff (2) fait entendre que la pathophobie n'affecte pas rien que les dégénérés, mais aussi les hommes exempts de prédisposition héréditaire. Les personnes sujettes à la peur pathologique sont des sujets, surtout des hommes qui travaillent beaucoup de tête, âgés de 25 à 45 ans : l'usage de l'alcool, du tabac, du café, etc.. vient parfois s'y joindre : les pathophobes sont généralement énergiques, entreprenants, impressionnables, ayant beaucoup d'amour-propre, susceptibles, irascibles, soupçonneux, méfiants : ils aiment à faire des rêves, ils passent rapidement d'une humeur à l'autre, sont instables.

Si nous analysons scrupuleusement la peur pathologique, nous y voyons d'abord comme manifestation principale l'anxiété et puis ce qui lui sert de prétexte ou de cause. La manifestation de la terreur est presque toujours la même; la différence consiste seulement en ce que tantôt toutes les manifestations de la peur sont exprimées, tantôt ses caractères isolés seulement

(1) Régis. Les neurasthéniques psychiques. *Journal de médecine de Bordeaux*, 1891.

(2) A. Popoff. Neurasthénie et pathophobie. *Archives de la psych.*, 1898.

(Hecker) (1), mais au point de vue général ce sera toujours la même chose : anxiété sur un terrain neurasthénique. Les causes qui provoquent les accès de terreur sont si variées et si nombreuses qu'il est douteux que l'on puisse les énumérer ou même les supposer toutes. Nous pouvons affirmer que les causes peuvent être aussi nombreuses que les choses et les idées que l'on rencontre ici-bas. Nous trouvons donc que c'est une erreur de donner diverses appellations aux différentes espèces de la terreur et depuis longtemps nous avons proposé de donner à l'état en question le nom général de peur pathologique (2) ou pathophobie. La peur pathologique ne diffère pas essentiellement de la peur ordinaire. Sa morbidité consiste en ce qu'elle survient périodiquement, qu'elle est plus vive que la peur ordinaire et qu'elle tient toujours à des prétextes ou à des causes qui dans la vie normale ne provoquent aucune crainte. Nous estimons que le terme offert plus tard par Meynert, c'est-à-dire de panphobie ou peur de tout, est moins heureux, ainsi que celui de Régis — neurasthénie psychique. Les Italiens donnent parfois à la pathophobie le nom de paranoïa rudimentaire pour indiquer que la peur pathologique est susceptible de se transformer en véritable paranoïa: à notre avis, ce terme a du sens, car la pathophobie se transforme réellement parfois en paranoïa, surtout sous forme de la folie du doute (Kovalevsky (3).

(1) HECKER. État latent de mélancolie et de peur dans la neurasthénie. Traduit par K. Kovalevsky. *Archives de la psych.*, 1894. *Centralblatt f. Nervenheilkunde*, 1894.

(2) P. KOVALEVSKY. Folie du doute. *The journal of mental science*, 1888, 4.

(3) P. KOVALEVSKY. Les obsessions d'idées et de sensations, 1880.

Certaines causes rendent l'apparition de la peur pathologique forcée, inévitable, fatale et porte le caractère d'association obsédante de la sensation donnée ou d'une idée, avec anxiété ou mélancolie.

Témoin le cas suivant : X..., un propriétaire très riche, âgé de 60 ans, bien instruit, écrivant volontiers et bien des œuvres littéraires, se mit il y a quelques années à manifester sous l'empire d'ennuis divers des crises de peur, dès qu'il sortait sur un espace libre ou sur un champ. La crise était subite et toujours accompagnée d'angoisse, de serrement de cœur et de gorge, de respiration coupée, de frissons par tout le corps, de sueur froide et de peur atroce et sans raison. Si X... entrait dans une chambre, la crise cessait. Il était donc condamné à rester dans son logement ou dans le parc : le reste n'existait pas pour lui. En qualité de citoyen capable il fut appelé comme juge assesseur au tribunal. Mais sa première tentative d'y aller fut très malheureuse et n'aboutit pas. On le mit à l'amende. Puis après une seconde absence on finit par le laisser tranquille en le traitant d'original. C'était un agoraphobe. (Observation personnelle.)

Dans les ouvrages de Bérillon (1) nous trouvons le cas suivant : En 1885, un jeune homme de 24 ans, S..., qui faisait ses études dans un lycée de province, entendit parler un jour de rapports sexuels et s'y intéressa beaucoup. Étant tombé malade à cette époque, il fut placé à l'hospice et soumis à une diète spéciale. L'infirmière qui le soignait était très âgée mais il eut

_____

(1) Bérillon. *Revue d'hygiène publique*, 1893, n° 11.

peur tout de même d'avoir un désir pour elle. Tout en reconnaissant que son idée manquait de bon sens, il en était tellement pénétré qu'en la présence de cette femme il rougissait, il balbutiait, se troublait au point de ne pouvoir la regarder. Cette suggestion vint à se généraliser si bien qu'il ne pouvait plus se trouver en présence de son camarade, de ses parents, surtout de femmes, sans craindre qu'on ne devinât ses désirs génésiques. Ayant passé le baccalauréat il s'inscrivit à la Faculté de médecine. Quand vint le moment des examens et bien qu'il eût très bien travaillé, la peur l'empêcha de se présenter à l'épreuve.

Goûts dépravés pour les substances alimentaires. — Ils se manifestent sous deux formes : l'augmentation ou la diminution : l'exagération (boulimie) doit être distinguée de l'insatiabilité (polyphagie). La première est due à une faim exagérée, la seconde à l'absence du sentiment de la satiété. La première est propre aux maniaques, aux hystériques, etc., la seconde, surtout aux idiots, aux débiles d'esprit. La diminution d'appétit (aboulie) s'observe chez les mélancoliques : il faut la distinguer du refus d'aliments (sitophobie) dû à des hallucinations, des idées délirantes et qui accompagne surtout la mélancolie et la folie systématique.

Il existe encore la perversion du goût, une tendance pour des substances alimentaires que généralement l'homme ne consomme pas. Par exemple, certains hystériques et chlorotiques manifestent le besoin de manger de la craie, du sable, de la cire à cacheter, etc. (pica) ; d'autres ont du goût pour les substances nauséeuses telles que l'asa fœtida, l'ail, etc. D'autres encore ne sont pas dégoûtés des araignées vivantes, des vers vivants et même des excréments (scotophobia, coprophagia). Les goûts dépravés se manifestent surtout chez les dégénérés, chez les épileptiques, les hypocondriaques, chez les maniaques quand leur conscience est considérablement altérée, chez les déments, les idiots.

Les perversions génitales sont beaucoup plus capricieuses. Elles peuvent être relatives aux sensations, aux penchants, aux idées : leur modification peut être quantitative ou qualitative. Sous le rapport quantitatif on distingue les cas où la sensation voluptueuse fait totalement défaut, comme par exemple chez certains hystériques, chez les idiots, les mélancoliques, etc., mais on observe aussi l'exaltation voluptueuse, par exemple dans la manie, la paralysie progressive, etc.

Le sens génital peut être augmenté ou diminué, phénomène qui est généralement en rapport avec l'intensité de la sensation voluptueuse, mais il arrive aussi que le sens génital exalté est accompagné d'une absence totale de sensation voluptueuse, voire même de dégoût pour l'acte sexuel. Ce fait s'observe chez les hystériques, les paranoïques et d'autres dégénérés.

Les déviations qualitatives peuvent être très variées : il peut y avoir perversion et inversion, c'est-à-dire tendance à des pratiques contre nature, sur des animaux ou avec des personnes du même sexe.

Ce sont les dégénérés qui sont le plus sujets aux aberrations génitales.

Enfin la chose ne se borne pas toujours aux fonctions sexuelles : certains sujets ont une tendance à l'amour et la symphatie pour les personnes du même sexe ; l'homme se sent porté vers l'homme, la femme recherche l'amour de la femme. Cette inversion qui est innée est surtout propre aux dégénérés.

Phénomènes impulsifs.

Aux phénomènes impulsifs se rattachent des manifestations psychiques involontaires et spontanées : ce sont des tendances irrésistibles, invincibles à l'ivrognerie, au vol, à l'incendie, au meurtre, etc. On les observe chez les dégénérés comme l'un des nombreux symptômes d'autres manifestations dégénératives, telles que folie morale, épilepsie, alcoolisme, etc. Il est très rare de les observer isolément, sous une forme pure.

Corrier (1) estime que les manifestations impulsives au meurtre, au suicide, au vol, etc., sont justement l'un des signes capitaux de la dégénérescence. S'il arrive d'observer des impulsions isolées, c'est que les sujets qui les manifestent sont toujours porteurs d'autres phénomènes dégénératifs physiques ou mentaux.

Tous nos actes et agissements sont inspirés par deux espèces de facteurs : les impulsions et les tendances d'une part, les déductions de la raison de l'autre. La composante de ces deux forces est la volonté. Dans la majorité des cas ce sont les déductions de la raison qui priment la passion : le contraire n'a lieu que rarement. Mais il est des individus chez lesquels ce sont les passions qui l'emportent. Ce sont des déséquilibrés par nature. Le mobile de leurs actes est plus souvent con-

_____

(1) CORRIER. Contr. à l'étude des obsessions et des impulsions. 1899.

stitué par des motifs passionnels que par les déductions de l'esprit. En ce cas il faut admettre de deux
choses l'une : ou bien leurs passions sont exagérées ou
bien leur activité intellectuelle est faible. Le plus souvent les deux facteurs sont combinés. Voici l'opinion du Dʳ Kolesnikoff (1) à ce sujet : le caractère
des personnes appartenant à cette catégorie-là est
changeant, indéfinissable, triste ou gai sans raison :
pour l'entourage elles manifestent soit une inclination
exagérée, soit une antipathie inexplicable : par nature
ce sont des sujets sensibles et impressionnables : ils
réagissent à toutes les influences d'une manière exagérée et imprévue. Un rien les irrite comme un rien les
calme. Pour un mot la tendresse fait place à la haine
et la mobilité de leurs sentiments rend leur société très
pénible : ils sont toujours inquiets, paradoxaux. Leurs
facultés intellectuelles sont plus ou moins étendues,
mais tous leurs jugements sont faux. Tous, ils sont
sujets à des impulsions instinctives qui surviennent
d'une façon périodique, plus ou moins rapidement, à
diverses époques. Ces instincts poussent le malade à
accomplir des actes enfantins, excentriques, tantôt
méchants, tantôt criminels. Quand l'impulsion survient, le malade est en proie à une angoisse précordiale
et à un sentiment de lassitude très pénibles, dont il
souffre vivement.

Parfois les impulsions se développent subitement et
d'une façon imprévue pour le malade lui-même : alors
le malade se transforme immédiatement en un instru-
ment d'exécution. Ni la raison, ni la volonté n'inter-

(1) M. Kolesnikoff. La folie impulsive. *Archives de la psychiatrie*.
1891. 5 et 6.

viennent en ces cas. Les malades deviennent des automates qui agissent sans discernement.

Ainsi Mark cite le cas suivant : une dame qui s'occupait de couture se lève tout à coup en déclarant qu'elle doit se noyer. Aussitôt dit, aussitôt fait. Elle s'enfuit de la maison et se précipite dans un canal voisin d'où on la retire à peine vivante. Toute vérification faite, il se trouve qu'elle n'avait aucune raison d'attenter à sa vie : elle ignore comment une idée aussi sauvage a pu lui venir en tête.

Legrand du Saulle (1) cite un autre cas. Un garçon de 14 ans, nommé Félix Fraîche, était un jour resté seul avec une domestique : tous les deux étaient occupés à une besogne quelconque, mais voilà que Félix se précipite d'un coup dans le cabinet de son père, y saisit un petit poignard, revient dans la première chambre et, sans avoir dit un seul mot, le plonge à la servante entre les deux épaules. Au cri poussé par la malheureuse, F... sembla sortir d'un rêve. Il tenta de se précipiter par la fenêtre, puis de se donner des coups de poignard, puis de s'empoisonner. A l'interrogatoire qu'on lui fit subir, il répondit : « Je ne sais pourquoi, ni comment j'ai fait cela. » Dès son enfance il avait manifesté certaines bizarreries : il faisait des mouvements impulsifs involontaires et cassait alors ses jouets préférés ; quand il lui fallait manger, il priait qu'on lui tînt les mains. Il était poltron, impressionnable, craignait de dormir seul dans une chambre obscure et criait souvent la nuit. Parfois il avait des maux de tête, des étourdisse-

(1) LEGRAND DU SAULLE. Étude médico-légale sur les épileptiques, p. 173.

ments, un sentiment de congestion à la tête : il perdait alors momentanément connaissance, marchait et agissait sans but. La nuit il lui semblait que des éclairs passaient devant ses yeux, il voyait des objets brillants, distinguait plusieurs voix. Ses relations avec la victime étaient excellentes. On constata qu'elle était intacte.

Quelquefois le malade repousse avec horreur et indignation les impulsions qui lui viennent à l'idée. Le malade médite sur un acte, apprécie sa valeur, reconnaît toute sa criminalité et son immoralité mais à la fin des fins il ne parvient pas à le surmonter. Reconnaissant parfois sa propre impuissance à résister à une tendance funeste, il prie d'autres personnes de le protéger et de le retenir d'un malheur. Calmeill (1) nous en donne l'exemple suivant : Glenadel qui avait perdu son père très jeune fut élevé par une mère qui l'adorait. Quand il eut 16 ans révolus, son caractère calme et déférant se modifia subitement : il devint taciturne et silencieux. Pressé de questions il finit par avouer à sa mère que, malgré toute sa reconnaissance et son grand amour pour elle, il était obsédé depuis quelques jours par l'idée de la tuer. « Empêchez-moi d'être vaincu par elle et faites que cet horrible malheur ne s'accomplisse pas » ajouta-t-il. « permettez-moi d'entrer au service militaire ». Malgré toutes les supplications, il fut inébranlable dans sa résolution : il partit et devint un soldat excellent. Pourtant une volonté occulte le poussait constamment à déserter, à retourner chez lui pour tuer sa mère. À la fin de son service cette pensée était aussi nette qu'à l'origine. Il accepta un second terme

(1) CALMEILL. Traité des maladies inflammatoires du cerveau.

de service. L'instinct meurtrier ne le quittait pas mais
il s'était porté sur une autre victime. Ce n'était plus
de sa mère qu'il s'agissait. L'horrible impulsion lui
dessinait jour et nuit l'image de sa belle-sœur. Afin de
résister à cette autre tentation, il se condamna à un exil
éternel. A cette époque un compatriote se fit inscrire
dans le même régiment que lui. Glenadel lui fit part
de ses tourments. « Calme-toi, lui répondit le camarade,
le crime n'est plus possible, ta belle-sœur est morte. »
Glenadel bondit sur ses pieds comme un prisonnier
libéré : plein d'enthousiasme il partit pour sa patrie
qu'il avait quittée tout enfant. Mais en approchant de
sa maison, il fit justement la rencontre de sa belle-
sœur : alors il poussa un cri et se sentit de nouveau au
pouvoir de l'horrible tentation. Le soir même il priait
son frère de le garrotter : « prends une corde bien solide,
garrotte-moi comme un loup, mets-moi dans le hangar
et vas en informer M. Calmeill ». Ce dernier l'interna
dans une maison de santé. La veille d'y entrer il écrivit au directeur une lettre ainsi conçue : « Je vais entrer dans votre établissement, ma conduite y sera la
même qu'au régiment : on me prendrait pour un
homme bien portant. A certains moments je ferai semblant de l'être mais ne vous y trompez pas : je ne dois
pas quitter votre établissement sous aucun prétexte.
Quand je demanderai la liberté, redoublez de surveillance : je ne pourrais en profiter que pour commettre
un crime dont la pensée seule me plonge dans
l'horreur. »

Enfin il peut arriver une troisième chose, c'est que
la conscience ne se révolte pas contre l'impulsion morbide, elle est acceptée par la raison dont l'activité se

concentre entière sur un but unique : mettre la chose
à exécution ; le malade prépare tous les instruments du
crime et manifeste dans ses préparatifs une prévoyance
et une astuce extraordinaires. Lorsque le malade tourmenté par son mal physique et l'anxiété précordiale,
vaincu par l'impulsion morbide, finit par commettre
un acte, un crime, il est presque immédiatement
pénétré d'un sentiment de bien-être : bien qu'il ait
conscience de la gravité de son crime, il n'éprouve aucune crainte au sujet des conséquences possibles : il
sait qu'il a agi contre sa volonté, il se sait irresponsable du mal qu'il a fait, il s'excuse lui-même pour
ainsi dire. C'est sans la moindre résistance qu'il se
livre aux autorités et quand on l'interroge sur le
mobile de son crime, il répond : « je l'ignore complètement. » Il ne cherche pas d'autres excuses et ne
recourt à aucune mesure qui justifierait son acte.

Voici encore un cas cité par Maudsly (1) : Un scribe
employé au bureau d'un avocat d'Alton partit un beau
jour, après dîner, en promenade : une fois hors de la
ville il fit la rencontre de plusieurs enfants qui jouaient
au bord du chemin. S'étant approché d'eux, il décida
une petite fille âgée de 8 à 9 ans de le suivre dans un
jardin voisin et se débarrassa des autres en leur donnant de la menue monnaie. Quelque temps après on le
vit tranquillement rentrer à la maison : avant de se
remettre au travail il s'était lavé les mains dans un ruisseau. Comme la petite fille ne revenait pas, on fouilla
le jardin et l'on y trouva des lambeaux épars de son
corps, une jambe par-ci, une autre par-là, les bras

(1) MAUDSLY. La responsabilité dans les maladies mentales, 1875,
p. 209.

ailleurs. etc. Le soupçon tomba droit sur le meurtrier qui fut immédiatement mis en état d'arrestation. Dans sa table on trouva un journal et dans celui-ci les lignes suivantes : « J'ai tué une petite fille : je me sens tout chaud et serein. » Marc (1) relate le fait suivant qui eut lieu dans la maison de Humboldt : Une servante toujours exacte et aimée de ses maîtres. se jeta un beau jour aux genoux de sa maîtresse en la suppliant de la congédier. Questionnée sur les causes de son départ, elle répondit que chaque fois qu'elle déshabillait l'enfant et qu'elle voyait son corps blanc. elle avait une envie irrésistible de le tuer. Elle craignait d'y céder un jour et suppliait qu'on la renvoyât.

Mac Donald (2) raconte le fait suivant : Un garçon de 14 ans et demi était accusé d'avoir assassiné un enfant avec une cruauté inouïe. Dès l'âge de 12 ans il avait commencé à se livrer à toute sorte d'actes cruels : les premiers signes de ses tendances s'étaient manifestés à l'âge de 4 ans : à différentes époques il avait attiré de petits garçons. un à un. dans des lieux écartés et les avait soumis à des tortures prolongées, systématiques et cruelles en variant ses procédés : il n'accusait du reste aucune excitation. au contraire il agissait avec méthode et riait même parfois au cours de ses manifestations. Après avoir mis les enfants à nu et les avoir garrottés. il leur fermait la bouche. les fustigeait cruellement avec une corde ou une courroie. les mordait et les frappait avec ses poings. leur incisait le corps. les coupait avec un couteau qu'il tâchait de

(1) Marc. De la folie. vol. II, p. 102.
(2) Mac Donald. Criminologie. 1893.

faire pénétrer le plus profondément possible. Après avoir supplicié ainsi un petit garçon de 7 ans, K... cessa quelque temps son jeu mais tout à coup et sans aucun motif apparent il assassina une petite fille en lui coupant le cou et, après avoir détaché la tête, il porta encore quelques blessures au cadavre, à la hanche, au ventre et à l'aine. Un mois plus tard il assassinait un autre garçon en lui tranchant aussi le cou ; il lui fit de nombreuses blessures et tenta selon toute probabilité de découper les organes sexuels qu'il ne réussit qu'à mutiler. Quand on lui demanda quel avait été le mobile de son acte, il répondit qu'il n'en savait rien mais que quelque chose semblait l'y pousser.

Les altérations mentales accompagnées de manifestations impulsives furent connues très anciennement et étudiées très scrupuleusement, surtout par Esquirol, sous le nom de monomanies. Selon lui la monomanie était un trouble mental caractérisé par ce fait que les facultés mentales n'étaient affectées que dans une seule direction. Selon les déviations intellectuelles ou celles de la volition, Esquirol distinguait les monomanies intellectuelles des monomanies instinctives : les dernières constituaient les monomanies proprement dites, auxquelles se rattachaient la monomanie du meurtre, celles du suicide, de l'incendie, du vol, etc. Cette manière de voir provoqua par son étroitesse beaucoup de malentendus : elle finit donc par être entièrement repoussée. Mais de cette étude naquirent de nouvelles questions qui donnèrent naissance à l'étude des obsessions, de la paranoïa, de la folie impulsive, etc. Pour ce qui est des manifestations impulsives, leur étude se trouve actuellement à la période infantile bien qu'en pratique on ait souvent besoin d'éclaircissements à ce sujet.

Les phénomènes impulsifs peuvent se développer soit simultanément avec d'autres troubles mentaux tels que l'épilepsie, la paranoïa, l'alcoolisme, la folie morale, soit isolément, comme phénomènes idiopathiques.

Au point de vue pratique, les tendances impulsives telles que la dypsomanie, le vol, l'incendie, le meurtre, le suicide présentent une importance toute particulière. C'est l'impulsion à la dypsomanie qui a été le mieux étudiée.

Impulsion morbide au vol. Kleptomanie. — En tant que manifestation morbide, cet état est connu depuis longtemps. L'on sait aussi depuis longtemps que la kleptomanie peut servir soit de manifestation partielle à une psychose, soit surgir isolément. La kleptomanie s'observe dans les troubles mentaux suivants : la paralysie (Sander, Duchek, Hofmann, Bergmann, Lelut, Baillarger, Seuze, Morel, Calmeil, Parchapp et d'autres), l'épilepsie (Schupmann, Lelut, Dagonet, Mauthner, Devergie, Liemann, Bacon), la manie périodique (Damerow, Guislain, Girard, Rousselin, Boys et d'autres).

La kleptomanie peut se manifester isolément comme l'expression d'une tendance irrésistible au vol et rien que pour le fait même du vol. Les personnes qui en sont affectées jettent souvent l'objet volé, le détruisent, l'ensevelissent, le restituent, etc., mais l'acte même de la soustraction s'accomplit d'une manière irrésistible et sous l'empire d'une tendance invincible à l'appropriation de l'objet donné. Souvent après avoir volé, les personnes dont ils s'agit éprouvent un soulagement et un apaisement moraux jusqu'à ce que le remords ne vienne les tourmenter. La kleptomanie est fréquente dans la grossesse, les troubles menstruels, etc. Dans la majorité des cas, les kleptomanes commettent leur vol en pleine conscience de soi et de l'entourage : ils comprennent parfaitement la valeur de leur acte, la honte de la responsabilité qui les menace et leur propre maladie, mais cela ne les empêche pas d'agir.

Quand le vol est commis dans le but de satisfaire des goûts ou des caprices, l'individu n'éprouve ni repentir, ni remords. En ce cas le vol n'a pas une impulsion pour mobile, c'est un moyen qui sert à satisfaire une autre impulsion quelconque : on l'observe chez les fous moraux (V. Tchige), les hystériques, les alcooliques, etc., etc.

Parfois la kleptomanie est précédée de signes avant-coureurs. Selon Boissier et Lachaux (1), ce sont une douleur dans la région de l'estomac, sueur froide au front et une angoisse très vive. Les mêmes auteurs relatent le fait suivant :

Une dame âgée de 54 ans et appartenant à une famille aisée, avait un père alcoolique, une mère hystéroépileptique morte d'apoplexie, un oncle paternel aliéné, une fille agoraphobe et un fils mélancolique. Elle-même se distinguait par un caractère inconstant, superstitieux, fantasque : elle avait une passion irrésistible pour les rubans. Son premier vol fut commis dans un grand magasin où elle était venue faire des achats. A la vue des soies et des rubans, la dame fut prise d'une envie

(1) Boissier et Lachaux. Contribution à l'étude clinique de la kleptomanie. *Annales médico-psychol.* 1894. 1.

irrésistible de les dérober. Toute tentative de résistance et de départ provoquait une angoisse terrible, des douleurs dans la région de l'estomac, chaleur et froid alternatifs dans tout le corps. La malade s'empare des objets convoités, elle veut partir mais on l'arrête. Elle subit une peine pour ses deux premiers vols, mais après le troisième elle fut internée dans un asile d'aliénés.

Observation personnelle. — Une paysanne polonaise, mariée, âgée de 17 ans, Y. D... fut trouvée le 9 juillet 1887 dans une auberge : elle cachait dans son tablier du thé, du bleu, du tabac et d'autres bagatelles, tout cela valant à peine un rouble. L'auberge était fermée et pour y pénétrer D... avait dû sortir la barre qui sert à fixer les battants de la porte. En faisant ses aveux, D... ajouta qu'elle ne comprenait pas comment elle avait pu commettre son acte. Quand elle passait devant l'auberge, quelque chose la poussa à y entrer. C'était au beau milieu du jour, la rue était pleine de monde. Mariée depuis peu, D... était enceinte de son premier enfant. Avant son mariage, elle avait servi plusieurs patrons qui tous avaient été contents d'elle. Ses parents et ses maîtres la considéraient comme une honnête fille et personne n'avait jamais remarqué qu'elle dérobât quoi que ce soit. Pendant sa grossesse pourtant la rumeur publique l'accusa de vol. On parlait d'une poule qu'elle aurait volée puis vendue. Le mari de D... déclara qu'elle lui avait pris 4 roubles et qu'elle les avait cachés. Les médecins chargés d'examiner la jeune femme déclarèrent que la grossesse avait provoqué une perversion d'instincts et que c'était en cet état que l'accusée avait commis le vol. Le tribunal se rangea de l'avis des médecins.

La passion du vol peut manifestement être transmise par hérédité : tel est le cas de Bucknill-Tuk (1).

Un nommé N... souffrait d'une tendance insurmontable à voler : il ne pouvait passer à côté d'un objet sans le soustraire. Tout le monde lui connaissait cette habitude et le désignait comme un voleur. L'un de ses fils, un commerçant aisé, avait la même passion : souvent jugé, il avait perdu son nom d'honnête homme et son crédit ; il mourut jeune dans un établissement de correction. Le fils de cet homme et le petit-fils du premier commença à voler dès l'enfance, si bien que dès l'âge de 14 ans on dut l'interner dans une maison de travail.

Nous avons eu plusieurs fois l'occasion de décrire des faits semblables (2). La simulation de la kleptomanie étant une chose très séduisante, il n'est pas étonnant qu'on l'ait pratiquée. Malgré cela il est douteux qu'il soit particulièrement difficile de dévoiler la simulation kleptomane. Il suffit d'une surveillance scrupuleuse, l'étude clinique de la personne puis l'analyse de l'accomplissement même du crime pour découvrir la vérité. Régis parle d'un jeune homme de 17 ans qui recevait en songe l'impulsion au vol ; une fois réveillé, il la mettait en exécution. Il ne profitait du reste ni de l'argent, ni des objets soustraits et il ne savait qu'en faire (3).

La passion de l'incendie, la pyromanie. — Laurent (4)

(1) Bucknill and Tuke. *Manuel*, p. 224.
(2) P. Kovalevsky. *Aperçus judiciaires psychiatr*, 2ᵉ éd., 1900.
(3) Régis. Kleptomanie et hypnothérapie. *Revue de l'hypnotisme*, 1896.
(4) Laurent. Une famille de dégénérés incendiaire. *Annales médico-psychol.*, 1889.

divise tous les incendiaires en trois classes : la première est constituée par les incendiaires mus par une impulsion irrésistible au feu, de même que la passion de l'alcool se révèle chez les dypsomanes, etc.; la seconde classe comprend les incendiaires paranoïques, avec délire de la persécution et manie des grandeurs, qui mettent le feu dans l'espoir d'immortaliser leur nom comme le fit par exemple Erostate brûlant le temple de Diane : la troisième classe comprend les déséquilibrés, qui incendient pour se venger d'une injure, etc.: l'acte qui y répond surpasse de beaucoup la cause. La première classe comprend le moins d'incendiaires, la troisième, le plus.

Voici encore un fait raconté par Laurent : S... est le fils d'une famille immorale et déséquilibrée, engendré par sa mère de son gendre, ce dernier pyromane de la troisième catégorie. S... commit son premier incendie à l'âge de 5 ans par amour du feu : mû par la même impulsion, il en fit un autre à 7 ans, un troisième à 9 ans par vengeance, bien que l'effet lui en fût agréable.

Camuset (1) divise aussi les pyromanes en trois groupes : ceux qui incendient sous l'empire d'idées folles et d'hallucinations : cette pyromanie-là accompagne les troubles mentaux les plus variés. Secondement, les dégénérés qui n'ont ni idées folles, ni tendances impulsives, ni hallucinations, mais seulement un arrêt de développement des centres psychiques qui va depuis la simple instabilité jusqu'à l'idiotisme. Troisièmement, les dégénérés avec tendance impulsive et irré-

_____

(1) Camuset. La pyromanie. *Annales médico-psychol.*, 1893.

sistible à l'incendie. Selon Derode (1), l'alcoolisme et l'épilepsie sont les psychoses le plus fréquemment accompagnées de pyromanie. À la seconde classe indiquée par Camuset se rattachent surtout les enfants, les personnes étourdies, les dégénérés, etc. qui sous l'empire de l'irascibilité, du mécontentement et de l'emportement peuvent facilement céder à une idée momentanée et commettre un incendie. Pour ce qui est des pyromanes proprement dits, ce sont presque toujours des dégénérés chez lesquels la manifestation morbide s'exprime d'une manière particulièrement accentuée dans la période des évolutions physiologiques : les menstruations, la puberté, la grossesse et l'âge climactérique. Les accès de pyromanie sont souvent associés à des accès d'angoisse et à des hallucinations. Parfois la passion pyromane paraît dans la période des avant-coureurs chez les épileptiques et les hystériques. Sous l'empire de l'irascibilité et des obsessions, les onanistes se décident parfois à commettre des incendies. La pyromanie chez les idiots n'est pas rare, comme il nous est arrivé personnellement de l'indiquer maintes fois par des exemples (2). Le D' Iergolsky (3) relate le fait suivant :

Prascovie A., paysanne, 19 ans, était issue d'une famille saine. Avant son mariage elle se portait très bien et n'attirait l'attention de son entourage par aucune bizarrerie. Les menstrues s'établirent à l'âge de

---

(1) DERODE. Note médico-légale à propos d'un incendiaire, *Bulletin de la Société de médecine mentale de Belgique*, 1893.

(2) P. KOVALEVSKY. Aperçus de psychiatrie judiciaire. 1900.

(3) V. JERGOLSKY. La pyromanie, *Compte rendu de la Société des médecins de Kalouga*, 1895.

17 ans : elles revinrent régulièrement sans aucun trouble accessoire. En 1895, elle se maria à son gré. Deux semaines après la noce, le mari partait pour gagner de l'argent et P... ne le revit plus. Pourtant son existence n'était pas difficile dans la maison du beau-père ; on ne la fatiguait pas trop, on ne lui donnait pas trop d'ouvrage et on la traitait bien. Tout ce temps elle fut bien portante. Cela dura jusqu'en avril ; or à ce moment il arriva deux malheurs coup sur coup : l'un des fils de la belle-mère mourut d'une maladie de gorge et un autre petit se noya pendant les funérailles du premier dans un baquet. En ce moment, personne n'était à la maison excepté l'accusée ; toute la colère des parents retomba donc sur elle en l'accusant de n'avoir pas assez surveillé l'enfant et d'être la cause de sa mort. Dans son emportement, le beau-père leva la main sur la jeune femme qui tomba : sa tête porta contre une poutre. P... conçut un vif chagrin : on la vit accablée, chagrine, ne sachant où trouver du repos. Depuis cette époque, des incendies éclatèrent dans le village. Du 24 avril au 16 mai, il y en eut six. Voici dans quel ordre ils survenaient : le 24 avril, ce fut la paille du beau-père qui prit feu dans la grange, mais il fut éteint à temps. Le 28 avril, ce furent la paille et les copeaux du voisin Ignate A. qui brûlaient : I... était le frère du beau-père et sa chaumière se trouvait deux maisons plus loin que celle où logeait la coupable. Cette dernière fréquentait souvent la famille d'I... ; elle y était avant que le feu ne prît. L'incendie aperçu à temps fut éteint. Le 29 avril, on vit brûler la chènevotte du remblai qui entourait la chaumière du même voisin chez lequel Prascovie avait encore passé ce jour-là. Le 3 mai, ce

fut la grange du voisin le plus proche qui flamba. Cette fois, l'incendie n'avait pas été aperçu et la grange brûla en même temps que deux hangars voisins, dont l'un appartenait au beau-père. A peine le feu venait-il d'être éteint, que le même jour un autre incendie éclatait dans la cour du beau-père au moment où tout le monde s'était retiré. Le ménage du beau-père ainsi que deux ménages voisins furent entièrement consumés. Le 16 mai, à une heure de l'après-midi on voyait le feu dans la cour d'Ignate ; la maison brûla avec toutes les bâtisses. A cette époque, l'accusée logeait chez une voisine B..., chez laquelle elle avait déménagé avec la famille de son beau-père après l'incendie du 3 mai. C'est alors que pour la première fois on soupçonna la jeune femme d'être l'auteur de tous les sinistres mentionnés. Pendant l'interrogatoire, elle fit des aveux complets en ajoutant qu'elle avait agi par rancune contre son beau-père. Voici du reste ses propres paroles : « Tous les incendies sont mon œuvre : ce sont ma belle-mère et mon beau-père qui m'y ont poussée, car ils m'avaient rendu l'existence intolérable. J'ai pensé à me suicider en me précipitant dans la grange en feu puis j'abandonnai ce projet. Je ne me sentais pas dans mon assiette : j'allumai de nouveaux incendies, poussée que j'y étais par une force irrésistible. Mon mari ne m'envoyait pas d'argent, mes parents me faisaient des reproches. Quand le petit se noya, le beau-père me battit ferme et me chassa de la maison en criant : « Tu me fais horreur, ne parais plus à mes yeux. » Tantôt P... se souvenait de ses actes, tantôt elle les oubliait ; en conséquence, le Dr Iergolsky se prononça en faveur d'un dédoublement de la conscience.

Tendance impulsive au meurtre. — Souvent la tendance impulsive au meurtre est provoquée par des obsessions, des accès anxieux, etc., mais ce ne sont pas des cas purs. Ces derniers sont très rares : ils existent pourtant. Mark et d'autres auteurs citent des cas analogues. Souvent il s'agit de dégénérés dont les accès impulsifs sont en relation avec les périodes de fluctuations évolutives organiques telles que la menstruation, la puberté, la masturbation effrénée, etc.

Lasègue en donne un exemple plein d'intérêt. Thouviot, le fils d'une mère, âgée de 15 ans au moment de ses couches et, se distinguait par une débauche excessive qui et d'un père israélite de 55 ans, naquit dans la prison de Saint-Lazare.

Au moment de la puberté, il ressentit pour la première fois la folle envie de tuer une bonne qui logeait chez le même patron que lui et contre laquelle il n'avait du reste aucun sujet de mécontentement. Plusieurs fois il parvint à l'attirer dans la cave sans toutefois exécuter son projet. Pourtant son envie obstinée lui troublait le cerveau. Il quitta son service et en prit un autre. En même temps une nouvelle idée lui vint, celle de tuer sa mère et cette envie dura longtemps. Il prit part à la Commune, puis en qualité de zouave, il partit pour l'Afrique, âgé de 23 ans ; rentré à Paris, il commit un meurtre. Il avait passé la nuit précédente avec une femme qu'il avait l'intention d'assassiner au moyen d'un couteau dont il s'était prémuni, mais il n'exécuta pas son projet par crainte qu'on ne l'accusât d'avoir dévalisé la victime. Le lendemain, il se présenta dans un restaurant inconnu, commanda un déjeuner et écrivit pendant ce temps-là les lignes suivantes : « Tout le monde se demande pourquoi j'ai tué ? Mais tout simplement pour me débarrasser de l'état dans lequel je me trouve. J'ai essayé du travail et de la bonne conduite. bref je voulais être heureux. mais il était écrit dans ma destinée que les galères ou l'échafaud m'attendaient. Je déjeune tout en me demandant laquelle des deux je vais tuer. Après le coup je demande à mes juges de me faire trancher la tête immédiatement. » Après avoir fini son déjeuner et comme il passait à côté d'une sommelière, il posa le bras gauche sur son épaule droite et de la main droite il lui porta un coup de couteau dans la poitrine.

La tendance impulsive au suicide est un phénomène plus fréquent que le précédent : pourtant on l'observe rarement tout de même. Généralement ce sont les individus à prédisposition héréditaire pour les maladies nerveuses et mentales qui y sont le plus sujets. La tendance mentionnée accompagne souvent l'angoisse précordiale. les obsessions. etc. On les observe chez les épileptiques. les alcooliques. etc., mais elle est surtout fréquente chez les individus qui ont une prédispostion héréditaire au suicide.

Voici dans quelles conditions l'un de mes malades mit fin à ses jours : L'un de ses parents s'était suicidé vers la trentaine : plusieurs de ses parents collatéraux en avaient fait autant au même âge. Le frère et la sœur du malade s'étaient suicidés à l'âge de 30 ans. alors qu'un autre frère traversait au même âge une maladie mentale grave. La famille considérait l'âge de 30 ans comme fatal et celui qui y survivait continuait une existence paisible. Mon malade avait fait ses études dans un établissement supérieur : à 32 ans, il jouissait d'une excellente situation. Étant jeune il avait eu la syphilis : à 32 ans, il fut affecté de sa forme manifeste (syphilis cerebrale) avec de légers troubles mentaux. Après s'être soigné à la clinique et entièrement remis à Piatigorsk, le malade rentra chez lui pénétré d'espoirs les plus radieux, surtout de celui d'épouser l'élue de son cœur. Et pourtant malgré les conditions vitales les plus favorables, trois semaines après il se fendait la tête d'un coup de hache. Auparavant, il s'était souvent moqué de l'horrible passion de sa famille pour le suicide à l'âge de 30 ans.

La passion impulsive à la satisfaction sexuelle est beaucoup plus fréquente que les deux impulsions indiquées précédemment. Récemment cet état pathologique est devenu un objet d'étude préféré : certains auteurs s'efforcent même de donner à leurs écrits une popularité particulièrement large, ce qui n'est guère très digne de leur nom de savant. La passion sexuelle s'allume parfois avec une telle puissance qu'elle étouffe la voix de la raison et aboutit au crime, à l'infraction des convenances et des conditions sociales généralement acceptées. Il va sans dire qu'une exaspération semblable ne frappe que les déséquilibrés et les personnes prédisposées par leur nature à une nervosité morbide. Parfois cette passion s'associe à une perversion du sens génital qui pousse l'individu à des rapports contre nature, avec des animaux, des cadavres, avec piqûres des organes génitaux, mutilations de soi et d'autres personnes.

Cas de Magnan (1). M⁰ M...., il lui suffit de voir un homme, jeune ou vieux, beau ou laid, élégant ou mal

---

(1) MAGNAN, L'Obsession criminelle morbide, 1892.

vêtu, peu importe, pour être prise d'un violent organisme génital : elle court aussitôt s'enfermer dans sa
chambre, tire les rideaux de la fenêtre et se tient blottie
dans un coin, anxieuse, haletante, redoutant d'entendre
le pas ou la voix d'un homme, qui suffiraient à augmenter son malaise. Elle ne dort pas la nuit, l'appétit
est presque nul et elle devient insupportable et même
dangereuse pour son entourage. Sur les conseils d'une
matrone bien intentionnée, elle a essayé d'une cure
ab homine, elle s'est livrée pendant un an à un individu pour qui elle n'éprouvait aucune affection, mais
dont elle recherchait, dit-elle, les approches comme une
médication utile. Ce mode de traitement n'a pas eu de
meilleurs résultats que l'onanisme : l'appétit sexuel est
resté insatiable : la vue de l'homme la mettait dans un
état d'agitation extrême et finalement on a dû la faire
interner à Sainte-Anne.

*Enfin l'on parle encore d'une passion et d'une tendance
irrésistibles au vagabondage*, phénomène propre aux
dégénérés : il se manifeste soit simultanément avec
d'autres phénomènes psychiques, soit isolément. Dans
le premier cas, il s'observe chez les épileptiques, les
alcooliques, les fous moraux : dans le second, chez les
dégénérés en général. Les premiers sont surtout étudiés dans le chapitre de l'automatisme. Le vagabondage
est parfois précédé de prodromes. Voici comme Asselin (1) décrit cet état chez un malade de la clinique de
Régis : deux ou trois jours avant l'accès, il devenait
triste, marchait tête basse, recherchait la solitude puis
il devenait très irascible, il détruisait et jetait tous les

----

(1) ASSELIN. L'état mental de parricides, 1902, 47.

objets qui lui tombaient sous la main. il les cassait. les brisait. se jetait même sur les personnes pour les étrangler. Dès que le vagabondage commençait. l'individu se calmait.

Hamel et Marie (1) divisent les vagabonds en quatre catégories : 1° les vagabonds par misère. qui n'exigent que des secours : 2° les vagabonds héréditaires. les déséquilibrés : ils sont tout à fait inoffensifs. demandent des secours mais ne constituent pas l'objet des expertises médico-légales : 3° les vagabonds pathologiques. dont le délire passe inaperçu. ce qui est cause de leur emprisonnement alors qu'ils devraient être admis dans des asiles d'aliénés : 4° les vagabonds vicieux qui errent pour éviter le châtiment de le justice.

Verga (2) cite le cas d'un garçon de 12 ans. qui était dominé par une passion irrésistible pour les voyages : il voyageait à pied et en chemin de fer. poussé par un besoin invincible à fréquenter différentes villes et à se déplacer continuellement. Il était très emporté. le toit paternel lui inspirait une répugnance inexplicable : excessivement mobile, vif, menteur. trompant tout le monde, il avait l'esprit fertile pour les inventions mauvaises, le vol, etc.

Exhibitionnisme. — L'exhibitionnisme doit être rattaché aux phénomènes impulsifs automatiques. Il consiste en l'exhibition publique des organes génitaux : du moins est-ce ainsi que ce terme était compris à l'origine, mais les observations ultérieures ont quelque

---

(1) K. Kovalevsky. *Le VIIIe Congrès d'aliénistes français. Archives de psychol.*, 1898.

(2) Verga. *Un caso determinismo ambulatorio. Rivista sperimentale di freniatria,* V, XVII, 4.

peu élargi cette conception. Actuellement l'exhibitionnisme comprend non seulement l'exhibition publique des organes génitaux mais encore celle de toute partie cachée. Comme prototype de ce phénomène nous pouvons citer la tendance invincible qu'ont beaucoup de personnes à tirer et à montrer la langue au cours de solennités particulièrement populeuses. Il faut un effort de volonté et de raison extraordinaire pour vaincre cette envie involontaire. Il arrive aussi qu'à un moment des plus sérieux, quand le silence et l'étiquette la plus sévère ne permettent pas même de remuer, une personne est subitement prise d'un fou rire. Tout en se rendant parfaitement bien compte de l'absurdité et de l'inconvenance de son envie, elle ne parvient pas à la refouler ou bien si elle y réussit, c'est au prix des plus grands efforts. Il en est de même pour les malheureux qui sont pris d'une envie insurmontable d'exhiber leurs organes génitaux. Tantôt la tendance d'exhibition existe seule, tantôt il s'y joint une sensation voluptueuse plus ou moins intense comme pendant le coït.

Ou bien la conscience est absolument absente pendant l'exhibition et alors il n'en reste aucun souvenir, ou bien elle n'est que troublée : en ce cas, les malades conservent la mémoire de leur action tout en déclarant que leur tendance était irrésistible, insurmontable. Il est évident que le premier cas se rapporte exclusivement à l'épilepsie, le second, à l'impulsion.

Selon Ardin Delteil, le caractère épileptique de la plupart des cas d'exhibitionnisme est confirmé par ce fait que l'individu commet son acte avec le plus grand calme, avec sang-froid, sans faire aucune attention à ce qui les entoure : l'acte est parfaitement inconscient, accompagné d'amnésie complète.

L'exhibition publique des organes génitaux se fait aussi bien par les femmes que par les hommes. L'homme y est plutôt sujet à l'âge infantile, au moment de la puberté, et dans la sénilité.

A l'âge mûr, l'exhibitionnisme est rare chez les hommes. A l'âge jeune, l'exhibition des organes génitaux porte un caractère plutôt impulsif : elle s'accompagne parfois de sensations voluptueuses, alors que chez l'adulte elle porte presque toujours un caractère épileptique.

La directrice d'un pensionnat m'amena un jour un garçon de 14 ans, très bien élevé, intelligent, capable, qui manifestait de temps en temps une impulsion irrésistible à montrer son pénis, s'il rencontrait de petites pensionnaires. Dans la majorité des cas, il réussissait à maîtriser l'horrible envie, mais quelquefois y cédait. Alors il éprouvait un léger étourdissement, sa tête et ses yeux se troublaient, tout le corps semblait se tendre et s'allonger en même temps qu'il éprouvait une sensation voluptueuse dans le membre et dans tout le corps. Cet état durait une ou deux minutes ; il était suivi d'une légère faiblesse et d'un sentiment de honte très pénible. Les éjaculations séminales, qu'il avait parfois la nuit ne se produisaient jamais pendant l'exhibition.

Une autre fois on m'amena une jeune femme de 26 ans, très aimable, de bonne société, la fille d'un alcoolique ; dans son enfance elle avait souffert de convulsions et de pertes de connaissance. Avec l'établissement du flux menstruel, les convulsions cessèrent, mais elles furent remplacées par des accès d'absence avec parfois une tendance à des mouvements agressifs de projection sous forme d'*epilepsia procursiva*. Trois ans auparavant elle s'était un jour arrêtée pendant sa promenade : après s'être troussée et avoir écarté son pantalon et sa jupe, elle se mit à produire des mouvements de bassin qui rappelaient ceux du coït : en même temps elle manipulait de la main droite. Au bout d'une minute elle essuya les parties sexuelles avec sa chemise, elle rajusta ses vêtements et continua son chemin sans avoir conservé le moindre souvenir de ce qui s'était passé. Depuis cette époque le même fait se reproduisit quatre fois (trois fois à la maison, une fois dans la rue) : sur les quatre fois elle avait trois fois perdu tout souvenir : quant à la quatrième, elle s'en rappelait vaguement comme d'un rêve.

Max Simon (1) relate le fait suivant : une dame instruite, qui souffrait d'épilepsie, prononçait toujours pendant son accès quelques mots, toujours les mêmes, de caractère lubrique, puis elle relevait ses jupes, faisait des gestes cyniques en faisant des efforts pour déchirer son pantalon.

Nous eûmes encore l'occasion d'observer une femme qui au moment de crises semblables se baissait, relevait sa robe après avoir écarté ou déchiré son pantalon et remonté sa chemise : puis elle montrait son postérieur et ses parties sexuelles en écartant les jambes. Après avoir duré une ou deux minutes, l'accès cessait et la malade ne se souvenait de rien. Parfois elle disait : « Tiens, baise-le. » Or, il faut noter que la mère de cette femme, affable et bien élevée, avait autrefois été dans le com-

---

(1) Max Simon. Crimes et délits dans la folie, 220.

merce : s'il lui arrivait de se quereller au marché avec d'autres marchandes, elle mettait en pratique le même geste et les mêmes paroles comme signe du plus grand mépris possible.

L'exhibitionnisme est parfois remplacé par une miction publique et inconsciente. Ce phénomène a été relaté par Ardin Delteil : tel le cas classique de Trousseau vis-à-vis du président du tribunal. Personnellement nous avons eu l'occasion d'observer deux cas de miction publique avec inconscience et amnésie absolues. On raconte qu'un monsieur, qui s'était approché de la caisse de chemins de fer, urina par le guichet pendant que l'employé lui tournait le dos et partit sans se souvenir de rien. Aux phénomènes d'exhibitionnisme, J. Voisin (1) rattache la manifestation du délire partiel chez les épileptiques. Ce sont des femmes malades affectées d'érotisme et d'idées voluptueuses. Si dans cet état elles rencontrent des hommes dans la rue, souvent elles troussent leur robe pour montrer leurs organes génitaux. Ce sera l'exhibitionnisme délirant proprement dit et non pas impulsif.

Troubles moteurs.

Troubles des mouvements involontaires. La motilité présente des modifications par exaltation ou par diminution et même par suppression totale. L'exaltation ou l'augmentation des mouvements simples comprend le trémor, les convulsions, les contractures ou

(1) J. Voisin. L'épilepsie, 1897. p. 98.

contractions. Les convulsions peuvent être cloniques ou intermittentes comme dans l'épilepsie : elles peuvent être toniques et continues comme dans le tétanos. La diminution ou cessation de l'activité motrice comprennent les parésies et les paralysies.

Dans le domaine des mouvements volontaires ce sont les troubles du langage et de l'écriture qui méritent notre attention.

Troubles du langage. — Pour exprimer nos pensées, nos sentiments, nos désirs et nos rapports envers le monde ambiant nous avons recours au langage, à l'écriture, à la mimique et aux gestes, mais surtout au langage. La faculté de parler exige l'intégrité de l'organe auditif, des conducteurs centripètes, du centre des sensations et des images auditives, du centre des images motrices de l'organe de la parole, du système d'union qui fait communiquer le siège des images parlées avec tous les autres centres de l'idéation, l'intégrité des conducteurs qui relient les centres mentionnés au centre moteur du langage et celle des organes de la parole : on doit y joindre aussi l'intégrité des voies d'union avec le centre graphique, celui de la mimique et des gestes. L'altération de l'une ou de l'autre des parties mentionnées provoque un embarras de la parole : or ce phénomène a une grande influence sur la précision des rapports que l'individu entretient avec le monde extérieur. Avant tout, ce sont les organes sensoriels, surtout l'ouïe, qui peuvent être altérés. En ce cas le trouble du langage porte le nom d'aphasie sensorielle.

Quand l'organe auditif et le centre du nerf acoustique sont lésés dès la naissance ou dans les premières années de l'existence, il y a surdimutité, car l'individu est privé de la faculté de percevoir les sensations auditives, de celle de former les images motrices dans le but de reproduire les sons nécessaires au langage et les images auditives. Si l'altération de l'organe auditif et de ses centres sensoriels survient à l'âge mûr, nous constatons une insuffisance dans la perception des sensations auditives, une lacune dans la perception des renseignements et une incapacité à réagir ou à répondre aux questions d'autrui : pourtant la faculté de comprendre les questions écrites, la mimique, ainsi que d'y répondre est conservée.

Si ce sont les centres des images auditives qui sont altérés, l'individu, tout en étant susceptible de recueillir les impressions auditives, ne comprend pas leur signification. C'est ce qu'on appelle la surdité verbale : l'individu comprend le mot écrit qui désigne un objet et peut répondre aux questions qu'on lui pose. Si c'est le centre des idées motrices relatives au langage qui est altéré, l'homme entend les paroles, il les comprend toutes sans pouvoir toutefois y répondre. Tantôt il articule des sons privés de sens et de teneur, tantôt il dit des mots qui ne répondent pas du tout aux circonstances présentes. Ainsi le malade dit « bourse à tabac » quand il parle du bras, « livre » pour berceau, etc. Les malades ne peuvent pas du tout répéter les mots qui ont été prononcés en leur présence ou bien cela leur réussit très difficilement, car ils ne comprennent presque jamais leurs erreurs. Cet état porte le nom de mutité verbale ou perte de la mémoire des mots (*amnesia verbalis*).

Il existe encore une variété importante de mutité

verbale, c'est la perte de la faculté de reconnaître un objet que l'on voit et dont on comprend le nom. Des cas d'aphasie plus complète sont accompagnés de l'incapacité de comprendre et de reproduire les images visuelles, aussi bien que les images auditives et par conséquent impossibilité de comprendre la parole, la lecture, incapacité de lire soi-même, de parler et d'écrire consciemment.

L'aphasie motrice est due à l'altération du centre moteur, de ses voies conductrices ou de l'organe de la parole. Dans tous les cas le malade entend et comprend tout mais sa langue se refuse à exprimer ses pensées. Les altérations de ce genre peuvent être relatives à la parole seulement (*anarthrie*) ou bien elles peuvent affecter simultanément la parole et l'écriture (*agraphie*). Un cas d'aphasie motrice pure a été relaté par Aristoff (1), mais le cas de Sloutsky (2) offre encore plus d'intérêt.

Un petit garçon, juif, âgé de 13 ans, anémique et épuisé, qui passait un jour auprès de l'enceinte d'une église arménienne, y aperçut un homme de haute taille, tout noir, avec une longue barbe qui le menaçait du poing. Très effrayé, l'enfant traversa en courant la cour de l'église ; son cœur battait à se rompre, sa respiration était entrecoupée. Pendant son sommeil, l'homme noir revint et le menaça de nouveau de son poing : les palpitations, la terreur et l'oppression furent encore plus fortes que la première fois. Le lendemain, l'enfant ne pouvait plus parler. On le plaça à l'hôpital. Il comprenait tout, il répondait en mimant mais il ne pouvait

(1) ARISTOFF. Un cas d'aphasie motrice. *Archives de la psych.*, 1893.
(2) SOUTSKY. L'Aphasie et les hallucinations. 1884, v. III.

articuler un son. Chaque nuit l'apparition revenait en l'effrayant horriblement : un jour même la terreur et l'effroi le firent parler, mais quand la vision disparut et qu'il se fut calmé, la faculté du langage était de nouveau absente.

On doit rapporter aux troubles anarthriques du langage les défauts et les modifications de la prononciation : par exemple la parole devient saccadée, entrecoupée, vague, indistincte : la langue tremble, paraît gonflée et peu mobile. Des modifications semblables s'observent dans le *delirium tremens*, dans la paralysie progressive, etc. L'on observe chez de nombreux malades une modification du rythme verbal : la parole devient monotone, traînante, ou bien trop affective et accélérée. La prononciation prend parfois le caractère du balbutiement enfantin ou bien celui d'une diction passionnée. L'on observe encore, dans des cas rares, une tendance à répéter en écho les paroles d'autrui : ce phénomène porte le nom d'écholalie, ou bien une tendance à répéter toujours le même mot ou la même phrase : c'est ce que l'on nomme la verbigération. Parfois les malades inventent un langage spécial auquel ils donnent le nom de langue anglaise, française, etc., ou bien ils forgent de nouveaux mots en accordant à leurs néologismes une signification spéciale.

Les troubles du langage ont une valeur importante, variant selon les cas pour la médecine légale. Souvent des malades de cette espèce font des testaments, des legs, des lettres de change, etc. Il faut scrupuleusement distinguer à quel trouble verbal nous avons affaire. Les malades peuvent parfaitement jouir de la capacité civique s'ils sont privés d'audition mais s'ils ont conservé la faculté de lire, de comprendre exactement les gestes et la mimique et d'exprimer leur volonté par les mots ou l'écriture. Les malades sont encore parfaitement capables au point de vue civique s'ils entendent et comprennent bien, sans pouvoir toutefois parler (aphasie motrice) : la chose se simplifie beaucoup, si les malades peuvent écrire ; la chose se complique s'ils doivent exprimer leur volonté par la mimique ou par les gestes qui exigent une compréhension et une interprétation juste de la part de l'entourage.

La surdité et l'amnésie verbales présentent des cas bien plus complexes et doivent être rapportées à l'incapacité établie par une expertise médicale compétente et démonstrative. L'aphasie complète appelle l'incapacité civile absolue.

Les écrits des aliénés ont une grande valeur pour le médecin légiste comme signe objectif d'une anomalie mentale, surtout si le sujet à examiner est absent, décédé ou que pour des circonstances quelconques il ne peut être soumis à l'examen. Il n'est donc pas étonnant de voir les aliénistes expérimentés accorder de longue date une grande attention aux écrits des aliénés, à leur écriture, leur style et leurs caractères. Marcé (1) fut le premier qui, non content d'étudier les particularités de l'écriture qui caractérisent certaines maladies mentales, porta aussi son attention sur la valeur médico-légale des écrits. Puis l'on vit paraître les ouvrages de Tardieu (2), de Legrand du Saulle (3).

---

(1) MARCÉ. Étude sur la valeur des écrits des aliénés au point de vue de la sémiologie et de la médecine légale, 1864.

(2) TARDIEU. Étude médico-légale de la folie.

(3) LEGRAND DU SAULLE. Étude médico-légale sur l'épilepsie.

de Raggi, de Buchwald, de Nicolas, de Vogt et
d'autres. En 1880 Albert Erlenmeyer publia sa monographie de l'écriture. dans laquelle il trouvait insuffisant d'étudier les écrits pathologiques et recom-
mandait l'étude des écrits dus à des personnes saines
d'esprit. Dernièrement toute une science a été créée.
la graphologie, dont le but est de découvrir les particularités de caractère, de la vie mentale de l'individu,
etc., en se basant sur les particularités de son écriture.
Un livre semblable parut aussi en langue russe (D.
Achscharoumoff) ; dans la littérature étrangère. ce furent
Lombroso et d'autres qui s'en occupèrent.

La littérature psychiatrique moderne comprend les
ouvrages suivants relatifs aux écrits des aliénés : ceux
de Berlin, de Bianchi (1), de Koenigshofer, de P. Kovalevsky (2), de Stone (3), de Durand (4), de Jobert (5),
de Binet (6), de Simon (7), de Dross, etc.

L'activité intellectuelle de l'homme est exprimée
par la parole, les actes et la mimique. La disposition
d'humeur et le développement intellectuel percent
presque toujours dans les actes mentionnés, de même
que la connaissance d'un individu peut nous permettre
d'affirmer le changement de son état mental et de

---

(1) Bianchi. *Lo sperimentale*, 1882.

(2) P. Kovalevsky. Analyses de psychiatrie judiciaire, 1881, vol. II.

(3) Stone. Troubles cérébraux amenant l'impossibilité d'écriture.

(4) Durand. Écriture en miroir, 1882.

(5) Jobert. Écriture chez les gauchers. 1886.

(6) Binet. Écriture hystérique, 1888.

(7) Simon. Sur les écrits des aliénés. *Archives de l'anthropologie criminelle de Lyon.* — Verrari, Herricourt et Richet. La personnalité et
l'écriture. *Séance Société psychologie physiologique.* 1885. — Gross.
Untersuchungen uber die Schrift gesunder und Geisteskranker, 1898.

son activité psychique, si nous tenons compte de ses paroles, de ses actes et de sa mimique.

Il est vrai que beaucoup de personnes réussissent grâce à un exercice prolongé à se contenir et à dissimuler leur état mental : en ce cas pour en juger nous n'avons plus que la parole et les actes de la personne.

Les écrits comme expression de la pensée ont naturellement par leur teneur une valeur correspondante. C'est ce qui remplace le langage et ce qui a sa valeur mais dans une certaine mesure seulement. En voici la raison : certaines personnes ont la parole très éloquente, c'est-à-dire l'exposé oral de leurs pensées, en même temps qu'elles les expriment très mal et insuffisamment par écrit ; en ce cas l'écrit fournit donc des données insuffisantes ; quelques-uns encore, très loquaces et bavards, deviennent prudents dans leurs écrits et si dans la conversation ils lâchent un mot irréfléchi, ils ne l'écrivent pas du tout ; certains psychopathes avec délire verbal complet font tous leurs efforts pour ne pas le montrer en écrivant, car ils savent toute l'importance des documents écrits. En revanche certains écrits trahissent immédiatement le malade. Tous les défauts de l'activité psychique et toutes les irrégularités de l'association des idées qui sont si adroitement et si heureusement atténués dans le langage, se révèlent manifestement et clairement dans l'écrit ; surtout dans la manie et l'imbécillité.

Actuellement la teneur des écrits d'aliénés nous offre très peu d'intérêt, car dans la plupart des cas la teneur des documents livrés au tribunal et à l'expertise, est officielle : la signature seule, authentique, est de celui de la capacité civile duquel il s'agit. Par conséquent, ici c'est la forme matérielle, graphique qui seule présente de l'intérêt.

La teneur d'un écrit peut servir de preuve positive pour poser le diagnostic, mais elle n'a presque jamais de signification négative pour découvrir la simulation ou la feinte, alors que la forme de l'écrit peut souvent avoir une valeur importante, même dominante en ce sens.

Sous le rapport de la forme il faut d'abord faire attention à la qualité du papier, à sa forme, à la direction des lignes, à la fermeté et à la mollesse de l'écriture, à la forme des lettres, à leur combinaison, à la régularité de leur position, aux omissions et aux fautes dans les mots et les syllabes.

Pour ce qui est de la qualité du papier, elle sert souvent à préciser le degré de réflexion et de rectitude du raisonnement ; c'est ainsi que les déments écrivent souvent des pétitions qu'ils adressent à l'empereur sur un papier gris ou un papier qui sert à envelopper les pains de sucres : la missive commence généralement ainsi : « Monsieur, Nicolas Alexandrovitch ! » Les malades expédient souvent leurs missives d'amour ou leurs lettres d'affaires sur des morceaux de papier chiffonné, sans enveloppe ou sous des enveloppes fantastiques. L'idée de se procurer des timbres-poste ou du papier timbré ne vient même pas à la plupart des déments et des maniaques ; c'est un détail superflu auquel ils n'accordent aucune importance. Beaucoup de malades publient des manifestes, des rescrits, des ordres sur un papier d'enveloppe. D'autres, au contraire, sont minutieusement propres et ne consentent à écrire que sur du véritable papier à lettre ou papier glacé, trouvant indigne d'eux d'écrire sur un papier ordinaire.

Tout cela offre déjà des données suffisantes sur la profondeur d'esprit et l'appréciation juste de leurs actes de la part des aliénés.

Certains malades ont l'habitude d'écrire sur des bouts de papier carrés, de forme étoilée ou triangulaire ; d'autres, au contraire, n'importe où et n'importe sur quoi.

Quelques-uns ne font aucune attention à la direction des lignes : elles sont irrégulières, elles s'entre-croisent ; elles se dirigent d'abord de gauche à droite puis de haut en bas par-dessus les premières. Certains malades, dont l'écriture était autrefois très égale, manifestent une inégalité, des zigzags et une ondulation des lignes. Il est intéressant de voir de quelle grandeur sont le papier et la marge dont se servent les aliénés. Les uns écrivent d'un bord à l'autre comme cela se fait généralement ; d'autres au contraire aiment l'espace, de grandes marges à droite et à gauche : une petite missive est écrite parfois sur plusieurs feuilles de papier ; quelques mots sont placés sur une page, plusieurs sur une autre et autant sur la troisième.

Si le malade écrit dans un calepin, ce phénomène est très visible. Il arrive même qu'une page ne suffit plus pour un mot : par exemple, sur une page on trouve *a*, sur la seconde *che*, sur la troisième *ter*, sur la quatrième *Bo*, sur la cinquième *ckl*. L'écriture est large, étendue et hâtive.

Si l'on cherche le rapport qu'il y a entre les écrits et les différentes formes de la folie, voici ce que l'on observe :

Les mélancoliques ont presque toujours une écriture délicate, faible, efféminée, bien plus délicate et plus fine que celle qu'ils avaient à l'état normal. Ils n'achèvent pas leurs mots par indécision. les périodes sont courtes. les lettres souvent inachevées et imprégnées de larmes.

Les maniaques, au contraire. ont l'écriture ferme, brutale, décisive : ils aiment l'espace et conservent à cet effet des marges spacieuses. Les mots sont souvent inachevés par hâte et par incapacité de concentrer l'attention sur un seul objet. Ils n'accordent d'attention ni à la qualité du papier, ni à la direction des lignes. Leur écriture est hâtive, négligée, pleine de corrections. d'omissions et d'éclaboussures d'encre ; les lignes se dirigent en haut, en bas, en long et en large. Parfois les maniaques écrivent sur des papiers de forme spéciale, étoilée. triangulaire, etc.

Après avoir commencé d'une écriture tolérable. les maniaques finissent toujours par s'exciter progressivement ; leur écriture alors devient de plus en plus désordonnée.

L'écriture des déments se distingue peu de l'écriture des gens ordinaires. On y constate seulement la négligence, l'oubli, la malpropreté : ils se trompent souvent de noms : leur missive d'abord adressée à une personne, l'est ensuite à une autre. La forme du papier est fantastique. Les déments omettent des lettres. les confondent avec d'autres, les changent de place. ajoutent des lettres complémentaires, omettent des syllabes et des mots. Les mêmes propriétés sont à constater chez les imbéciles congénitaux (1).

(1) Berkhan. Ueber die Störungen der Schriftsprache bei Halbidioten. *Archiv für Psychiatrie*, B. XVI. 1.

Les déments et imbéciles ne font aucune attention au papier qui sert à l'écrit ; ils envoient leurs sollicitations à Saint-Pétersbourg sur du papier à sucre, du papier gras, etc.

Berkhan (1) estime que les écrits des aliénés manifestent très clairement la pauvreté intellectuelle du malade : il recommande donc de les étudier chaque fois qu'il s'agit de prouver manifestement la débilité de l'esprit et l'altération de l'attention.

Il nous est impossible d'appuyer la manière de voir de Christoph von Schröder (2) qui estime que les écrits des délirants systématiques (paronoïques) ne se distinguent en rien des écrits de l'homme sain d'esprit. Au contraire, c'est justement chez ces malades-là qu'on peut trouver les déviations les plus variées de l'écriture. Sous l'empire de leur tendance à accorder une signification particulière aux choses et aux signes qui n'ont aucune valeur, ils ornent souvent leurs écrits de signes et de paraphes fantastiques (N. Mouchine) (3).

Les délirants systématiques ont l'habitude d'écrire en vers, en commençant chaque ligne par une majuscule : d'autres choisissent une lettre quelconque comme étant leur préférée et la placent en majuscule partout, même au milieu des mots. Quelques-uns répètent plusieurs fois la même lettre ou la même syllabe dans un mot.

D'autres aiment à orner leurs lettres de signes symboliques : en voici un spécimen :

(1) Berkhan. Die Schreibstörungen bei Schwachgefahigkeit in gerichtlicher Beziehung. Viert. f. ger. med., 1893.

(2) Christoph von Schröder. Studien über die Schreibweise Geisteskranker.

(3) N. Mouchine. L'atavisme dans les écrits. Archives de la psychiatrie, 1890.

« Je suis, grâce à Dieu, en vie et bien portant † ce
que je vous souhaite aussi de tout mon cœur. Mon
existence est douce ; mon seul malheur est que je ne suis
pas en liberté ⁀†. Si j'avais de l'argent, cela irait
mieux (⊕). car avec lui on peut tout : sans lui —
rien, etc. »

Pendant longtemps je ne pus réussir à comprendre
la signification des signes †, ⁀†. (⊕) jusqu'à ce que le
malade lui-même me les expliquât : † signifie jour
de fête ; dans tous les cas où il est question de choses
agréables le malade mettait donc une croix, symbole
d'une chose agréable. Le symbole de quelque chose de
désagréable ou du désespoir ⁀† est le signe qui rappelle
les croix des cimetières : par conséquent, quand le
malade parle de la privation de liberté, il met le
signe ⁀†. La croix entourée d'un rond signifie une
grande fête : on la trouve donc partout où il est question de plaisir, exemple : l'argent avec lequel on peut
se procurer tous les plaisirs possibles.

Les écrits des aliénés affectés de paralysie progressive méritent une attention particulière. Pour déterminer les déviations survenues dans l'écriture dudit
malade, il faut toujours comparer ses écrits à ceux
qu'il écrivait 3 ou 4 ans auparavant. Les déviations
sont nombreuses : elles dépendent de la manière dont
la maladie se déclare et de la durée de sa période. Les
phénomènes intellectuels propres aux déments s'y
manifestent aussi bien que les phénomènes paralytiques.
Parfois les phénomènes paralytiques sont plus vivement accusés au début de la maladie que l'affaiblissement des facultés intellectuelles : et *vice versa*. Quelquefois les deux phénomènes s'accusent simultanément.

Si les phénomènes paralytiques précèdent le trouble psychique, la particularité capitale se réfléchit dans l'écrit. L'écriture devient inégale, comme convulsive : les lignes ne sont généralement pas droites mais sinueuses, les syllabes sont placées inégalement, les unes au-dessus, les autres au-dessous des lignes. C'est la même chose pour les lettres : les unes sont plus fermes, accentuées, d'autres, au contraire, très grêles. Mais c'est le caractère des lettres elles-mêmes qui tranche le plus vivement et presque toujours : la plupart d'entre elles sont excessivement anguleuses, en zigzag, composées parfois de bâtonnets isolés. En même temps maintes éclaboussures et taches d'encre ornent la missive.

Les particularités mentionnées s'établissent d'une façon imperceptible et augmentent progressivement. A l'état de calme, les altérations s'atténuent : dans l'excitation, elles s'accusent vivement.

Le mal gagne du terrain : il atteint les facultés intellectuelles : c'est l'attention qui est affectée la première, fait très visible dans l'écrit du malade.

On peut fréquemment observer dans les écrits dont il est question soit la répétition des lettres et des syllabes, soit leur omission. Fait remarquable, les fautes s'observent le plus souvent dans des mots très connus tels que le prénom, le nom, la profession, le grade, etc. De deux mots qui ont des syllabes consonnantes les malades en forment un seul en omettant toutes les syllabes intermédiaires. Le même fait s'observe dans un seul et même mot. L'écrit est disgracieux, malpropre ; les biffages, les corrections, les taches et les éclaboussures d'encre sont fréquents.

Dans le cours ultérieur de la maladie, l'écriture empire de plus en plus jusqu'à ce qu'elle ne soit plus composée que de barres en zigzag que ni le malade, ni l'entourage ne parviennent plus à déchiffrer. La mimique et l'attitude du corps des aliénés subissent aussi un changement ; beaucoup de troubles mentaux sont accompagnés d'une mimique et d'une attitude particulièrement caractéristiques, par exemple, dans la mélancolie, la manie, la paranoïa, etc. (Ballet).

On doit rattacher aux troubles moteurs les mouvements violents, les mouvements impulsifs (tics) et les mouvements automatiques. De ces altérations c'est la dernière qui attire le plus notre attention.

Les mouvements automatiques s'expriment par des actes et des agissements compliqués, presque réfléchis, sensés et conformes au but, mais ils sont presque toujours inconscients (1). Du reste les opinions des différents observateurs divergent quelque peu sous ce rapport. Dans certains cas d'automatisme Janet admet la présence de la conscience, tandis que Despine et d'autres acceptent pour signe cardinal de l'automatisme l'absence de la conscience. La cause de cette diversité d'avis tient évidemment à la nature différente des cas isolés d'automatisme.

Aveta (2) distingue deux formes d'automatisme : l'automatisme avec conscience et sans elle. Il subdivise en outre les premiers cas en deux groupes : au premier se rattachent les cas où les malades sont obsé-

<hr>

(1) P. Kovalevsky. L'automatisme. *Journal médical du Midi de la Russie*, 1894.

(2) Aveta. Automatismo ambulatorio in alienato. *Bolletino del manicomio*, Fleurent, 1892.

dés par un acte dont ils reconnaissent l'absurdité et l'indécence, mais qu'ils accomplissent tout de même sous l'empire du sort qui pèse sur eux. Duponchel donne à des cas semblables le nom de déterminisme ambulatoire. Le malade a pleinement conscience de la violence et de la morbidité de son acte mais il est dominé par l'envie qui le force à franchir tous les obstacles. Stevens et Hughes parlent d'un médecin épileptique qui se souvenait de ce qui lui arrivait au moment de ses crises d'automatisme mais qui ne pouvait s'abstenir d'agir, poussé qu'il y était par une force supérieure. Au second groupe comprenant l'automatisme avec conscience se rattachent les cas où le malade conserve sa conscience, ne cède pas à la pression d'une force extérieure, mais alors il est pris par une tendance inconsciente aux voyages, etc. Ce phénomène s'observe surtout chez les dégénérés et les fous moraux. Aveta relate le cas suivant : un jeune homme de 16 ans, devenu impotent par suite de l'absence d'érection et marqué du sceau d'une hérédité psychopathologique, se distinguait par une passion extraordinaire et invincible pour le vagabondage. Il parcourut toute l'Italie jusqu'au moment où il fut interné dans un asile d'aliénés où pendant deux ans il présenta l'état de stupeur.

Il est douteux que les cas mentionnés aient le droit d'être rangés au nombre des cas d'automatisme dans le sens strict du mot, car la première partie des cas avec conscience se rattachent plutôt aux phénomènes obsédants, idées et mouvements, tandis que la seconde partie se rapporte aux phénomènes impulsifs. L'automatisme pur ne comprend que les cas avec absence de conscience auxquels Aveta donne à juste titre le nom d'automatisme ambulatoire.

D'après son origine l'automatisme peut être épileptique, hystérique, alcoolique, traumatique et toxique (Frenkel (1).

Tous les actes et actions automatiques reposent sur une idée préconçue, précédée d'un mécanisme psychique qui demande pour sa manifestation non une impulsion volontaire sensorielle ou extérieure, mais une impulsion cérébrale interne.

Tout acte semblable n'est que la répétition d'anciennes traces de mémoire n'ayant subi presque aucune modification dans le mécanisme de la production, cette dernière ne se soumettant qu'au choix personnel et à la conscience.

Frenkel distingue une mémoire psychologique accompagnée de conscience et une mémoire organique sans conscience. Les phénomènes de l'automatisme servent d'expression à la mémoire organique : c'est pourquoi ils ne laissent pas de traces ou souvenir dans la conscience.

L'automatisme peut être très varié dans ses manifestations : le plus souvent l'individu qui y est sujet commet un acte qui ne sort pas du cercle habituel de son existence : il dit et fait ce qu'il dit et fait habituellement et ce qu'à l'ordinaire il doit dire et faire.

Mais dans une autre série de cas les automates commettent des actions qui ne leur sont ni propres ni habituelles : par exemple un individu économe et même un peu cupide devient prodigue, distribue son

______

(1) Frenkel. L'automatisme dans les autres maladies nerveuses, 1893.

bien, etc., et perd le souvenir de son action quelque temps après.

P. Garnier relate le fait suivant : un jeune homme hystéro-épileptique, tel que cela fut démontré dans la suite, fut pris en flagrant délit de vol : il emportait des meubles et les faisait transporter chez lui. Mis en présence du juge d'instruction il nia les faits, mais la seconde fois il fit un récit détaillé de son acte : une troisième fois il nia de nouveau. Il est évident que pendant le vol et ses aveux il était dans un état d'automatisme.

Enfin quelques personnes commettent d'horribles crimes et se trouvent sur le banc des accusés en qualité de criminels communs.

Kinney (1) cite le cas suivant : un jeune homme pris de boisson assassina une vieille femme qui l'avait élevé et soigné comme une mère. Il ne se souvenait absolument de rien. Il fut jugé. Devant le tribunal il dit : « si j'ai réellement fait cela, je mérite d'être pendu.» Il fut en effet exécuté.

Il est contestable qu'on puisse douter de ce que l'automatisme n'est pas un état indépendant, *sui generis* mais une unité pathologique qui accompagne les états morbides les plus variés. En tout cas il se développe sur le terrain de la dégénérescence ou d'états morbides analogues.

Ce sont les épileptiques qui sont le plus sujets à l'automatisme. Tous les phénomènes des équivalents épileptiques et beaucoup de cas de *petit mal* (comme par exemple celui de Trousseau par rapport au président du tribunal) peuvent être considérés comme une mani-

____

(1) KINNEY. Alcoholic trance. *The Journal of inebriety*, 1891, n° 3.

festation d'automatisme. Certains auteurs, tels que
Funajoli (1) et d'autres rapportent tous les cas d'automatisme à l'épilepsie mais il est impossible d'appuyer
cette manière de voir car il existe incontestablement
d'autres espèces d'automatisme. Pourtant l'automatisme épileptique est l'une des quatre manifestations
de l'automatisme en général.

L'automatisme épileptique est connu depuis le siècle
dernier, bien qu'il fût décrit sous d'autres noms. Voici
comment l'automatisme épileptique se rapporte aux
accès convulsifs : l'automatisme peut précéder l'accès
épileptique, lui être simultané ou consécutif. Althaus
parle même d'un jeune homme chez lequel chaque
accès était précédé de l'aura. L'accès consistait en ce
que le malade quittait sa place, se mettait en route et
touchait toutes les personnes qui passaient. Si on l'ar-
rêtait, il tombait en perdant connaissance. Selon Frenkel l'automatisme préépileptique est un phénomène
rare, tandis que l'automatisme postépileptique, consécutif à l'accès, est très fréquent, surtout partiel, par
exemple sous forme de mouvements masticateurs.
Les phénomènes automatiques sont plus souvent consécutifs à des crises convulsives faibles qu'à des crises
violentes. Enfin l'on observe souvent des cas d'automatisme épileptique sans convulsions épileptiques quand
les actes harmonieux remplacent l'accès convulsif.

Voisin (2) estime que l'automatisme épileptique se
distingue par ce fait que les actes ne sont ni coordon-
nés, ni bien sensés. L'épileptique s'avance sans but,

<hr>

(1) FUNAJOLI. Di un caso di determinismo ambulatorio. *Riforma
medica*, 1893.
(2) VOISIN. L'épilepsie, 1897.

renverse les objets qu'il rencontre sur son chemin ;
il ne répond pas aux questions qu'on lui pose ou
bien s'il commence à y répondre d'une manière
sensée, il s'embrouille aussitôt après. Selon Ardin
Dalteil (1) les fugues des épileptiques peuvent être
de trois genres : 1°, sous la forme d'une tendance
irrésistible, absurde et non conforme aux voyages, avec
intégrité de la conscience : 2°, tendance à vagabonder
avec trouble de la conscience, mais conservation de
quelque mémoire et 3°, actes et agissements privés de
toute conscience et de toute mémoire.

L'automatisme hystérique est moins rare. Il se distingue par une harmonie plus grande dans les actes et
les agissements, par des éclairs de conscience plus fréquents et par un épuisement moindre après l'accès.
Dans leurs accès d'automatisme les malades mettent
souvent à exécution leurs rêves les plus secrets en provoquant par cela même le doute au sujet du discernement et de la préméditation de leurs actes. Tout en
ayant beaucoup de commun avec l'automatisme épileptique, l'automatisme hystérique en diffère vivement.
Les malades sujets à l'automatisme hystérique peuvent
reconstituer dans leurs accès ultérieurs le contenu de
l'accès automatique précédent (Frenkel) : en outre
après avoir été hypnotisés, ils peuvent se souvenir et
raconter les détails de l'accès précédent. Prout référa
à l'Académie des sciences d'un cas d'automatisme hystérique, dont le malade qui y était sujet ne se rappelait
pas la crise à l'état de veille, mais, plongé dans le
sommeil hypnotique, reconstituait fidèlement l'accès.

(1) ARDIN DALTEIL. L'épilepsie psychique, 1898.

Boetau (1) relate le fait suivant : Marie M..., couturière par état, âgée de 22 ans avait une mère hystérique et offrait elle-même les phénomènes de l'hystérie classique. En 1891, elle accusa les symptômes suivants : terreur, boule à la gorge, les tempes lui battaient, elle avait de légères convulsions dans les mains ; puis la malade perdait entièrement connaissance et se mettait à errer automatiquement pendant trois jours. Elle ne gardait aucun souvenir de ses jours de vagabondage. A la fin du troisième jour elle reprenait connaissance : plongée à l'état de sommeil hypnotique elle racontait avec une précision extraordinaire tout ce qu'elle avait fait pendant son accès d'automatisme.

L'automatisme alcoolique est peut-être encore plus fréquent que l'automatisme hystérique. Crothers a fait une étude spéciale sur ce sujet, bien que Magnan (2) l'ait indiqué avant lui.

Crothers cite le cas d'un commerçant américain qui disparut subitement, à l'inquiétude générale de ses parents et de ses amis. Or il se trouva qu'il naviguait depuis trois jours sur un navire en partance pour l'Europe, ce dont il fut très surpris lui-même car il ne se souvenait absolument de rien. Cet américain s'adonnait secrètement à la boisson et son équipée était due à un accès d'automatisme.

La littérature russe comprend plusieurs exemples intéressants d'automatisme alcoolique cités dans les

<hr>

(1) BOETAU. Automatisme somnambulique avec dédoublement de la personnalité. *Annales méd.-psychol.*, 1891, I.

(2) MAGNAN. *Congrès international des sciences médicales de Genève*, 1878.

ouvrages de A. Govséeff, de I. Merjievsky, de Soulima, de Troïtsky, etc. Presque tous ceux qui ont observé des cas d'automatisme alcoolique sont de l'opinion que ces accès frappent exclusivement les ivrognes dégénérés.

L'automatisme traumatique se manifeste sous deux formes : immédiatement après le trauma ou quelque temps après. Charcot pense que dans ce dernier cas il se développe sous l'empire du trauma une névrose traumatique qui à son tour engendre l'automatisme.

L'état automatique a une très grande valeur médico-légale. Les actes et agissements commis en l'état d'automatisme sont parfaitement sensés et harmonieux : c'est pour cette raison qu'ils éveillent le doute au sujet de la conscience et du libre arbitre. Mais il s'agit de faire une distinction essentielle entre les actes harmonieux et les actes conscients.

Certains actes peuvent indiscutablement être harmonieux et sensés sans toutefois être conscients. Nous en avons mille exemples sous les yeux. En écrivant nous traçons des signes, des figures et leurs combinaisons d'une manière très harmonieuse, sensée et significative : pourtant si nous exposons des idées sérieuses, il est douteux que l'un de nous fasse attention à la manière de tracer les lettres et les mots. Toute notre attention se porte sur l'exposé de nos pensées : quant à la forme graphique, elle a lieu inconsciemment, bien qu'elle soit harmonieuse et sensée. La production d'actes semblables inconscients et pourtant harmonieux exige une condition essentielle, c'est que les actions nous soient très familières et leur mécanisme d'exécution si habituel que nous puissions les accomplir à l'aide du système musculaire seul sans l'intervention de la conscience, de la volonté ou des organes sensoriels. Tels sont les actes de la marche, de l'écriture, etc.. Ces actes seront encore plus complexes et plus variés si les organes sensoriels y prennent part.

Dans les actes automatiques la conscience et la volonté se retirent du cercle d'action : quant aux organes sensoriels, ils peuvent intervenir activement en rendant systématique l'activité réflexe et celle d'association du domaine des mouvements habituels simples et complexes. Attendu que les actes dont nous parlons sont tous plus ou moins familiers à l'individu et que leur mécanisme d'exécution a lieu facilement et librement, presque sans l'intervention de la conscience, il est naturel qu'avec le secours des organes sensoriels et l'association des centres inférieurs, les actes des automates soient précis, exacts, harmonieux tout en étant privés de conscience.

En considérant que la conscience et la volonté, c'est-à-dire la faculté d'entendement et le choix libre sont exclus du cercle d'action dans l'automatisme, les actes des automates ne peuvent ni être imputables, ni encourir de peine ou de châtiment.

Il va sans dire qu'avant de prononcer ce verdict, il faut scrupuleusement analyser toute la vie du malade et se convaincre sérieusement de la présence de l'automatisme. La présence de phénomènes héréditaires pathologiques, dégénératifs ou épileptiques, peut contribuer à établir l'automatisme épileptique. L'alcoolisme chronique ou la dypsomanie parle aussi en faveur de l'automatisme alcoolique. Les contusions, les coups, les lésions traumatiques en général peuvent servir d'indice à l'existence de l'automatisme traumatique, surtout si nous constatons en même temps des phénomènes propres aux névroses. On peut facilement contrôler l'automatisme hystérique par la suggestion hypnotique et les témoignages donnés en cet état par le malade sur le contenu de l'acte automatique antérieur.

Nous citerons ici le cas du D' Lasse (1) si intéressant par la préméditation apparente du crime.

La mère du malade fut emportée par la tuberculose pulmonaire : une semaine avant sa mort elle manifesta des symptômes d'aliénation mentale. Le grand-père maternel était un aliéné qui mourut dans un asile de fous. Le père et son cousin abusaient des boissons alcooliques. Étant petit le malade était souvent tombé de son lit : en outre il souffrait parfois d'incontinence d'urine : plus tard il tomba souvent de cheval sans connaissance. Ayant goûté de l'eau-de-vie, il se passionna pour la boisson : une petite quantité d'alcool suffisait à le mettre en état d'ébriété. Le 1ᵉʳ juin 1895 (le malade avait 17 ans à cette époque) il but cinq bouteilles de bière. Le 5 juin il se dirigea vers le débarcadère à la rencontre de son père et depuis ce moment jusqu'au 31 juillet le malade ne se souvient absolument de rien. Or le 25 juin il s'était présenté dans une épicerie et à l'aide d'un faux il se fit donner un pain de sucre et une livre de thé. La marchandise fut livrée, mais comme le patron soupçonnait un faux, il suivit le jeune homme. Le faux fut découvert et K... mis en état d'arrestation.

(1) LASSE. L'automatisme ambulatoire. *La revue de psychiatrie*, 1898.

Au juge de paix il donna un faux nom. Interné, il éveilla des doutes au sujet de l'état de ses facultés mentales : aussi le mit-on en observation à l'hôpital des aliénés de Saratoff. Sa conduite y fut calme, tranquille et sensée en apparence mais ses mensonges et son oubli au sujet de tout ce qu'il disait continuaient à surprendre l'entourage. Le 31 juillet le malade sembla subitement s'éveiller : il ne se souvenait de rien depuis le 5 juin.

État hypnotique. — Les actes que l'on commet à l'état hypnotique, c'est-à-dire sous l'empire d'une idée suggérée par autrui pendant un sommeil artificiel ou forcé se rapprochent de très près des actes automatiques. L'hypnotisé semble plongé dans un état analogue au sommeil et alors il ne perçoit aucune impression ni raisonnement à l'exception de ceux que lui suggère la personne qui l'a soumis au sommeil hypnotique. En ce cas l'hypnotisé est l'esclave obéissant et soumis de l'hypnotiseur : cette soumission peut se prolonger au delà du moment de la suggestion. L'individu exécute les ordres reçus, même si c'est d'un crime qu'il s'agit. Par conséquent l'hypnotisé peut devenir bien après la séance de suggestion l'exécuteur d'actes médités par l'hypnotiseur. A un certain moment, fixé par l'hypnotiseur, l'individu semble retomber dans un nouvel accès d'hypnose et il exécute exactement l'ordre qui lui a été donné. Non seulement l'individu ne conserve souvent aucun souvenir de son acte, il ne sait même pas quelle est la personne qui le lui a suggéré. Du reste l'hypnotiseur peut lui suggérer à cet effet l'acte et la perte de mémoire au sujet de celui qui donne l'ordre.

Au moment de la suggestion et de sa mise en exécution l'individu vit donc d'une vie à part relative au moment donné et aux circonstances données exclusivement : il n'existe plus pour autre chose, il ne perçoit rien de ce qui l'entoure. Dans la plupart des cas, à la seconde séance de suggestion, l'hypnotisé se souvient du passé mais non pas des choses réelles et *vice versa*, au moment où il rentre dans la vie habituelle, il perd tout souvenir relatif à la suggestion. De là cette question s'il peut y avoir une conscience double, l'une générale, habituelle, normale : l'autre partielle, pathologique. Les procédés d'hypnotisation sont très variés. Tantôt c'est par la fixité du regard que l'hypnotiseur agit, tantôt c'est en obligeant l'individu à fixer un objet brillant, ou à écouter un son prolongé et monotone comme celui d'un appareil faradique ou bien encore on recourt à des passes, etc.

Tous les hommes sont-ils susceptibles d'être hypnotisés ? On ne peut y répondre affirmativement ; pourtant, personnellement nous sommes enclin à croire que tous les hommes sont susceptibles de céder à l'hypnotisation et si beaucoup n'y cèdent pas, c'est que le procédé choisi et le caractère de l'action hypnotique étaient imparfaits, non conformes ou inopportuns. Nous croyons fermement que ceux qui parfois sont rebelles à la suggestion lui cèdent facilement à un autre moment.

Il est parfaitement possible d'hypnotiser contre le gré de l'individu : il est hors de doute que certains sujets peuvent être hypnotisés contre leur volonté mais cela n'arrive qu'à ceux qui ont déjà subi la suggestion : ils s'endorment parfois sur un simple regard de l'hypnotiseur : de pareils cas sont très rares et ne concernent que des personnes qui se laissent facilement hypnotiser.

Les hypnotisés peuvent commettre des actes parfaitement harmonieux et sensés comme par exemple le payement d'une lettre de change, une donation, un testament, etc., des actes divers et même des crimes horribles sans s'en rendre aucunement compte ni se souvenir de l'action commise. La suggestion peut non seulement imposer au malade une idée et son exécution, mais encore une perte de mémoire absolue au sujet de son action. C'est ainsi que nous pouvons nous trouver en présence de crimes prémédités, à but préconçu, crimes délibérés et systématisés d'avance, sensés au possible, commis par le bras d'une autre personne sans l'intervention de sa conscience ou de sa volonté. L'hypnotisé exécute son acte comme une mécanique, le fond et le plan d'exécution lui ayant été suggérés par une autre personne. Pour la mise en exécution de sa scélératesse, la conscience et la volonté de l'hypnotiseur trouvent le mécanisme nerveux central d'une autre personne qu'il inspire et utilise pour ses projets, grâce à l'état inconscient de l'hypnotisé.

Vu l'absence de la conscience et de la volonté chez l'exécuteur ainsi que l'absence totale de mémoire et malgré le sens, et la préméditation apparente, les actes commis par des personnes hypnotisées conviennent parfaitement au groupe des actes automatiques, sans que toutefois le fond de l'acte donné soit engendré par la morbidité du système nerveux central : l'acte aura été suscité en ce cas par la volonté et la suggestion d'autrui.

Au point de vue médico-légal l'état en question a une grande importance. Sa gravité augmente par ce fait que des événements semblables peuvent se passer en réalité et puis parce que les criminels peuvent avoir l'envie de simuler cet état pour charger un autre individu de leur crime et feindre l'ignorance. Heureusement que les procès judiciaires relatifs à des cas semblables sont rares ainsi que ceux qui ont voulu profiter d'un pareil subterfuge.

Il est évident que dans des crimes semblables ce n'est pas celui qui a commis le crime, mais celui qui l'a suggéré qui est responsable et la responsabilité doit être double et impitoyable en ce cas. Le problème de la science moderne consiste à élaborer les moyens de découvrir si le crime a réellement eu lieu à l'état d'hypnose suggéré par autrui ou bien si l'individu donné simule et calomnie. Pour vérifier l'état hypnotique et dans un but médico-légal l'on peut hypnotiser le sujet mais avec son consentement : pourtant les déclarations de l'hypnotisé doivent être acceptées avec la plus grande prudence, parce qu'elles peuvent contenir beaucoup de choses dénaturées et même imaginaires.

Les représentations hypnotiques publiques devraient être interdites vu qu'elles ont une influence funeste sur bien des personnes nerveuses. La suggestion hypnotique ne doit être permise qu'aux médecins et sévèrement interdite à ceux qui ne possèdent pas de connaissances médicales. Il vaut mieux que la suggestion médicale ait lieu en présence de témoins afin d'éviter le blâme et les accusations dont on charge sans cela si abondamment les médecins.

La possibilité de commettre des crimes à l'état hypnotique peut être prouvée par deux moyens : par les expériences auxquelles on soumet le prévenu et les renseignements fournis par le tribunal. Citons un exemple pour chaque cas :

Voici ce que Liégois suggéra à une dame : « En passant près de l'église vous avez rattrapé deux passants et entendu sans le vouloir leur entretien. L'un disait à l'autre que le récent incendie de Nancy était l'œuvre de sa main. Comme son camarade lui demandait quel avait été le mobile de son acte, il répondit qu'il avait agi par colère parce que les propriétaires de la maison lui refusaient constamment le secours qu'il demandait. « Je mis donc le feu à la maison et profitant du tumulte causé par l'incendie je volai pour 500 francs de coupons. » « Ah! tu as donc de l'argent : voilà qui me va : donne-moi 100 francs ou je vais de ce pas faire ma déposition à la police. » Le voleur et l'incendiaire refusant de donner l'argent, les deux compagnons engagèrent une querelle qui ne tarda pas à dégénérer en rixe. Vous vous êtes sauvée en ce moment. À votre réveil vous irez informer le président du tribunal de tout ce que vous avez vu et entendu ». C'est ce qui arriva en effet : l'hypnotisée confirma même ses paroles par un serment.

Le même savant fit cette autre suggestion à un individu : vous me devez 500 francs, veuillez me signer une lettre de change de la valeur de cette somme. Comme l'individu protestait contre cet emprunt imaginaire, Liégois lui dit : votre mémoire vous trahit : je vais vous rappeler les circonstances : il y a trois semaines qu'ici, dans cette même chambre, vous m'avez demandé de l'argent et je vous l'ai remis en pièces de 20 francs.

Après avoir hésité quelque temps et fait de grands efforts de mémoire, l'individu finit par se souvenir : il confirma les faits et signa le papier.

A Mme K... Liégois remit une poudre blanche en lui disant que c'était de l'arsenic et en lui ordonnant après l'avoir délayée dans un verre d'eau de la porter à une personne qu'il nomma et qu'elle devait rencontrer le lendemain au bal. Si la personne désignée lui demandait ce que contenait le verre, elle devait répondre que c'était de l'orchade ou de l'eau sucrée. L'hypnotisée remplit strictement les ordres donnés : quand on lui demanda ce qu'il y avait dans le verre, elle répondit avec émotion : c'est de l'eau sucrée ; et elle insista beaucoup pour la faire boire. La même expérience fut faite par Gilles de la Tourette.

Toutes les expériences mentionnées nous prouvent la possibilité de crimes commis à l'état hypnotique : cette supposition est confirmée par la pratique judiciaire.

Brouardel (1) cite le cas suivant : un dentiste du nom de Lévy abusa d'une jeune fille à ses heures de réception ordinaires et en présence de la mère de la victime. La mère et la fille B... s'étaient présentées la première fois le 25 avril 1878 : elles exprimèrent au dentiste leur entière confiance. Dès la première visite Lévy posa à la jeune fille des questions bizarres relatives à sa santé et à son genre d'existence ; il déclara ensuite avec fermeté qu'il devait la soumettre préalablement à un examen gynécologique pour constater si elle était réellement vierge. Après une courte hésitation les deux femmes y consentirent. Après l'examen, Lévy offrit de soumettre la jeune fille à un traitement spécial qui favoriserait l'afflux du sang aux organes du bassin. Les deux femmes ayant consenti, le dentiste plaça la vieille femme dans l'angle le plus reculé de son cabinet dentaire qui était long et étroit, de manière qu'elle ne pût voir sa fille que par derrière. Quant à la jeune fille, il la coucha presque horizontalement sur le fauteuil d'opération, d'une construction particulière, l'obligea de tenir les lèvres avancées et se plaça lui-même entre ses jambes écartées. Quelques instants après la jeune fille sentit qu'elle perdait connaissance puis elle la perdit totalement et ne put se souvenir de rien. La séance fut reprise le lendemain et le surlendemain ; le troisième jour, Lévy fit respirer quelque chose à la malade ce après quoi celle-ci soupira en gémissant. Comme la mère inquiète voulait s'approcher de sa fille, Lévy la tranquillisa par quelques paroles si bien que la vieille femme consentit à reprendre sa place. Immédiatement après Lévy prit une serviette, fit le geste d'en essuyer quelque chose et la lança dans un coin. La jeune fille ayant repris connaissance se plaignit de cuisson et de douleur dans les organes génitaux. Sur l'aveu même du dentiste il eut plusieurs fois des rapports avec la jeune fille toujours dans les circonstances mentionnées mais il affirmait qu'elle s'était livrée de plein gré et qu'elle n'avait pas du tout perdu connaissance. Quant à la jeune fille, elle niait énergiquement la véracité de ce dernier témoignage. B... subissait facilement la suggestion hypnotique. Des cas semblables de viol commis sur une personne hypnotisée ont été cités par Baillarger, Auban et Roux, Tardieu, Ladame, Gilles de la Tourette, Laurent, Macario, Liébault, Liegois, Cullerre, Brouardel, Féré, Burot, de Gante et d'autres...

Le cas suivant (1) prouve que l'hypnose figurait devant le tribunal bien avant qu'il ne devienne la propriété de la science.

Par un beau matin de l'année 1865, un individu vêtu de haillons se présenta dans un village allemand : il produisait une impression repoussante : c'était un mendiant âgé de 25 ans, à jambes torses, appelé Castelan et qui se faisait passer pour sourd-muet. Les voisins de la maison où il était entré descendirent et il leur apprit par écrit qu'il était le fils de Dieu, qu'ils verraient bientôt de petits et de grands miracles. Cette déclaration ainsi que l'impression première et la conduite du mendiant éveillèrent un sentiment de terreur dans une jeune fille du nom de Joséphine, la fille du propriétaire chez lequel le mendiant était descendu. Après avoir passé la nuit sous une meule de foin et appris que Joséphine resterait seule la journée du lendemain, il partit mais revint plus tard et selon les dépositions d'un témoin il se mit à faire des passes dans le dos de la jeune fille pendant que celle-ci travaillait. Une fois les voisins partis, J... se sentit privée de la faculté de se mouvoir, de parler, de résister et à 4 heures après être devenue la victime de la violence révoltante du mendiant, elle éprouvait une tendance insurmontable à le suivre : elle s'en alla donc au milieu de ses voisins étonnés avec un visage étrange. En passant de village en village, elle éprouvait tantôt de l'affection, tantôt du dégoût pour C... : parfois elle était prise de désespoir, mais dès qu'elle manifestait l'intention de partir ou la ferme intention de ne plus subir ses désirs

____

(1) V. Slottchevsky. L'hypnose au tribunal.

illimités, il suffisait au mendiant de la toucher pour qu'elle retombât dans un état d'inconscience. Selon les dépositions des témoins, C... traitait J... avec une cruauté révoltante. Ce n'est qu'après avoir profité d'une absence passagère de C... que J... réussit à s'enfuir dans le village voisin en suppliant les habitants de la cacher.

Jusque-là J... avait été d'une moralité irréprochable et jouissait de l'estime universelle en qualité de fille honnête et laborieuse. Livré à la justice et condamné à 20 ans de travaux forcés, C... tenta au cours de l'enquête d'hypnotiser les juges, ce après quoi il fut immédiatement conduit hors de la salle.

Ces exemples prouvent que l'hypnose peut servir de moyen et d'arme de violence contre des personnes sans défense. Ici se rattache le cas récent de Tchinsky qui fit beaucoup de bruit : il s'agissait d'une suggestion qui imposa un mariage avec un homme détesté.

Les victimes peuvent de même recevoir à l'état de sommeil hypnotique l'ordre de participer à des crimes capitaux ou à donner de faux témoignages comme dans le procès de G...

Il faut pourtant ajouter qu'actuellement on entend des voix se prononcer en faveur de l'impossibilité de suggérer une action criminelle à tout individu par hypnotisme. Forel, Dröhner (1) et d'autres déclarent que ce ne sont que les natures criminelles, défectueuses et enclines au crime qui se soumettent avec facilité aux suggestions hypnotiques.

On se demande si la justice pénale actuelle possède

(1) Dröhner. The criminel. 1900.

des moyens suffisamment efficaces pour la lutte contre
la criminalité qui recourt à l'hypnotisme et quels sont
ces moyens ?

Notre criminologue bien connu, le Pʳ V. Sloutchevsky (1) exprime à ce sujet l'opinion suivante :

Les moyens dont dispose la justice criminelle consistent avant tout en menaces et châtiments. Si l'activité
des tribunaux est dirigée de façon à garantir l'inévita-
bilité de son application, la menace constitue un frein
modérateur à la criminalité et protège par cela même
l'ordre du droit. Sans entrer à ce sujet dans des considérations spéciales d'ordre juridique, il semble suffisant
d'indiquer une déduction concluante à laquelle il s'agit
d'arriver à tout prix au sujet de l'hypnose. Les cadres
qui renferment les règlements de notre loi pénale sont
parfaitement efficaces pour garantir l'impunité de l'individu qui a commis un acte sous l'empire d'une suggestion hypnotique. Toute la difficulté consiste à con-
stituer des principes relatifs aux symptômes de la
conscience et de la volonté pour chaque cas particulier : en ce sens la tâche qui incombe au tribunal criminel n'est pas facile. Parmi les diverses formes d'hypnotisme au sujet desquelles il s'agit de déterminer la
responsabilité criminelle, la plus difficile est celle qui
consiste à objectiver les types. Or quelle influence le
dédoublement de la personnalité peut-il exercer sur la
valeur juridique de l'acte commis et sur la responsabilité pénale de l'auteur qui a totalement perdu le souvenir de son action, celle-ci ayant été le produit de ses
éléments personnels transformés ? Peut-on châtier un

(1) V. Sloutchevsky. L'hypnotisme devant la justice pénale, 1892.

individu qui nie de bonne foi l'exécution d'un acte
qu'on lui impute et l'application d'une peine judiciaire
peut-elle exercer sur lui une impression morale favorable? Des opinions très diverses furent émises à ce
sujet : les uns se sont prononcés en faveur d'une irresponsabilité complète ; d'autres estiment que malgré le
dédoublement de la personnalité, l'individu doit être
reconnu responsable parce que son libre arbitre n'est
pas déprimé ; quant aux altérations de la mémoire, elles
ne peuvent justifier l'impunité ; enfin quelques auteurs
estiment que la responsabilité doit être atténuée. On
exprima encore l'avis qu'il était impossible d'établir
une règle immuable générale sous ce rapport et qu'il
incombe au tribunal de décider dans chaque cas particulier à quel point l'altération de la conscience et de la
volonté sont grandes par suite du dédoublement de la
personnalité pour que l'impunité puisse être reconnue.
C'est cette dernière opinion qui nous paraît être la plus
juste : elle convient aussi aux cas d'hypnose légère qui
ne s'exprime pas d'une manière très vive et ne se manifeste que sous forme d'obscurcissement et de torpeur
(charme). Dans tous les cas, pour ce qui est de la responsabilité d'un individu qui a commis un crime sous
l'empire d'une suggestion, nous pouvons nous trouver
en présence de trois espèces d'éventualités : l'individu
peut avoir été hypnotisé avec son consentement et le
but criminel préalablement déterminé par lui-même ;
en ce cas l'hypnotisé et l'hypnotiseur sont également
responsables ; secondement, l'individu peut avoir consenti à la suggestion, mais sans avoir eu connaissance
du but criminel ; en ce cas c'est évidemment l'hypnotiseur qui est le coupable ; quant à la culpabilité de

l'hypnotisé, elle doit reposer sur des principes généraux selon les propriétés de l'hypnose et conformément à l'influence exercée sur sa volonté et sur sa conscience : enfin il peut arriver encore que nous soyons en présence de crimes commis par un individu suggestionné sans son consentement et qui par conséquent n'a pas eu connaissance du but criminel ; en ce cas il n'a été qu'une arme entre les mains de l'hypnotiseur coupable, surtout si les symptômes de la volonté et de la conscience dont dépend la responsabilité de l'homme, ont été absents durant l'exécution du crime. L'homme qui a commis un crime à l'état de veille, mais sous l'empire d'une suggestion faite pendant le sommeil hypnotique, présente un état anormal et l'idée qui semble lui avoir été suggérée de force laisse dans son cerveau une trop grande trace pour qu'on soit autorisé à passer outre cette circonstance et ne pas reconnaître l'individu donné comme une simple arme aux mains de l'hypnotiseur du moment que la conscience et la volonté ont été absentes pendant l'exécution du crime.

Le second mode d'action dont dispose la justice pour protéger l'ordre du droit est constitué par les procédés du procès dont la législation pourvoit le tribunal criminel sous le rapport de l'application de la peine criminelle. Il s'agit avant tout de se demander si l'on est autorisé à recourir à une expérience de suggestion hypnotique avec l'aide des experts au tribunal. En se guidant sur l'expérience des tribunaux étrangers, le Pr Sloutchevsky estime que l'expérience mentionnée est possible, vu qu'elle n'a pas d'obstacles sérieux à son admission : pourtant il reconnaît que le consentement du prévenu ou des témoins est indispensable car la suggestion hypnotique est liée à une invasion grave dans l'existence personnelle du sujet hypnotisé.

« Le contrepoison serait donc trouvé dans le poison même et la même arme qui a servi à une volonté criminelle par l'intervention de l'hypnose pourrait être utile aux intérêts de la justice dirigés contre l'auteur de l'attentat criminel. »

Puisque nous parlons de la suggestion hypnotique, nous sommes obligés de dire quelques mots au sujet de la suggestion à l'état de veille.

On doit entendre par suggestion la communication d'un renseignement ou d'une information, ou d'un ordre, etc., destinés à être imposés à une personne, à être exécutés sans raisonnement, sans contrôle, sans analyse. La suggestion est possible à l'état de sommeil hypnotique quand l'activité de l'autoconscience est déprimée ou absente : elle est possible aussi à l'état de veille.

C'est aux Français que nous devons l'élaboration de cette question. Il faut reconnaître qu'on n'a fait encore que soulever le coin du voile qui recouvre ce mystère, mais les efforts faits en ce sens méritent déjà toute notre attention.

Il existe en France deux opinions et deux écoles. Charcot fut le représentant de la première, Bernheim de la seconde. Charcot ne reconnaissait presque que la suggestion à l'état de sommeil hypnotique. Bernheim estimait que la suggestion était possible à l'état de veille et cette manière de voir fut appuyée par l'école de Nancy tout entière. L'école mentionnée définit la suggestion comme toute idée perçue, recueillie par le cerveau quelle que soit la voie par laquelle elle atteigne la

conscience. Or toute suggestion a la tendance de se
réaliser, toute idée a celle de passer en action. La cellule cérébrale irritée par une idée excite les fibres nerveuses qui doivent la réaliser. L'idée se transforme
donc en mouvement.

Sous l'empire d'une idée suggérée on peut provoquer
une sensation sensorielle, une image visuelle, une émotion et même un acte organique par exemple le sommeil. Toute idée est une suggestion. On peut la trouver
partout. Suggérer quelque chose à quelqu'un signifie
faire pénétrer une idée dans son cerveau. Mais une suggestion faite n'est pas une suggestion réalisée. La faculté
de se laisser suggestionner est une propriété physiologique du cerveau de l'homme, mais à l'état normal
elle est limitée par les facultés mentales supérieures. La
raison sert de contrepoids à l'imagination et à l'automatisme cérébral. Pendant le sommeil, le contrepoids
est aboli et le cerveau devient très sensible à toute suggestion.

Mais il est des sujets chez lesquels la sensibilité à la
suggestion est si grande à l'état normal, sans sommeil
préalable, que différents phénomènes tels que l'anesthésie, la catalepsie, les contractions, les hallucinations,
les illusions peuvent être provoqués à l'état de veille.
Ces sujets ne sont guère si peu nombreux qu'on le
croit généralement. L'homme peut être autosuggestionné spontanément, sans aucune influence extérieure.
En général toute suggestion est accompagnée d'autosuggestion. Qu'est-ce qu'en somme que l'hypnotisme?
C'est un sommeil particulier provoqué par la suggestion
et durant lequel le sujet est très sensible à la suggestion : il produit une série d'actes appelés hypnotiques.

De nombreux auteurs considèrent le sommeil hypnotique comme un fait anormal, antiphysiologique sinon
pathologique, les phénomènes qui l'accompagnent étant
analogues à l'hystérie. L'hypnose est une névrose provoquée artificiellement. Tous les phénomènes attribués
à l'hypnotisme peuvent être provoqués par la suggestion à l'état de veille et le sommeil lui-même n'est que
le résultat d'une suggestion.

L'hypnotisme n'est pas autre chose que la manifestation d'une propriété normale du cerveau à se laisser
suggestionner. Selon Bernheim il n'y a pas d'hypnotisme, il n'y a pas d'état particulier qui mérite ce nom
privé de sens. Il faudrait simplement dire que certaines
personnes peu enclines à la suggestion y cèdent plus
facilement si on leur suggère préalablement l'idée de
dormir. Mais le sommeil n'est pas du tout indispensable
et si l'on ne confondait pas la suggestion avec l'*hystérie*, son étude ne serait pas obscurcie par le voile
mystique lié aux mots d'hypnotisme et de magnétisme.
Toutes les expériences faites en ce sens qui ont montré
que sous l'empire de la suggestion les honnêtes gens
deviendraient des voleurs, des assassins, etc., ne sont
pas convaincantes. Elles ne prouvent pas qu'un crime
réel puisse être commis sous l'influence d'une suggestion car les expériences faites ne sont relatives qu'à des
délits de laboratoire. Beaucoup de personnes commettent sous l'empire d'une suggestion les actes requis
tout en reconnaissant qu'elles jouent un certain rôle et
au réveil il leur semble qu'elles l'ont joué de bon gré.
Tous les crimes imaginaires commis sous l'influence
d'une suggestion sont totalement exempts d'émotion.
L'assassin se jette sur la victime présumée sans le

moindre jeu de physionomie. En obligeant par la suggestion à commettre une vilaine action, nous ne changeons pas l'honnête homme en criminel ; nous l'obligeons à faire le mal par voie d'obsession. Mais il est des cas où l'honnête homme suggestionné peut commettre un crime. Pourtant la suggestion ne peut abolir le sens moral stable ou le créer s'il est absent.

Elle ne peut que développer les germes existants bons ou mauvais, mais l'hypnotisme, si on tient à l'appeler ainsi, ne fera rien de plus qu'un précepteur expérimenté. En somme, les crimes dus à l'influence hypnotique sont rares et si quelqu'un profitait de son pouvoir pour suggérer un crime, il ne l'avouerait pas et l'auteur du crime n'en saurait rien. La suggestion se mêle presque à tous les crimes. Pour suggérer un crime, une personne étrangère n'est pas toujours nécessaire. Il peut être la conséquence d'une suggestion due à un concours de circonstances vitales ou à l'auto-suggestion. Certains sujets après une suggestion accompagnée d'hallucinations, d'émotions et de divers actes, ne se souviennent de rien, une fois revenus à l'état normal. Chez certaines personnes l'amnésie se propage même sur la période de temps qui précède la suggestion. Telle est l'opinion de Brouardel, de Bernheim, etc.

On distingue deux espèces de suggestion : la suggestion pathologique qui se produit pendant le sommeil hypnotique et la suggestion physiologique qui a lieu à l'état de veille. Dans le dernier cas, la présence des deux conditions suivantes est absolument nécessaire : il faut que la confiance de l'hypnotisé vis-à-vis de l'hypnotiseur soit aussi grande que l'autorité de ce dernier. L'effet de la suggestion à l'état de veille est en rapport direct avec ces deux conditions et son action est non seulement égale à celle de la suggestion hypnotique, elle lui est incomparablement supérieure puisque la suggestion à l'état de veille peut s'étendre sur des foules entières. C'est sur la suggestion physiologique que sont basés l'influence politique, le mouvement religieux en masse et beaucoup d'autres mouvements de la foule.

La suggestion physiologique était connue dans l'antiquité la plus reculée. Les prêtres ainsi que les autres représentants du sacerdoce de l'Inde, de la Chine, de l'Égypte, de la Grèce, de Rome, etc. en faisaient usage. Elle fut utilisée par beaucoup de grands médecins : de nombreux moyens et procédés thérapeutiques sont basés sur elle, tels que le magnétisme, la métallothérapie, beaucoup de cas d'électricité, etc. Actuellement encore presque tous les médecins praticiens comptent dans leur pratique personnelle beaucoup de cas où l'effet salutaire ne doit pas être attribué aux médicaments, mais à leur autorité et à la confiance illimitée de la part des malades.

Outre la grande autorité de l'hypnotiseur et d'une confiance égale de l'hypnotisé il y a d'autres conditions qui favorisent la force et le degré de la suggestion. L'âge joue un grand rôle en ce sens : les enfants et les jeunes gens sont incomparablement plus enclins à la réception que les adultes et les sujets bien développés ; puis vient l'instruction, les personnes cultivées cédant moins à la suggestion que les personnes sans instruction ; puis il y a le degré plus ou moins grand de superstition et d'ignorance, une intelligence innée, large ou insignifiante, les personnes bornées cédant plus facilement à la suggestion que les individus intelligents à esprit ferme et stable ; les sujets dont les facultés mentales sont affaiblies, comme chez les déments et les imbéciles, se laissent encore plus facilement suggestionner. En outre, les divers moments de la vie sociale, les grands événements, la rumeur publique, les racontars ont sans conteste une grande influence sur la sensibilité de l'individu à la suggestion.

Si l'hypnotiseur et l'hypnotisé se trouvent dans les conditions mentionnées plus haut, ils peuvent facilement réaliser un acte de suggestion. Si d'un côté il y a l'expérience, le savoir, l'assurance qui inspirent une confiance et une estime absolues à l'hypnotisé et si de l'autre nous avons l'ignorance, la faiblesse volitionnelle, la confiance absolue, la certitude de l'action, l'empressement à s'y soumettre, la superstition, l'influence du milieu et de l'existence, — la suggestion physiologique peut faire des miracles. Elle peut même abolir les sensations, imposer des pensées et des convictions. pousser à l'action, aux sentiments, aux actes. à la direction des foules.

Il n'est donc pas surprenant de voir beaucoup de médecins recourir à ce moyen comme à un agent thérapeutique : personnellement nous en avons souvent fait usage à l'état de veille. craignant et évitant le sommeil hypnotique : nos procédés nous ont souvent donné d'heureux résultats (N. Mouchine) (1). Si par voie de suggestion physiologique l'on peut supprimer parfois des phénomènes morbides, reconstituer les

(1) N. Mouchine. Un cas de paralysie hystérique. *Archives de la psych.*, 1889.

fonctions absentes et ramener au norma les altérations
pathologiques, l'on peut même suggérer aux personnes
saines des sensations imaginaires, des pensées erronées ;
on peut dénaturer les sensations et les pensées réelles,
pousser à des actes et à des agissements incorrects,
absurdes, insensés, dangereux et nuisibles. C'est la
suggestion physiologique ou suggestion à l'état de
veille qui permet de suggérer à des personnes qui y
cèdent des délits et des crimes ; en même temps, les
auteurs des actes criminels restent parfaitement con-
vaincus de la rectitude de leur action. On peut ainsi
obliger un individu à donner de faux témoignages et
l'individu sera profondément convaincu de la véracité
de ses déclarations qu'il tâchera de défendre par tous
les moyens possibles. On peut lui suggérer de s'accuser
et de soutenir énergiquement ses accusations. Des cas
analogues, dus à une suggestion faite à l'état de veille,
sont connus dans la casuistique judiciaire et nous les
citerons ici.

Le Pr Deventer (1) relate le fait suivant : On
arracha à un fonctionnaire, de réputation irréprochable, l'aveu d'un crime grâce auquel il devait perdre
son honneur, son nom d'honnête homme et sa situation sociale. Cette accusation n'avait aucun motif,
excepté un concours accidentel de circonstances : pourtant cédant à un interrogatoire obstiné et brutal, le
fonctionnaire terrifié s'accusa de culpabilité, non
seulement de vive voix, mais encore par écrit, ce qui
servit de preuve matérielle au tribunal. Cet employé
était un être modeste, de caractère faible, nerveux,

<hr>

(1) Van Deventer. *Centralblatt f. Nervenheilk*, 1891.

emporté, susceptible, irascible, parfois pensif et accablé.

Le même professeur nous raconte le cas de Spilta : Une femme, qui avait vécu quatorze années heureuses de vie conjugale, tomba malade de l'hystéro-épilepsie, qui se manifestait par des crises convulsives accompagnées d'accès de folie extatique. En 1861, elle s'imagina que sa voisine lui avait jeté un mauvais sort, qu'elle était ensorcelée. Pour se délivrer du charme, elle ordonna à son mari et à sa fille, âgée de 12 ans, de la frapper avec les mains et les pieds aussi longtemps que leurs forces ne les trahiraient pas. Le mari, habitué à toujours obéir à sa femme, y mit un tel zèle qu'il en était tout en nage. Tout en battant sa femme, il se mit insensiblement et progressivement à confondre sa personnalité avec celle de la voisine qui l'avait ensorcelée. Quand sa femme lui disait de commencer l'exécution, il lui semblait que c'était la voisine qu'il avait devant les yeux : le visage était celui de la voisine, bien qu'elle parlât presque de la même manière que sa femme. « Je commençais alors à la frapper et à la rouer de coups et quand elle se calmait il me semblait qu'elle reprenait le visage de ma femme. Elle m'ordonnait de tuer la sorcière. « Tu dois la frapper jusqu'à demain, me disait-elle, ou bien je vais périr. » Le mari et la fille la battirent si bien que la malade en mourut sous leurs yeux. Alors ils prièrent pieusement auprès de son cadavre. Plus tard, le mari avoua avoir assassiné sa femme, mais il affirmait avoir cru frapper la sorcière. Pendant l'exécution du crime il n'éprouva aucune frayeur : son âme et sa conscience étaient parfaitement calmes. Il n'avait même pas de chagrin au sujet de la mort de sa femme et demandait que tout le monde priât pour elle. La fille affirmait aussi qu'ayant cru aux paroles de sa mère, elle s'imaginait tuer la sorcière.

Voici un fait intéressant relaté par le D' Bellin (1) : L'événement eut lieu dans une ferme appelée le Nouveau-Paris, située dans le canton de Kolomak et le district de V... En 1890, une jeune paysanne, âgée de 24 ans, Marie C..., mourut dans la nuit du 8 août. Le 10 du même mois son corps fut enseveli. Le 13 août, le père de la morte, Aphanase Sipkoff, vint déclarer au bailli du village que sa fille était morte par suite de coups reçus par sa belle-mère, sa femme à lui. Pendant l'instruction préventive il déposa que depuis le mois de novembre de 1889, sa fille était paralysée, elle ne pouvait plus que ramper et exigeait des soins constants : sa femme n'aimait pas M...., elle ne la soignait pas, ne la nourrissait pas, lui enlevait même parfois le pain qu'on lui donnait par charité. Le 7 août, la veille de sa mort, Aphanase alla travailler au bois et sa femme lui promit d'y envoyer son dîner le lendemain. Ce fut son fils Paul, âgé de 14 ans, qui vint et lui annonça la mort de Marie. De retour au logis, il trouva la jeune fille morte déjà revêtue de ses habits : il se dirigea immédiatement chez le prêtre de la paroisse en le priant de lui donner un ventchik, bande de papier qu'on met en Russie au front d'un mort, de dire la messe des morts et de procéder à l'inhumation. Le prêtre s'y refusa. A l'instruction préventive, il motiva son refus par le soupçon qu'il avait eu d'une mort non naturelle, parce que le 7 août il avait vu Marie en parfaite santé.

(1) E. BELLIN. La suggestion et son importance dans les procès judiciaires criminels, 1893.

étendue devant la chaumière et parce qu'il savait que
la discorde régnait dans la famille de S... Après ce
refus, Aphanase s'adressa aux autorités rurales et à la
police. Les autorités rurares procédèrent à un interrogatoire. firent une déposition et comme on ne trouvait
rien de suspect dans le décès de M..., qui était malade
depuis longtemps. la police donna l'ordre d'inhumer,
ce qui fut fait le 10 août par le même prêtre. Le 13 août,
A... déclarait aux autorités que sa fille avait été assassinée par sa belle-mère et qu'il en avait eu connaissance
par son fils Paul. A l'instruction préventive. le garçon
raconta que le 7 août, peu de temps après le départ de
son père, sa mère était aussi partie en disant qu'elle
allait chez des parents à la métairie de Chélestoff et
de là au travail à la ferme de Constantin. Paul resta
seul avec sa sœur. Quand le soir vint ils se couchèrent.
D'habitude Marie dormait dans la cour, auprès de la
chaumière où elle restait étendue pendant le jour. La
nuit. Paul entendit comme le bruit d'un coup, puis sa
sœur qui criait : « Aïe ! aïe ! » Il se leva, s'approcha
de la fenêtre et vit quelqu'un s'enfuir. Après s'être
recouché il entendit craquer la porte d'entrée. C'était
sa mère qui rentrait : elle s'approcha de lui et lui dit :
« Je viens de tuer Marie. tais-toi. ne dis rien : demain
tu iras informer ton père que Marie est tombée contre
la porte cochère. que tu l'as traînée jusque dans la
cabane et qu'elle s'est donné un coup contre le mur. »
Elle ajouta que s'il racontait autre chose. il serait
battu. Paul se rendormit sans avoir entendu sa mère
ressortir. A l'examen médico-légal qui eut lieu le
15 août et qui fut pratiqué par le médecin du district
de B.... l'on constata sur le cadavre. sur la nuque

notamment, une ecchymose faite pendant la vie, de la longueur de 12 centim., de la largeur de 6 centim. et une autre ecchymose insignifiante sur le poignet gauche.

A l'inspection de la chaumière de Sipkoff on trouva un rouleau à calandrer le linge dont la grosse extrémité était tachée de sang, fait qui fut confirmé par l'analyse chimique.

D'après les témoignages de ceux qui avaient lavé le corps de M..., les femmes K... et K...., on apprit que le cadavre portait derrière l'oreille droite une écorchure, que le sang coulait par l'oreille, que le coussin était trempé de sang, etc. La femme S.... qui niait énergiquement le crime, déclara qu'elle avait découché le 7 août et que jusqu'au 11 du même mois elle n'avait pas remis les pieds à la maison, que le 12 août elle était rentrée et que c'était son mari qui lui avait annoncé la mort de M... Il fut impossible d'établir un alibi précis pour la nuit du crime. Le 8, le 9 et le 10 août, la prévenue avait en effet travaillé à la ferme de Constantin, située à 15 verstes du Nouveau-Paris. En raison de toutes ces données, la femme S... était donc accusée d'avoir prémédité la mort de sa belle-fille, d'avoir exécuté son projet le 8 août au moyen d'un coup de rouleau à calandrer asséné sur la tête, ce qui occasionna la mort ; elle était donc accusée d'un crime prévu par l'article 1454 du Code pénal. C'est ainsi que la chose se passa à l'enquête et à l'instruction préventives. Mais au tribunal, elle prit un tout autre aspect. Nous ferons observer que la prévenue subit une longue détention : les derniers temps, elle resta sous la surveillance de la police. Aux questions qu'on lui posait sur sa culpabilité, elle opposait des dénégations énergiques ; elle n'avait pas vu son fils dans la nuit du 8 août, elle n'était pas venue à la maison ; bien qu'elle n'aimât pas sa belle-fille, toujours malade, une estropiée, elle l'avait pourtant soignée pendant vingt ans, et n'avait aucune raison pour la tuer. Elle ignore pourquoi son fils la calomnie, pourquoi il ment : c'est son père qui l'aura dressé à cela. Le père et le fils refusèrent de témoigner, profitant de leur droit dont le président venait de les informer. Puis ce fut le premier et le plus important des témoins qui parut. le prêtre. Ses dépositions, qui jettèrent une vive lumière sur tout le procès. furent très caractéristiques ; nous en avons pris note à la Cour d'assises et nous les citons le plus exactement possible. Au premier regard. le prêtre produisit l'effet d'un homme énergique. sûr de lui-même, autoritaire, de convictions fermes et stables. Voici son témoignage : « Le 8 août dernier. A. S... vint m'informer de la mort de sa fille Marie. Cela me parut étrange et suspect, car je l'avais vue bien portante auprès de la porte cochère la veille de ce jour. en passant en voiture près du Nouveau-Paris. En outre. je n'ignorais pas que la discorde régnait entre les époux S..., que la femme S... avait maintes fois quitté la maison pour un temps prolongé : la cause du désaccord était cette fille malade et estropiée et le manque de moyens pécuniaires. Le lendemain. A. S... m'apporta un document délivré par le starosta rural. qui certifiait qu'il n'y avait aucun empêchement à l'enterrement. Le certificat portait la signature de nombreux habitants de la ferme le Nouveau-Paris, interrogés par le bailli du village au cours de ses dépositions écrites. relatives à la mort de M... Ayant reçu ce papier, je consentis à procéder à l'inhumation. Pourtant je n'y allai pas de bon cœur, car il me semblait qu'il s'agissait d'un crime : j'en avais presque la certitude. C'est pourquoi, avant la cérémonie, je demandai encore une fois aux vieux qui avaient signé le permis d'inhumer si leurs témoignages étaient exacts, s'ils étaient sûrs de la mort naturelle de M..., et ce ne fut que sur leur réponse satisfaisante et affirmative que je me décidai à procéder à l'ensevelissement. J'examinai le cadavre : l'extrémité des doigts était bleue, le côté droit de la figure recouvert d'un torchon, je ne remarquai pas de pus sanieux près de la bouche et du nez. Quelques jours après, j'étais dans la même ferme à l'occasion de la sépulture à donner à un enfant de Chtébian. Beaucoup de monde vint au cimetière. En le quittant, suivi de la foule, et comme je passais devant la tombe de M...., je me souvins du mystère qui planait sur sa mort et m'adressant à la foule qui s'était arrêtée je lui parlai en ces termes : « Mes chers paroissiens, le jour comme la nuit je vois que M... n'est pas morte d'une mort naturelle : cette pensée m'obsède : n'avez-vous rien entendu au sujet de sa mort, ne serait-ce pas sa belle-mère qui l'aurait tuée ? » Tous se troublèrent, visiblement émus par mes paroles, mais ils gardèrent le silence. Personne ne voulait être le premier à prendre la parole. « Femmes, ne savez-vous pas quelque chose ? » demandai-je à celles qui étaient le plus près de moi. L'une d'elles me répondit alors, après quelques instants de silence : « C'est peut-être pourtant vrai : en la lavant j'ai vu un trou à sa tempe gauche et du sang : il est probable que c'est sa belle-mère qui l'a tuée parce qu'elle ne l'aimait guère. » Aussitôt une autre femme, qui avait prêté son aide à la dernière toilette de la morte. s'avança en disant : « En effet, mon père, il est probable que M... a été assassinée : en la déshabillant. je passais mon bras sous sa nuque et je le retirai tout en sang. Paraschka, ici présente. peut confirmer mes dires. » En effet, Paraschka les soutint : « Il y avait du sang, l'oreille droite était écorchée, elle avait été mordue ou frappée. » Atterré par ces renseignements, qui confirmaient mes suppositions. je me mis à questionner les femmes présentes et j'appris de leur bouche que le sang coulait de l'oreille gauche de la défunte, que le coussin et la chemise étaient tachés de sang. que non loin du cadavre on avait retrouvé un cylindre à calandrer le linge. que les femmes voulaient refuser de laver le corps mais que l'un des assistants leur avait dit que personne n'irait faire d'enquête au sujet d'une impotente.

Alors je vis clairement qu'elle avait été assassinée, que le crime était découvert et manifeste, que mon pressentiment ne m'avait pas trompé. Je fis un appel à ma mémoire et j'appris de ces femmes que la maison de S... logeait encore un petit garçon, Paul, le frère de la victime, et que cet enfant qui était toujours à la maison devait savoir tous les détails du crime, que la mère lui avait probablement défendu de parler en le menaçant. etc. J'envoyai deux paysans quérir le garçon au Nouveau-Paris : quand on l'amena, il était tremblant, il paraissait très effrayé et ému. Je me décidai à mettre l'enfant au pied du mur en lui posant une question bien nette. « Petit Paul, lui dis-je, dis-moi la vérité, comment ta mère a-t-elle tué Marie, est-ce avec le rouleau ou une bûche ? » Le garçon garda longtemps le silence en tremblant de tous ses membres et en jetant des coups d'œil obliques de tous côtés, mais comme je réitérai ma question il finit par dire : « avec le cylindre. » Alors je lui posai toute une série de questions. « C'est donc ta mère qui a tué Marie ? » « Oui, c'est ma mère. » « Elle est venue la nuit ? » « Oui, elle est venue la nuit. » « Alors tu l'as vue ? » « Oui, je l'ai vue. » « Elle t'a défendu de parler ? » « Oui, elle me l'a défendu. » « As-tu vu comme elle a tué ? » « Non. » « Alors, tu l'as entendue porter le coup ? » « Oui, j'ai entendu le coup. » « C'était comme un coup sourd et la chute d'un corps ? » « Oui, c'était bien cela. » « Tu t'es éveillé et tu as probablement regardé par la fenêtre ? » « Oui, j'ai regardé par la fenêtre. » « As-tu vu ta mère dans la cour ? » « Non. » « As-tu entendu fuir quelqu'un ? » « Oui, il m'a semblé entendre fuir. » « Ta mère est entrée dans la chaumière ? » « Oui, elle y est entrée. » « Mais elle t'a défendu de le dire ? » « Oui, elle me l'a défendu. » « Elle t'a certainement appris à dire qu'elle s'était cognée contre le mur et contre la porte cochère ? » « Oui, elle me l'a appris », et ainsi de suite. Toute la scène avait eu lieu au cimetière, en présence de nombreux témoins et sur la tombe même de M... Alors, suivi de Paul et de toute la foule je me dirigeai vers la ferme du Nouveau-Paris où je pris note des déclarations et j'écrivis au commissaire de la police rurale. » Voilà qui suffit entièrement à définir le caractère du crime dont on accusait faussement la femme S... Un cas offrant presque le même intérêt fut relaté par Z. Goutnikoff (1).

Le somnambulisme. — On peut à juste titre rattacher

(1) P. KOVALEVSKY. Aperçus de psychiatrie judiciaire. 2ᵉ éd., 1900.

le somnambulisme ou le lunatisme aux phénomènes automatiques. Cet état s'exprime par la faculté que possèdent certains individus de se lever nuitamment, pendant leur sommeil, de parler, d'écrire, de marcher, d'effectuer les voyages les plus difficiles et les plus incroyables par les toits et d'autres endroits très dangereux et peu praticables, de commettre des actes très compliqués, voire même des délits et des crimes. Presque aucun somnambule ou lunatique ne se souvient au réveil de ce qui lui est arrivé, ou bien il en garde un souvenir vague et incomplet. D'habitude ce sont les personnes très nerveuses, les épileptiques, les hystériques, les neurasthéniques qui y sont le plus sujets. Il se manifeste surtout dans le jeune âge mais aussi plus tard. Dans la majorité des cas, les accès apparaissent à des intervalles différents et à une heure indéterminée de la nuit; d'autres fois, il existe une périodicité régulière et une heure fixe. Les diverses phases de la lune, la nouvelle lune et surtout la pleine lune ont une grande influence sur certaines personnes. De là probablement le nom de lunatisme.

Dans certains cas l'accès somnambulique est précédé de légères convulsions ou d'un état cataleptoïde; chez d'autres, par des ennuis ou des commotions assez vives les causent. La plupart des somnambules commettent, en dormant, des actes qui leur sont habituels, mais il arrive aussi le contraire, par exemple le lunatique passe par des endroits où il n'a jamais passé d'habitude et où il n'aurait pu passer. En considérant que le somnambule a les yeux mi-fermés ou même fermés, il faut admettre d'abord que leurs sens tactile et musculaire sont extrêmement aiguisés, secondement que les actes réflexes se produisent avec une harmonie parfaite des impulsions sensorielles et des effets musculaires. Troisièmement il faut admettre une association partielle avec les traces de sensations et d'idées antérieures : tout ce que nous venons de mentionner a lieu en dehors de la conscience et de la volonté.

Dans des cas rares les somnambules sont capables de percevoir des sensations auditives et d'y réagir : ainsi ils soutiennent parfois des entretiens assez circonstanciés avec les personnes qui les entourent. répondent aux questions qu'on leur pose mais en perdent tout souvenir plus tard.

Les accès de somnambulisme peuvent durer depuis quelques minutes à une heure et plus. ce après quoi les somnambules reviennent à leur place ou ailleurs et s'y endorment.

Si l'on interpelle ou si l'on touche le somnambule pendant son accès, il se réveille mais cela n'arrive pas toujours et pas facilement. Il éprouve longtemps une confusion complète et ne peut se rendre compte ni de l'endroit où il est, ni de ce qui lui arrive.

Le somnambulisme est connu de longue date. Le philosophe Ténon disait que Diogène de Laërt marchait en dormant. Henricus Hers parle d'un prêtre qui vit en songe des brigands : voulant les fuir. il parcourait tous les corridors. Mesnet parle d'une tentative de suicide faite par une femme à l'état de sommeil lunatique. Despine et Gütner relatent des vols absurdes commis en cet état. Yellowlees (1) raconte un horrible cas d'infanticide.

(1) Jellowlees. *The Journal of mental science.* 1878.

Pour ce qui est de la responsabilité des somnambules il est douteux qu'il puisse en être question, vu que ni la conscience ni la volonté n'interviennent dans l'acte commis par le lunatique. Il en est autrement s'il s'agit de prouver que tel acte a été commis juste pendant l'état de somnambulisme. C'est surtout quand l'acte est précédé de circonstances indiquant la préméditation et un but préconçu que la position de l'expert et du prévenu est difficile, car l'harmonie des mouvements parle beaucoup en faveur de la conscience et de l'exécution volontaire. Pourtant un examen attentif des circonstances, du mécanisme d'exécution, des antécédents de l'individu, de sa généalogie donneront maintes fois l'éclaircissement de l'affaire et la preuve d'un point de vue juste aux juges et aux jurés. C'est surtout la présence des phénomènes épileptiques, hystériques, alcooliques et neurasthéniques qui parlent en faveur du somnambulisme.

Tissié parle dans ses ouvrages d'un malade qui était sujet au vagabondage sous l'empire d'impulsions reçues pendant le sommeil : soit qu'il reçût des ordres directs, soit que le vagabondage fût la conséquence d'un songe. L'on peut citer de nombreux actes dont l'impulsion fut reçue pendant le sommeil. Ainsi Régis (1) relate le cas d'un jeune homme de 17 ans qui recevait en songe l'impulsion au vol et qui réellement la mettait en exécution. C'était un phénomène morbide puisque le jeune homme n'utilisait pas l'argent ou les objets volés : il ne savait qu'en faire. Il manifestait en outre les signes d'un manque de développement moral et intellectuel.

(1) Régis. Kleptomanie et hypnothérapie. *Revue de l'hypnotisme*, 1896.

Nous citerons encore un cas que nous avons mentionné dans d'autres ouvrages (1).

M. Korostoff, 21 ans et son cousin A.... âgé de 20 ans, tous les deux mariés, montèrent à cheval dans la nuit du 1ᵉʳ mai 1897 pour aller au champ faire paître leurs chevaux. La même nuit A. K... rentra au village en déclarant que M... avait été assassiné par un inconnu. Il raconta que pendant qu'ils faisaient paître leurs chevaux, il lui sembla voir quelqu'un s'approcher à cheval ou à pied, juste au moment où il s'éloignait de son cousin. Quelques pas plus loin il entendit les cris de M..., il en conclut que celui-ci était tué. A l'inspection du cadavre on trouva sur le crâne de M... trois blessures qui avaient occasionné la mort. Au cours de l'instruction A... rétracta son premier témoignage en déclarant que la nuit du crime il tenait son cheval par la bride, non loin de M.... dans un champ, puis qu'il s'était appuyé contre sa canne et qu'il avait sommeillé. Il ne se rappelait plus si M... était couché ou debout ni ce qui suivit, ni comme il était monté à cheval. Il avait appelé son cousin sans mettre pied à terre et comme celui-ci ne répondait pas, il était parti pour annoncer sa mort se basant sur ce simple fait que M... n'avait pas répondu à son appel. Comme l'autorité lui demandait de montrer sa canne, A... en montra une mais ce n'était pas celle qu'il avait la nuit du crime et quand on le convainquit d'inexactitude, il montra la véritable en déclarant qu'il s'était trompé dans sa hâte et sa frayeur. Le lendemain A... était triste, comme effrayé; il répondait avec mauvaise humeur aux questions qu'on

(1) P. Kovalevsky Aperçus de psychiatrie judiciaire, 1900.

lui posait mais avec logique et bon sens : il se conduisit
ainsi jusqu'au dîner du 2 juin : puis il devint plus gai
et répondit plus volontiers. Le grand-père de A... était
un alcoolique, la mère, l'oncle, le frère et la sœur des
lunatiques : lui-même souffrait depuis l'enfance d'accès
de somnambulisme : il se promenait la nuit tout endormi, tantôt silencieux, tantôt criant, sifflant, em-
portant tout ce qu'il trouvait à sa portée : ces accès
survenaient au moment de la pleine lune : (or, le crime
fut justement commis à cette époque): quelque temps
avant le meurtre de M..., A... avait failli étrangler sa
femme et quand celle-ci le réveilla, il la lâcha en disant
qu'il venait de rêver d'une femme qui lui volait son
cheval et qu'il avait voulu le reprendre. En 1896, il
lui était arrivé en été, pendant qu'il dormait dans les
champs, de se lever tout endormi ; avec le bâton qu'il
tenait à la main il voulut frapper son compagnon mais
celui-ci l'ayant interpellé, il se réveilla et se re-
coucha.

Après chaque accès semblable A... déclarait avoir
fait des songes dont du reste il ne se souvenait plus
au réveil. Il se savait lunatique car on le lui avait dit.
Les relations de M... à A... avaient toujours été très
bonnes, amicales, et il n'y avait aucune raison à l'assassinat.

En parlant du somnambulisme nous ne pouvons
passer sous silence les états pathologiques liés aux différentes périodes du sommeil naturel : ce sont le moment où l'homme s'assoupit, les accidents qui surviennent pendant le sommeil, et le réveil.

a) L'assoupissement. — Au moment de s'endormir,
beaucoup de personnes sont sujettes à des accidents

désagréables et pathologiques : elles éprouvent des frissons qui les réveillent en sursaut, elles ont la sensation de tomber au fond d'un précipice, ce qui les éveille avec une impression de crainte et d'effroi. Quelques-unes ont des visions : elles entendent des voix, elles ont des hallucinations sensorielles, que Morro (1) appelle les hallucinations hypnogogiques. D'autres ont des cauchemars très pénibles qui ébranlent leur système nerveux déjà ébranlé.

Si nous étudions le phénomène de l'assoupissement, nous constatons que les organes sensoriels cessent de percevoir les impressions et les excitations extérieures. La conscience et la réflexion s'engourdissent et cessent peu à peu leur activité. Par contre c'est l'activité des centres sous-corticaux qui devient très énergique, les sensations et les images formées et conservées n'étant plus sous le joug de l'activité modératrice des centres psychiques. Au moment de l'assoupissement certaines personnes ont la conscience si sensiblement affaiblie qu'elles ne reprennent pas facilement possession d'elles-mêmes si on les appelle à agir. Une fois sorties de leur engourdissement ces personnes sont enclines à confondre les impressions réelles avec les rêves de leur imagination, la vie consciente étant abolie en ce moment.

Nous sommes alors en présence de réponses absurdes, les actes peuvent être criminels mais ils ne peuvent être imputables du reste car ils sont inconscients et dus à des images fantastiques, des rêves provoqués par le sommeil. Il va sans dire que la prudence et la circon-

(1) Morro. *Annali de freniatria*, 1897.

spection sont indispensables pour appliquer ce point de vue dans des cas isolés.

En même temps l'on doit rechercher si l'individu en question n'a pas été le jour précédent très ému ou ébranlé, s'il n'a pas été en état d'ébriété, s'il n'a pas consommé une dose d'alcool même insignifiante, s'il n'y a pas eu état fébrile, surmenage ou d'autres accidents qui auraient pu agir sur le système nerveux d'une manière particulièrement émouvante.

b Les songes. — Beaucoup de personnes peuvent commettre des actes qui dépendent entièrement du sujet des rêves pénibles, agités ou saisissants qu'ils ont faits. Un rêve émouvant relatif à la mort d'êtres aimés fait souvent pleurer avec amertume au réveil jusqu'à ce que la personne reprenne ses sens. Quelques individus cherchent sous le coussin et sur le lit les objets et les choses dont ils ont rêvé la nuit. Ou bien l'on en voit d'autres s'habiller à la hâte ou se dépêcher jusqu'à ce qu'ils aient repris connaissance. Il est incontestable que l'homme peut commettre certains actes sous l'influence d'un songe : l'acte de l'homme réveillé est le résultat d'une impulsion reçue en songe. Les deux cas présentent un réflexe ou un acte privé de conscience et de volonté.

Pourtant on peut commettre des crimes et même des crimes graves sous l'empire d'un rêve. Nous avons connaissance d'un cas où un mari qui aimait passionnément sa femme faillit l'étrangler. Il avait rêvé qu'un malfaiteur s'était introduit dans la maison et qu'il voulait déshonorer sa femme. A cet effet il garrotta le mari et tenta de violer la femme. C'est en vain que le mari faisait des efforts inouïs pour se débarrasser des entraves du sommeil. Il finit pourtant par se réveiller : il s'élança sur le malfaiteur en poussant des cris sauvages et se mit à l'étrangler avec fureur. La servante accourue au bruit réussit seule à arracher sa maîtresse aux mains de l'époux exaspéré.

Bucknill et Tuck citent le cas d'une mère ayant rêvé que la mort menaçait son nourrisson par le feu : elle préféra le jeter par la fenêtre. Quand elle eut repris connaissance, elle comprit toute l'horreur de sa position.

Nous avons encore connaissance de nombreux cas où des crimes faillirent être commis sous l'influence de rêves terrifiants et horribles. Les personnes sujettes à agir sous l'empire des songes sont par nature nerveuses et prédisposées aux maladies nerveuses.

Dans beaucoup de cas les actes commis pendant le sommeil sont précédés de conditions vitales excitantes telles qu'entretiens, appréhension, attente, etc. Nous connaissons une mère très intelligente qui avait une peur extrême de s'endormir en allaitant son enfant de nuit et de le laisser échapper de ses bras : elle se réveillait souvent dans des transes terribles et se mettait à chercher le bébé sur le lit et à côté d'elle parce qu'elle venait de voir en rêve qu'il était tombé de ses bras.

Voici un fait relaté par Brillat-Savarin (1) : Un moine ayant les yeux ouverts et un couteau à la main se dirige la nuit dans la cellule du prieur qui était en ce moment assis devant une table. Le moine s'approche du lit, le tâte pour se convaincre de la présence de quelqu'un

____

(1) BRILLAT SAVARIN, Physiologie du goût, 1825.

et porte trois coups de couteau avec une expression de soulagement sur la figure. Puis il rentre dans sa cellule, la ferme à clé et se rendort. Le lendemain il se présente chez le prieur en déclarant qu'il a fait un rêve affreux : il a rêvé que le supérieur avait tué sa mère, dont la vision ensanglantée lui était apparue et lui avait enjoint de la venger : il avait alors pris un couteau, il s'était dirigé vers le prieur et l'avait tué.

Friedreich nous raconte ce fait : Un maître de chant donnait des leçons en dormant : il faisait des observations, se fâchait et se conduisait absolument de la même façon qu'à ses leçons réelles. Un jeune homme qui partageait sa chambre le menaça de le battre s'il continuait ses exercices nocturnes. La même nuit le maître de chant se leva ; après avoir pris des ciseaux il s'approcha du lit de son compagnon, frappa le coussin à plusieurs reprises, puis retourna vers son lit et se rendormit. Heureusement qu'il faisait clair de lune : le jeune homme s'était réveillé à temps, il avait tout vu et eu le temps d'éviter le danger. Pour ce qui est de la valeur des actes commis pendant le sommeil au point de vue médico-légal, ils se rattachent tous au simple réflexe et ne sont par conséquent nullement imputables à leurs auteurs.

c Le réveil. — La profondeur du sommeil ainsi que le passage plus ou moins rapide du sommeil à l'état de veille varient d'un individu à l'autre. Les uns dorment très fort, d'autres au contraire ont le sommeil très léger.

Après s'être réveillés quelques-uns reprennent immédiatement possession d'eux-mêmes, d'autres au contraire restent très longtemps dans un état d'engourdissement et de confusion. Le sommeil profond est surtout l'apanage de la jeunesse, de la santé, de la vigueur, du travail physique. Le passage du sommeil à l'état de veille tient souvent à la profondeur du sommeil mais dans de nombreux cas il dépend des qualités personnelles de l'individu et ce sont surtout les dégénérés qui ont ce passage difficile. Les personnes nerveuses, certains alcooliques et épileptiques, etc., ont fréquemment besoin d'un grand effort et d'un temps considérable pour se réveiller. Mais en dehors de la nervosité il y a d'autres conditions qui méritent notre attention et qui sont susceptibles de gêner le retour à l'état conscient même chez des individus qui ne sont pas nerveux. Par exemple, certaines personnes robustes et bien portantes qui d'habitude se réveillent facilement peuvent subir un retard du retour de la conscience par suite d'un état d'ébriété, de processus fébriles, d'une commotion morale antérieure, d'un surmenage intellectuel, de conversations nombreuses au sujet d'ennemis dangereux, etc. : mais c'est sur les nerveux et les dégénérés que les conditions mentionnées exercent surtout une action défavorable en retardant et en empêchant le passage du sommeil à l'état de veille.

Les causes principales qui provoquent un réveil anormal sont les rêves terrifiants, un réveil brusque et violent, etc.

Il existe aussi des cas pathologiques quand l'activité cérébrale passe difficilement de l'inconscience à l'état de veille. Assis sur leur lit les individus qui y sont sujets dorment encore, c'est-à-dire continuent leurs rêves et font dépendre leurs actes des visions de leur sommeil. Ce n'est que peu à peu qu'ils reviennent à la conscience réelle des choses et qu'ils finissent par se rendre compte de ce qu'ils ont fait sous l'empire de leurs songes. On donne le nom de réveil au moment où l'homme sort du sommeil pour entrer à l'état de veille.

Le retour à l'état lucide a tantôt lieu lentement, par l'éclaircissement graduel de pensées embrouillées, tantôt il reste, malgré le retour de la conscience, des hallucinations détachées ou des idées erronées qui tiennent l'homme en leur pouvoir puissant et servent d'impulsion à ses actes. On peut donc observer au réveil un trouble dans les idées et un obscurcissement de conscience : les actes sont en ce cas des réflexes purs et dénués de sens. Dans d'autres cas la conscience peut être plus lucide mais ce sont les hallucinations, les rêves et les idées fausses des songes qui dirigent les actes et les démarches de l'homme. Enfin en troisième lieu, l'homme est susceptible de percevoir les sensations, mais celles-ci se transforment sous l'influence des émotions et des rêves en illusions qui exercent une action conforme sur les actes et les agissements. Par exemple, l'individu peut prendre ses parents et ses proches pour des voleurs et des brigands et commettre un assassinat : il peut prendre le feu pour autre chose et commettre des incendies, des enfants pour des pierres ou des armes et en faire usage en ce sens, etc.

En général pourtant le réveil et son délire durent peu : les personnes qui ont repris leurs sens ne se souviennent de rien ou bien très vaguement de ce qui s'est passé en rêve, ou bien encore après avoir gardé la mémoire sitôt après le réveil, ils la perdent quelque temps après.

La conscience obscurcie qui accompagne les réveils durs, difficiles dépend de ce que les fantômes et les rêves continuent à exister. L'homme confond les visions de son sommeil avec les circonstances de la vie réelle. Des actes et des agissements insensés, absurdes, stupides et même criminels peuvent être la conséquence d'un pareil trouble de conscience. Les actes ont lieu facilement si les rêves étaient accompagnés de manifestations terrifiantes de peur, d'effroi, de tristesse, d'affliction et d'appréhension. Les crimes s'accomplissent alors librement et avec facilité. Un jour, à mon réveil, je faillis commettre un horrible crime. Il y a quelque dix ans de cela, ma femme se leva pendant la nuit pour fermer une croisée. Le bruit que fit la fenêtre en se refermant me réveilla au moment où je faisais un rêve affreux. Je saisis instantanément mon revolver et ce n'est que le cri de ma femme qui arrêta mon mouvement de pression sur la gâchette du revolver. D'habitude je reprends mes sens immédiatement.

Stilling relate le fait suivant : A…, un homme âgé de 27 ans, vivait chez ses parents et jouissait d'une excellente réputation. Un soir qu'il revint de la chasse en compagnie de son père, tous deux posèrent leurs fusils chargés dans la chambre à coucher. Du reste ils le faisaient habituellement et surtout les derniers temps parce que des voleurs avaient paru dans les environs. C'est en pensant à eux que A… s'endormit. Un peu après minuit le père sortit pour aller au cabinet d'aisances ; comme il rentrait, il fit craquer la porte ; en ce moment A… sauta à bas de son lit, saisit son fusil à deux coups, visa et tira une balle qui atteignit son père droit au cœur, puis il s'élança sur lui, lui saisit le bras en criant : chien, que te faut-il ici? Le père tomba en murmurant : « Oh ! mon Dieu. » C'est alors que A... reconnut sa victime et tomba à la renverse à côté du cadavre. Le père et le frère du meurtrier souffraient d'hémorroïdes et d'étourdissements. Leur sommeil était agité par les songes les plus affreux. A... souffrait aussi de cauchemars surtout au moment de la nouvelle lune : or c'est justement à cette époque-là que le crime fut commis. Généralement A... dormait d'un sommeil agité et se réveillait sous l'impression de rêves terrifiants : la conscience restait obscure pendant quelques instants.

Schwarzer nous raconte qu'une femme, sujette au même état, prit sa petite fille pour une pierre et la lança de toutes ses forces contre le mur pour chasser un chien imaginaire qui l'attaquait.

Tous les crimes semblables étant inconscients ne peuvent être imputables. Mais ce verdict doit être prononcé avec beaucoup de circonspection car il peut donner prise à de nombreux abus. Il est donc désirable d'avoir dans des cas semblables des indications et des preuves pour établir la possibilité ou l'impossibilité d'un réveil pathologique chez l'individu mis en cause.

Il s'agit d'abord de savoir quels sont le réveil et le sommeil chez le prévenu. Dans la majorité des cas les sujets à réveil difficile ont le sommeil profond, agité et le réveil dur. On doit y joindre des renseignements sur les antécédents de la personne inculpée, sur sa réputation, ses relations avec la victime, le caractère du sommeil du prévenu, son inopportunité ou son opportunité, la période de temps qui s'est écoulée entre le réveil et le crime, le caractère même du délit, le réveil spontané ou provoqué par des causes extérieures, des circonstances qui ont précédé l'assoupissement, etc. Il s'agit aussi de savoir si l'individu a conservé ou non le souvenir de son acte et à quel point ce souvenir est lucide.

Mais tout en émettant ces souhaits utiles, il est bon d'ajouter que dans certains cas les phénomènes d'un réveil maladif surviennent chez un homme bien portant et fort comme cela nous est arrivé personnellement.

Echeveria (1) et quelques autres auteurs estiment qu'un réveil agité et difficile parle en faveur du caractère épileptique du phénomène. Il est vrai que des crises épileptiques peuvent survenir pendant le sommeil et simuler le réveil morbide (Horn, Bernstein, Lauber et d'autres) mais il serait faux d'attribuer un caractère épileptique à tout réveil morbide. Les phénomènes d'automatisme qui se déclarent pendant le sommeil portent beaucoup du caractère épileptique, ces cas-là doivent être rattachés à l'épilepsie pure. Témoin l'exemple fourni par le Dr Dobrovolsky (2) :

Sur l'ordre de la Cour d'assises et dans un but d'observation, l'hospice des aliénés de Riasan admit le 11 janvier 1893 une jeune femme O...., âgée de 22 ans et accusée d'avoir donné la mort à son fils, un enfant de 12 jours. L'enquête établit que O... était la femme d'un aide-chirurgien, attaché à l'hôpital du Zemstvo.

(1) Echeveria. *The Journal of mental science*, 1879.
(2) Dobrovolsky. *Les archives de la psych.*, 1893.

Ils habitaient tous deux un logement situé à l'hôpital même (le logement n'était composé que d'une seule chambre). Le 5 avril 1892 l'accusée accoucha de son premier enfant; il y avait deux ans qu'elle était mariée. La nuit du 18 avril 1892, le treizième jour après ses couches. O... dormait dans son logement avec sa mère et le nouveau-né qui occupait un berceau à part. A deux heures du matin le mari, qui avait couché cette nuit dans une autre chambre, vint réveiller O... et sa mère en leur demandant où était l'enfant. L'enfant avait disparu. Quand on annonça aux deux femmes qu'on l'avait retrouvé dans la fosse d'aisances (il avait été précipité dans les matières fécales) elles furent très surprises : à l'interrogatoire elles témoignèrent qu'elles dormaient toutes les deux, qu'elles n'avaient entendu entrer personne et qu'elles ne pouvaient comprendre qui avait bien pu lancer l'enfant dans les cabinets. O... fut même si surprise de cette nouvelle qu'elle eut un long évanouissement. O... était très disposée aux affections psychiques : sa sœur était faible d'esprit dès la naissance : l'une de ses tantes était folle, une autre épileptique. A l'àge de 3 et 4 ans l'accusée avait aussi eu des accès épileptiques : à l'àge de 6 à 7 ans elle se révéla somnambule mais il faut croire que c'était tout simplement des accès épileptiques nocturnes car auparavant elle en avait déjà eu. Depuis son enfance elle fut toujours nerveuse et impressionnable. A l'àge de 16 ans elle eut un accès épileptique manifeste : chute subite, état inconscient pendant lequel elle se fendit la lèvre supérieure. L'année passée elle eut encore deux accès semblables. Quelques années auparavant elle manifestait divers phénomènes hystériques (*globus hystériens*). Le sommeil était généralement accompagné de rêves très vifs : elle causait souvent en dormant.

Les réflexes des aliénés sont loin d'être suffisamment étudiés de nos jours : en tout cas leur étude n'est pas assez satisfaisante pour présenter une valeur médico-légale.

Les altérations trophiques ou nutritives des tissus. — Chacun de nos organes dépend de notre système nerveux central, non seulement pour ses fonctions mais encore pour sa nutrition. Selon l'activité des centres nerveux trophiques, les tissus d'un organe peuvent recevoir plus ou moins de matières nutritives ou n'en point recevoir du tout. Selon la nutrition des tissus il y a augmentation de fonction, diminution ou cessation complète. Les troubles trophiques peuvent avoir pour cause des modifications survenues dans les centres nerveux trophiques, l'altération ou l'abolition de la conductibilité des conducteurs ou des modifications du tissu même de l'organe. Ils peuvent affecter la peau sous forme de coloration irrégulière (vitiligines), altérer le système pileux (grisonnement rapide, subit, général ou local, croissance exagérée, chute précoce, etc.) le tissu sous-cutané sous forme d'œdèmes (Kosmovsky), d'œdèmes muqueux, d'excroissances lypomateuses (Targovla, Tcherkassoff, Youchtenko), affecter les membranes des cavités articulaires, les cartilages, les os, les muqueuses, etc. Les troubles trophiques peuvent survenir pendant la vie intra-utérine du fœtus et provoquer toute une série de monstruosités qui accompagnent souvent la dégénérescence mentale de l'homme ou bien survenir après la naissance, au cours de l'existence ultérieure.

De tous les troubles trophiques ce sont les modifications cartilagineuses et osseuses qui offrent le plus d'intérêt pour la médecine légale. L'examen des os fait par Campbell (1) a montré que l'âge, la constitution, le degré de nutrition de l'économie et le caractère de la maladie ont une influence sur la solidité des os.

Selon Picard et Zérénine, les causes des fractures osseuses peuvent être accidentelles ou prédisposantes.

Aux causes accidentelles, ils rattachent les traumas et les contractions musculaires exagérées : les causes prédisposantes se divisent en quatre groupes qui sont : fractures dues à des maladies du tissu osseux ; fractures par suite de maladies constitutionnelles, fractures dues à des causes physiologiques spéciales et fractures d'origine nerveuse. Les affections du système osseux qui favorisent la fracture comprennent : l'ostéomyélite, l'ostite traumatique, le rachitisme, l'ostéomalacie et le kyste osseux.

Aux maladies constitutionnelles qui favorisent les fractures osseuses se rattachent la syphilis, l'arthritisme, le diabète, la phosphaturie, la carcinomatose, la tuberculose et le scorbut.

Pour ce qui est des circonstances physiologiques, ce sont la vieillesse, la grossesse et une inactivité prolongée des membres. Enfin aux causes d'origine nerveuse, les deux auteurs cités rattachent le tabes dorsalis, l'arrêt de développement des centres nerveux, l'atrophie musculaire, la sclérose en plaques, la paraplégie, la paralysie générale.

(1) CAMPBELL. *Britisch medical Journal*, 1895.

La fragilité anormale des os s'observe assez fréquemment chez les aliénés, surtout chez ceux qui sont atteints de paralysie progressive, d'épilepsie et d'affections séniles. Tantôt les os sont trop mous, fragiles, poreux : en ce cas ils se fracturent par suite d'une diminution de substance ou de densité ; tantôt ils sont trop durs, privés de flexibilité et d'élasticité, donc très fragiles. On observe ce phénomène surtout chez les vieillards, les alcooliques, les syphilitiques, etc. Ce sont les côtes et les os longs qui se fracturent le plus souvent ; il va sans dire que leur fracture survient surtout pendant les rixes avec d'autres malades, avec les gardiens, etc. ; toutefois elle peut aussi survenir par suite d'une chute ou dans le fait de prendre appui contre des objets durs à bords tranchants. Il arrive que tout un rang de côtes se détachent de leurs cartilages à l'endroit de leur suture sans aucune violence extérieure et par suite seulement des modifications chimiques et physiques ayant altéré les os et les cartilages. L'examen macroscopique, microscopique et chimique d'os ainsi modifiés a prouvé qu'il survient en même temps des changements dans la structure et la composition chimique.

Il n'est plus douteux aujourd'hui que les cartilages et les os des aliénés sont souvent sujets à des altérations structurales et chimiques qui entraînent une diminution de résistance et une fragilité extrême. A leur tour la clinique et la casuistique médico-légale abondent en exemples de pareilles fractures portant parfois sur de nombreux os. Autrefois toutes les fractures osseuses des aliénés étaient exclusivement attribuées à la scélératesse des gardiens et à la négligence barbare des médecins. Voici pourquoi nous assistâmes à toute une série de procès qui attirèrent sur le banc des accusés des serviteurs, des surveillants et même des médecins accusés d'avoir occasionné des fractures osseuses. Il est incontestable qu'il y eut réellement des cas de traitement féroce et méchant de la part des gardiens vis-à-vis de leurs malades (1) mais il est non moins vrai que beaucoup d'innocents durent prendre place sur le banc des accusés. Toujours on ne voyait que les mauvais traitements des domestiques et la négligence des médecins. Il est arrivé aussi, et j'ai personnellement connaissance de faits pareils, que la magistrature a profité de l'occasion pour régler ses comptes personnels avec le médecin. Nous voulons croire que ceci est de l'histoire ancienne et nous souhaitons que dans l'avenir « cette coupe passe loin de nous ».

Dans tous les cas semblables il faut procéder à une enquête scrupuleuse, sans parti pris ni préjugé, au sujet des circonstances de l'affaire, du caractère des gardiens, des conditions d'existence de l'établissement, des propriétés de la maladie à laquelle la victime a succombé et, s'il arrive une issue fatale, des propriétés et du caractère des os. Une enquête de ce genre établira toujours un point de vue juste et indiquera le rôle de la maladie, celui de l'action extérieure et celui de l'entourage.

Il faut toujours scrupuleusement distinguer ce qui est l'œuvre de la maladie de ce qui est dû à la main de l'homme.

L'otématome ou tumeur sanguine de l'oreille présente un grand intérêt au médecin légiste.

(1) P. KOVALEVSKY. La situation des aliénés dans l'empire russe. 1887.

Chez les aliénés c'est un phénomène fréquent et connu depuis longtemps. Sa description fut faite la première fois en 1833 par Beard : on l'observa dans beaucoup de maladies mentales, notamment dans la paralysie progressive.

L'origine réelle de l'otématome est loin d'avoir été trouvée, malgré les nombreux et sérieux ouvrages qui lui furent consacrés, comme par exemple ceux de Mabille (1), d'Arndt (2), de Tichkoff (3), de D. Orbeli (4) et d'autres : les causes non plus n'en sont pas mieux connues.

La théorie la plus ancienne et la plus stable au sujet de l'origine de l'otématome chez les aliénés est la théorie traumatique. Les considérations intellectuelles et les faits réels parlaient en sa faveur. Il est incontestable du reste, qu'autrefois, aux temps qui précédèrent l'époque des réformes dans les asiles d'aliénés, les otématomes étaient beaucoup plus fréquentes qu'actuellement et cette fréquence s'expliquait par le droit du plus fort qui régnait dans les établissements pour aliénés : aussi la rareté actuelle de l'otématome s'explique-t-elle par les principes humanitaires mis à la base de l'assistance actuelle des aliénés.

Ceci est évident, péremptoire et suggestif : il semble même douteux qu'on ait besoin d'autres preuves pour appuyer la théorie traumatique. Pourtant elles existent.

(1) Mabille. Note d'évolution anatomopathologique de l'hématome de l'oreille. *Annales médico psych.*, 1882, 2.

(2) Arndt. *Leber Othematom. Neurolog. Centralblatt*, 1888, 19.

(3) Tichkoff. De l'hématome, 1891.

(4) D. Orbeli. Sur l'origine de l'otématome chez les aliénés. *Archives de la psych.*, 1894.

L'otématome est non seulement propre aux aliénés mais encore aux personnes bien portantes qui sont exposées à des traumatismes : par exemple les boxeurs, les gymnastes, les clowns, les athlètes, etc., bref, quand la profession est unie à des lésions et des traumatismes.

En outre l'otématome s'observe chez les animaux, par exemple chez les chiens qui, pendant la chasse à courre, sont souvent exposés aux lésions traumatiques.

Tout ceci parle en faveur de l'origine traumatique de l'otématome.

En examinant les maladies mentales au cours desquelles l'otématome est le plus fréquente, nous constatons qu'elle s'observe surtout chez les déments et les idiots qui ne parviennent pas à écarter d'eux les lésions traumatiques qu'ils rencontrent : ils se tiraillent eux-mêmes les oreilles, ils se frappent la tête contre le mur, etc. ; on observe encore l'otématome chez les maniaques et les paralytiques violents qui, par le caractère de leur maladie, sont le plus exposés à la violence de l'entourage, des aliénés ou des gens bien portants.

En considérant tout cela, nous ne sommes pas surpris que la théorie traumatique ait été défendue par des personnes aussi honorables que Broca, Varjavay, Gubler, Gudden, etc., et même jusqu'à l'heure qu'il est, elle a ses adeptes en la personne de Matthew (1), de Smith Williams (2) en partie, etc.

(1) MATTHEW. Othematoma. *The Journal of Nervous and mental disease.* 1892.

(2) SMITH WILLIAMS. The treatment of hoematoma auris. *American Journal of Insanity.* 1892.

Cependant une analyse scrupuleuse a montré que la chose n'a pas le même aspect qu'à première vue.

Christian et Ritti font observer qu'on constate aussi bien l'otématome chez les aliénés paisibles, que chez les fous furieux : le plus souvent elle se trouve chez les paralytiques progressifs qui sont encore plus souvent sujets à des fractures osseuses, costales et cartilagineuses, à des ecchymoses, des écorchures, etc. Il est certain que ces malades-là peuvent aussi devenir violents, provoquer des querelles, être frappés, avoir des lésions d'os, de cartilages, de tissu sous-cutané, etc., mais il est hors de doute que les fractures osseuses et cartilagineuses, les lésions cutanées et celles du tissu sous-cutané s'observent aussi chez des paralytiques paisibles et calmes. Il est évident qu'il n'y a pas que le trauma qui forme leur origine : actuellement il est prouvé que toutes ces modifications tiennent à des troubles trophiques tissulaires dus à des lésions du centre nerveux trophique. C'est en se basant sur ces observations que fut édifiée la théorie trophique des otématomes (Renodier, Kühn, Dumesnil et d'autres): quant à Voisin, il attribue une grande importance à la modification de la composition du sang. Tout récemment on commença à attribuer une origine bactérienne aux modifications qui accompagnent l'otématome.

Un ouvrage très détaillé parut en ce sens en 1893, de G.-B. Pelizzi (1) sur l'origine infectieuse de l'otématome auriculaire chez les aliénés. En inoculant des cultures microbiennes prises sur des otématomes d'aliénés, Pelizzi parut réussir à provoquer l'otématome

____

(1) Pellizzi. Sull' origine infettiva dell' otoematoma dei pazzi. *Rivista sperimentale di freniatria*. 1893.

chez des écureuils, mais ces expériences ayant été scrupuleusement vérifiées par D. Orbeli, ce dernier émit des doutes au sujet de l'origine microbienne des otématomes chez les aliénés, du moins dans la totalité des cas. Goodall (1) publia récemment la description de 7 cas de troubles mentaux compliqués d'otématomes : à l'analyse bactériologique on constata 5 fois la présence de bactéries : le contenu des deux autres otématomes en était indemne.

Parfois les tumeurs sanguines se développent ailleurs que dans l'oreille : récemment le Dr Dobrotvorsky en trouva une sur le dos d'un paralytique, dans la région qui correspond aux deuxième, troisième et quatrième vertèbres lombaires.

Il est certain que les otématomes peuvent fournir sujet à une expertise psychiatrique judiciaire : en ce cas ni l'expert ni le juge ne doivent oublier que l'origine de l'otématome peut être traumatique, trophique et parfois microbienne.

Les modifications sécrétoires sont fréquentes chez les aliénés. La sueur est tantôt augmentée, tantôt diminuée. tantôt elle exhale une odeur infecte. L'écoulement des larmes peut être exagéré et donner le larmoyement ou bien il est tout à fait absent. La sécrétion urinaire, la salivation et les sucs intestinaux subissent aussi des modifications chez les aliénés. surtout dans le sens d'arrêt fonctionnel.

<hr>

(1) GOODALL. Observations upon the pathology of Othematoma. *The Journal of mental science*, 1894.

(2) M. DOBROTVORSKY. Un cas de tumeur sanguine dans le tissu sous-cutané du dos d'un malade, atteint de paralysie progressive. *Messager neurologique*, 1895.

L'appétit des aliénés peut être absent ou exagéré ou bien porter sur des substances non comestibles et mauvaises.

Les sphincters étant parfois altérés, il y a incontinence d'urine, de masses fécales, par exemple chez les paralytiques.

L'activité cardiaque, le pouls, la respiration, l'absorption des aliments, l'échange nutritif, le poids du corps subissent aussi des modifications chez les aliénés, mais les données obtenues n'ont pas encore reçu de valeur médico-légale réelle.

IV

CAUSES DES MALADIES MENTALES

Tout phénomène est dû à une cause et bien souvent
l'entendement de cette dernière permet d'élucider le premier. Pour comprendre les maladies mentales, il est indispensable de connaître les causes qui les provoquent.

Il faut distinguer les causes générales qui influent sur
l'existence de l'homme ; celles qui prennent leur source
dans les particularités de l'organisation des parents ou
l'hérédité et celles qui sont dues au milieu ambiant.

Aux conditions sociales qui agissent sur le côté psychique de l'humanité se rattachent :

a) La civilisation. — Il va sans dire que la civilisation réelle ne peut que contribuer au développement
et au perfectionnement du genre humain, à son assai-
nissement et à son bien-être : par contre la pseudo-
civilisation agit d'une manière funeste aussi bien sur
la vie mentale que sur la vie physique de l'humanité.

b) L'esprit de l'époque et l'éducation. — Conformément aux divers moments de l'existence d'un état,
on observe une augmentation ou une diminution
du nombre des maladies mentales. Ce sont non seulement leur nombre mais encore le genre de leur délire
qui se ressentent de l'esprit du temps.

Aux époques orageuses et agitées le nombre des maladies mentales augmente : il diminue aux temps calmes et paisibles. En se basant sur les registres des asiles d'aliénés on pourrait écrire l'histoire des courants qui ont passionné une société donnée. Nous en trouvons des preuves manifestes dans le délire qui correspond aux époques orageuses de l'histoire russe, par exemple à la guerre de Serbie et du Monténégro, à la guerre d'Orient, à l'engouement pour le spiritisme, aux mouvements du socialisme, de l'antisocialisme, du massacre des Juifs, etc. On ne peut nier l'influence de l'éducation scolaire sur la production des maladies nerveuses et mentales, mais tout aussi fausse est l'accusation gratuite des éducateurs qu'on charge seuls du nervosisme moderne des écoliers. L'absence d'un système éducatif de famille dont souffre la société contemporaine est bien plus coupable.

c) Les croyances religieuses ne jouent pas de rôle fondamental dans la production de la folie, bien que leur influence puisse se faire ressentir sur la manifestation du mal. Ainsi les catholiques sont plus enclins à tomber dans l'exaltation religieuse que les croyants qui appartiennent à d'autres Églises.

d) Les données relatives à l'influence de la *nationalité* sur le développement des psychoses sont insuffisantes : par contre, la nationalité influe sans conteste sur la forme de la folie. Ainsi les nations européennes sont plus sujettes aux névroses et aux psychoses de la dégénérescence et de l'intoxication comme par exemple le délire systématique, la paralysie progressive, les psychoses alcooliques et celles dues à la morphinomanie, etc., tandis que les sauvages sont plus enclins à l'idiotie, l'épilepsie, etc. et très peu enclins à la paralysie progressive.

e) Le climat, le sol et d'autres conditions physiques ont une influence manifeste. Ainsi le crétinisme est propre à certaines régions, la pellagre à d'autres, etc. Les saisons influent sur la manifestation des formes morbides : en automne ce sont les psychoses dépressives qui sont le plus fréquentes, au printemps et en été ce sont plutôt les psychoses d'excitation.

f) Le sexe et la famille. — La plupart des auteurs s'entendent à dire que les deux sexes sont également sujets aux maladies mentales. Si les femmes sont destinées à subir toutes les conditions défavorables de leur vie sexuelle : menstruation, grossesse, couches, période puerpérale, etc., l'homme est condamné à un travail intellectuel et physique excessif, à l'abus de l'alcool, du tabac, etc. et à l'infection syphilitique. Selon Marro (1) parmi les causes morales, celles qui touchent à la conservation de l'être dominent chez l'homme, tandis que chez la femme, ce sont celles qui menacent l'instinct de la procréation. Malgré tout quelques auteurs considèrent l'organisme de la femme comme étant moins stable. Voici ce que dit Campbell (2) à ce sujet : Chaque fois qu'une cause quelconque vient troubler l'état de santé général, les femmes accusent une tendance marquée aux maladies mentales. Prenez la femme la mieux portante au point de vue mental et placez-la dans les conditions hygiéniques et

(1) MARRO. Sulle differenze etiologie della pazzia nella dona et du nomo, *Giornale della Academia di medicina di Torino*, 1893.

(2) CAMPBELL. Minor psychical disturbances in women. *The britisch med. Journal*, 1892.

diététiques dans lesquelles végète la femme moyenne de ce qu'on appelle les bas-fonds et vous verrez que dans peu de temps elle commencera à manifester certains accès d'aliénation mentale surtout au moment de la grossesse. de l'allaitement. de l'âge climactérique et des troubles menstruels.

Pour ce qui est du *mariage* l'on a remarqué que le nombre des célibataires et des veufs est plus élevé parmi les sujets atteints d'aliénation mentale que celui des gens mariés. La cause en est claire.

g) Age. — Au point de vue médico-légal ce sont l'enfance et la jeunesse qui attirent surtout notre attention. la première parce que les enfants agissent sans discernement. la seconde parce que les adolescents agissent sans discernement complet ou sous l'influence d'un entraînement et d'autres manifestations émotives non maîtrisées par la raison.

Aussi la loi juge-t-elle comme suit : les enfants au-dessous de 7 ans. qui ne peuvent avoir de conception nette sur leurs actes. n'encourent pas de châtiment pour leurs crimes et actes (Art. 94 du Code pénal). Les enfants au-dessus de 7 ans. mais n'ayant pas atteint 10 ans révolus ne subissent pas de peine déterminée par la loi. mais ils sont remis à leurs père et mère ou à des parents sûrs qui se chargent de leur correction.

Cette règle s'étend sur les enfants de 10 à 14 ans si le tribunal reconnaît que le crime a été commis sans discernement. mais si le délit a été commis par un mineur âgé de plus de 14 ans et de moins de 17 et qu'il soit reconnu qu'il a agi sans discernement complet. le coupable est puni d'un châtiment répondant à l'article 138 ou bien selon la décision du tribunal, il est condamné à un internement dans une maison de correction, si elle existe dans la localité, ou en prison pour un temps ne dépassant pas un an et quatre mois : en ce cas les mineurs doivent être isolés des adultes (Art. 95).

Tel est le jugement de la loi relatif aux enfants et aux mineurs qui ont commis un crime étant sains d'esprit. Dans tous les cas il est tenu compte du discernement entier, partiel ou absent. Mais il est à remarquer qu'à partir de 14 à 17 ans et au delà survient la puberté, qui entraîne souvent des modifications pathologiques dans le caractère, les penchants, les impulsions et les mobiles et que ces modifications aboutissent souvent à des névroses et à des psychoses formelles. Le plus souvent l'on voit apparaître des obsessions sensorielles et psychiques, des impulsions et des actes impulsifs, le délire systématique, l'hystérie, l'épilepsie, la folie morale, l'hébéfrénie. Il va sans dire que ces manifestations morbides entraînent une irresponsabilité parfaite.

Le 14 décembre de l'année 1894 l'on vit se dérouler devant la Cour d'assises de Loubni l'affaire d'un meurtre commis par un garçon de 15 ans, Mirochnitchenko, sur la personne d'un garçon de 6 ans, Semenko. M... fut surpris par le père de S... au moment où il volait des faucilles. Le jeune garçon se vanta hautement de tuer le fils de S... Le dimanche du 21 août, il le vit justement se promener. Après lui avoir promis un pain d'épice il l'emmena du côté du bourg, au bord d'un profond ravin : il s'assit d'abord avec l'enfant, puis, le prenant dans ses bras, il le précipita de la hauteur de 8 mètres. Puis étant descendu dans le ravin par un autre chemin, il traîna le corps qui ne donnait plus signe de vie dans une excavation creusée par les eaux de pluie : il le recouvrit de terre et aplanit soigneusement le terrain. Puis il alla tranquillement au marché où il se promena jusqu'au soir. Le troisième jour le garçon assassiné fut retrouvé. Pendant tout ce temps, M... conserva un calme parfait. Quand il rencontra la mère éplorée du petit, il lui dit : « Ne te chagrine donc pas : il n'en est pas encore temps ; attends que j'aie tué ton mari et incendié ta chaumière pour pleurer. » Arrêté, M... fit tranquillement le récit de ce qui s'était passé ; du reste un garçon de 7 ans avait été le témoin invisible du drame. Les témoins déclarèrent que M... était d'une mauvaise conduite, qu'il tâchait de faire une vilenie à chacun et qu'il maltraitait surtout les enfants ; d'autres ajoutèrent qu'il était intelligent, développé et qu'il n'avait jamais manifesté d'anomalie mentale. (Les Viédomosti de Moscou, 1895, n° 4.)

A l'âge mûr les affections mentales sont très fréquentes, mais c'est aussi l'âge où les conditions défavorables de l'existence retombent le plus lourdement sur l'homme. La crise physiologique qui accompagne le retour de l'âge chez la femme rend les années mûres encore plus pénibles pour elle, par suite de modifications diverses qui surviennent dans les fonctions génésiques. Mais cet âge est surtout très dur pour celles qui n'ont pas connu la vie conjugale. Outre la crise physiologique, l'absence de satisfaction morale et la conscience de n'avoir pas rempli leur destination leur rend le moment encore plus grave. L'âge sénile mène souvent à la démence, si dans la vie antérieure il y a eu excès, abus et maladies débilitantes. Pourtant bien que toutes les personnes ne soient pas forcément obligées de tomber dans la débilité mentale, la plupart subit un changement de caractère et d'activité intellectuelle qui ne peut passer inaperçu.

h) *L'agitation politique et surtout le service militaire* se répercutent incontestablement sur la vie mentale et contribuent souvent à provoquer la folie. Il est évident que le rôle importantre vient aux temps de guerre, quand les combattants souffrent autant que les parents et les proches restés au foyer. Ce sont : la terreur personnelle éprouvée pendant la guerre, l'incertitude de tous les instants pour sa vie, les commotions morales ressenties à l'aspect des morts et des blessés, les privations et la mort de personnes chères, de camarades, l'inquiétude au sujet des proches et des camarades, le surmenage physique, l'épuisement de l'organisme, les maladies inévitables qui l'accompagnent et qui tombent sur un terrain préalablement ébranlé, etc. Tout cela mine incontestablement le système nerveux et prépare le terrain aux affections nerveuses et mentales.

i) *Profession et conditions vitales.* — Certaines professions n'agissent pas sur le système nerveux, mais quelques-unes l'altèrent très vivement, par exemple le métier de chauffeur, le service dans les caves de vin, la prostitution, etc. Dans tous les cas, ce sont le degré du travail et des excès qu'il importe d'apprécier.

k) *La prison* peut être placée au nombre des causes qui provoquent les maladies mentales, mais elle ne joue qu'un rôle favorisant et secondaire chez les personnes prédisposées. Récemment Näcke (1) a touché à la question de la fréquence des affections mentales chez les criminels détenus et chez ceux qui ont commis leur acte lorsqu'ils avaient déjà l'état mental altéré. L'hérédité pathologique s'observe chez ces individus dans 50 à 60 cas sur 100. L'auteur ne risque pas de parler d'une forme spéciale due à l'emprisonnement : les détenus pouvant manifester toutes les formes des maladies mentales, mais il est incontestable que dans certains cas la détention imprime un cachet spécial à la folie du détenu. Ce sont le délire systématique et la démence qui sont fréquents chez les criminels prisonniers : chez les détenus honnêtes ce sont le délire systématique, l'amentia idiopatique et symptomatique et la démence consécutive. Les antécédents modifient si peu le tableau des maladies mentales qu'il est impossible de dire en se basant sur leurs traces, si l'on a devant soi un criminel ou un honnête homme.

Rode (2) estime que même la mise au cachot n'offre pas de moment étiologique aux maladies mentales. En somme, par suite de conditions particulières la prison peut modifier la direction du délire, mais non pas le créer.

Dans les maladies mentales et nerveuses, *l'hérédité* peut se révéler soit par une prédisposition aux affections de ce genre, soit par la dégénérescence, soit par la manifestation du mal même. Dans le premier cas et sous l'empire de conditions vitales déplorables le cerveau de l'individu est enclin à manifester les affections

(1) Dr. Näcke, *Considérations générales sur la psychiatrie criminelle. Compte rendu du IVe Congrès internat. d'anthrop. criminelle*, Genève, 1896

(2) Rode, *Bulletin de la Société méd. mentale*, Belgique, 1900.

nerveuses et mentales, mais si son existence s'écoule dans de bonnes conditions, il peut ne manifester aucune anomalie : pourtant ses enfants hériteront pour la plupart d'un cerveau instable et déséquilibré : dans le second cas, les descendants hériteront d'un cerveau à structure défectueuse qui produit une maladie mentale ou nerveuse toute formée.

L'hérédité pathologique est homogène quand la folie de l'enfant est la même que celle des parents, par exemple la mélancolie : elle est hétérogène si la maladie des descendants est différente de celle des parents.

On distingue encore l'hérédité directe, l'hérédité en retour, l'hérédité collatérale et l'hérédité par influence.

L'hérédité directe consiste en la transmission de propriétés morbides du système nerveux central directement de père et mère à enfants ; elle peut être directe dans le sens étroit du mot si l'affection du père se transmet aux fils et celle de la mère aux filles : elle est croisée si les filles héritent de la maladie du père et les fils de celle de la mère. L'hérédité indirecte ou collatérale consiste en la manifestation dans une génération donnée d'affections mentales et nerveuses héritées non pas des père et mère, mais de tantes et d'oncles. L'hérédité en retour ou atavique c'est la transmission d'un état morbide du système nerveux central en sautant une génération. L'hérédité collatérale sera donc souvent l'expression de l'atavisme.

L'hérédité par influence est la transmission des particularités mentales et nerveuses d'un mari aux enfants d'un autre père, par le sang de la mère.

Il a beaucoup été question de mariages entre consanguins sous le rapport de l'hérédité pathologique.

Perrin (1) a classé en trois rubriques les nombreuses opinions qui furent exprimées à ce sujet à savoir : presque tous les mariages consanguins ont des conséquences fâcheuses : — les mariages entre parents consanguins ne sont pas nuisibles du tout et donnent le plus souvent d'excellents résultats : — les mariages consanguins sont bons ou nuisibles selon l'absence ou la présence de maladies constitutionnelles chez les conjoints.

Les deux premières opinions sont extrêmes : c'est la troisième qui se rapproche le plus de la vérité et c'est de son côté que se range l'auteur de l'article, tout en la modifiant et en la complétant. Son opinion personnelle est que si les conjoints et leurs parents sont indemnes d'affections héréditaires, le médecin peut autoriser le mariage, sans l'approuver toutefois par ses conseils, mais si le médecin constate la moindre trace de trouble physique ou intellectuel, il est tenu d'exercer toute son autorité pour empêcher l'union sinon l'hérédité homogène et doublée donnera sûrement des conséquences fâcheuses.

L'écorce cérébrale et une partie des noyaux gris sont le siège principal de l'intellect. Or l'écorce comprend différentes régions qui servent de centres à divers organes et aux manifestations mentales. Tous les centres constituent une fédération de facultés psychiques administrées par notre conscience et l'autoconscience. Certains centres sont les dépositaires des facultés psychiques supérieures, les autres sont le siège des manifestations éthiques d'ordre élevé ; enfin d'autres encore

____

(1) Dᴿ P. PERRIN. Les mariages consanguins et leurs conséquences. *Thèse*. Paris, 1896.

président aux mouvements émotifs inférieurs, d'ordre bas, tandis que les quatrièmes président aux mouvements volontaires, aux actes et agissements. L'ensemble des manifestations mentales constitue l'expression de puissance et de capacité de la substance cérébrale. La puissance spirituelle est en corrélation directe avec la substance cérébrale du système nerveux central. La première sert d'expression à la seconde et constitue sa fonction. La corrélation qui existe entre les diverses facultés mentales : pensée, sentiments, émotions élevées et viles, actes et agissements, varie d'un individu à l'autre et constitue à chacun des propriétés particulières qui forment son individualité ou sa personnalité. Les éléments qui se réunissent dans une personnalité ne constituent pas une quantité constante, mais très variable. Cette différence tient à la mobilité et à la variabilité des divers éléments qui constituent la vie mentale. Tantôt il y a prépondérance de l'intellect, tantôt celle des sentiments éthiques élevés, tantôt encore ce sont les passions viles qui dominent. Quels que soient les changements et les variations, la somme de puissance sera toujours égale à la matière qui l'engendre. Toutes les fonctions ou facultés de la matière sont équivalentes entre elles : les unes ou les autres peuvent prévaloir selon les cas. Les modifications quantitatives ou qualitatives de la fonction cérébrale, de l'énergie, de la force, de la puissance ou de la vie mentale dépendent des modifications qui surviennent dans la quantité et la composition des éléments nerveux. Les altérations quantitatives tiennent surtout aux différents agents morbides, celles de la composition à la nutrition et à la composition chimique.

Dans tous les cas la perfection et la supériorité de la puissance ou fonction cérébrale est en rapport direct avec la perfection et la plénitude du développement de son organe ou de sa matière, c'est-à-dire du cerveau.

Or la perfection des manifestations mentales dépend de trois facteurs : de l'hérédité, de l'éducation et des conditions vitales au sein desquelles se meut l'individu donné.

Ce qui joue un rôle important dans l'hérédité c'est que les parents soient parfaitement sains et que leur système nerveux central soit héréditairement cultivé. Les différentes affections et déviations ne se transmettent pas directement telles quelles, mais sous forme d'une prédisposition à la maladie ou sous forme de résistance et de réaction diminuées aux influences vitales.

En somme, l'organisation du système nerveux central est la même chez tous les hommes : tous les centres nerveux sont composés de cellules nerveuses constituées sur le même type. Mais la différence peut être d'abord quantitative, c'est-à-dire que le nombre des éléments nerveux peut être plus grand ou plus petit, phénomène qui se réfléchit incontestablement sur la quantité des fonctions. Secondement la différence peut être qualitative, c'est-à-dire que les éléments nerveux sont plus ou moins parfaits. Il est naturel que leurs plus grandes solidité et stabilité physiques représenteront ultérieurement une plus grande résistance aux agents pathogènes, alors qu'avec une stabilité moindre leur résistance sera affaiblie.

Jusqu'à aujourd'hui la composition chimique normale des éléments nerveux n'a pas encore été exactement définie, mais sa formule existe incontestablement. Les parents qui sont doués d'éléments nerveux puissants, c'est-à-dire normaux d'après leur composition chimique, transmettront à leurs descendants des éléments analogues. Ceux qui s'adonnent à un travail intellectuel exagéré, qui se surmènent, qui ne donnent pas de repos à leurs éléments nerveux et qui gênent l'élimination des produits de désassimilation, ont des éléments nerveux faibles, minés, instables qu'ils transmettent à leurs enfants. Les choses sont encore pires dans les cas pathologiques. Si les parents manifestent un trouble mental, c'est-à-dire que les fonctions physiologiques ou psychiques de leurs éléments nerveux ne sont pas normales, les descendants héritent d'un système nerveux dont les éléments sont modifiés dans leur composition chimique et par conséquent incapables d'une activité vitale normale. La même chose se rapporte aux maladies nerveuses. Mais ce phénomène est surtout manifeste dans l'alcoolisme, la morphinomanie, etc. Chacun de nous connaît plus ou moins l'état d'ébriété : la vie psychique et sensuelle dévie de l'état normal, c'est-à-dire que l'activité des centres psychiques et sensoriels est modifiée parce que le sang apporte l'alcool ou le produit de sa métamorphose aux éléments nerveux dont il altère la composition. Par conséquent l'ivresse modifie la composition chimique des éléments nerveux, la dévie du norma et modifie par la même raison la fonction des éléments. Si une modification semblable se répète souvent, devient habituelle, il va sans dire que l'altération des éléments devient aussi habituelle et se transmet à la descendance. De là cette déduction directe que les enfants de père et mère alcooliques hériteront d'un système nerveux dont les éléments auront une composition chimique anormale, donc instable et incapable de réagir contre les agents vitaux pathogènes.

Il en est de même de la transmission héréditaire dans les cas de syphilis, de goutte, etc. Les descendants héritent d'éléments nerveux instables, enclins à céder promptement aux actions morbides.

Nous disons donc que les parents, dont le système nerveux central est anormal, transmettent aux descendants non pas la maladie même, mais un système nerveux instable. Or, c'est cette instabilité, cette incapacité de réagir, cette inclination à céder aux agents morbides ou invalidité des éléments nerveux, qui constituent justement la prédisposition héréditaire aux diverses maladies nerveuses.

L'hérédité pathologique peut affecter tout le système nerveux ou quelques-unes de ses manifestations seulement. En ce dernier cas nous observons soit une énergie insuffisante des éléments psychiques, soit un développement insuffisant des manifestations éthiques élevées, soit une prépondérance exagérée des passions viles et basses, etc. Pourtant même ces anomalies-là n'auront pas un aspect fini, mais celui d'un germe, de prédisposition et c'est à l'éducation que revient le rôle d'affermir, d'atténuer ou d'abolir la défectuosité mentionnée. C'est sur de pareilles manifestations pathologiques partielles que se greffent plus tard la scélératesse invétérée et systématique des criminels nés, l'égoïsme bestial et grossier des fous moraux, l'impulsivité méchante des épileptiques ou le mensonge des hystériques et leur passion de se mettre en évidence.

Voici en somme les principes de la création héréditaire de la personnalité psychique saine ou instable. Vu la grande importance de l'hérédité pour la création de l'individualité, on se demande involontairement quel est le rôle qui revient à chacun des parents en particulier.

Aux influences du milieu ambiant se rattachent en premier lieu les *maladies* : inflammation des méninges, foyers morbides situés dans l'encéphale, lésions traumatiques du crâne, affections de la moelle épinière et du système nerveux périphérique (Colella), névroses générales, affections infectieuses aiguës, altérations chroniques générales, maladies chroniques locales telles que : affection gastro-intestinale, maladies des reins, du cœur, de l'aorte, tuberculose, affections des organes génitaux de la femme, troubles menstruels, maladies des organes sexuels de l'homme, abstinence et excès sexuels, gestation, parturition, période consécutive aux couches, allaitement, intoxications et autointoxications.

De toutes ces causes extérieures ce sont surtout les lésions traumatiques, les troubles menstruels, la gestation, la parturition, la période puerpérale et l'allaitement qui ont une importance sérieuse pour la médecine légale.

Névroses et psychoses traumatiques. — Les lésions traumatiques peuvent agir de quatre manières différentes sur le système nerveux central (1) : en altérant le cerveau lui-même (2) ou les parties voisines (3) ; en produisant une commotion cérébrale (4), morale et psychique (choc). La plupart du temps les quatre influences se combinent en produisant une action combinée plus grave que dans les altérations simples.

Les troubles mentaux et nerveux peuvent se développer immédiatement après le traumatisme ou quelques mois plus tard (Ya. Davidoff) et même après quelques années (Frigerio) (1). Parfois si le traumatisme ne donne pas de psychose immédiate, il provoque une instabilité nerveuse et une invalidité cérébrale qui, jointes à d'autres facteurs défavorables, peuvent provoquer une psychose tardive. Le traumatisme seul provoque rarement une psychose : dans la majorité des cas c'est l'association du traumatisme, de la secousse morale et du choc qui agit (Charcot, Oppenheim, Strümpell, Löwenfeld et d'autres). La foudre, par exemple, produit une action complexe (Guinon, Oxley, Vizioli) (2). P. Rosenbach (3) estime que l'approche de la psychose est précédée d'une période de signes précurseurs nettement exprimée, surtout dans le domaine mental. Ce sont : changement d'humeur et de caractère, crainte, distraction, irascibilité, incapacité d'un travail soutenu, fatigue rapide, perte d'énergie, etc. Puis nous voyons surgir des céphalalgies, des étourdissements, des tintements d'oreilles, une faiblesse générale, des palpitations de cœur, un sentiment d'oppression dans la poitrine, etc. En augmentant graduellement, les phénomènes mentionnés peuvent tourner à la psychose. Le D* Rosenbach estime que tous ces phénomènes ont beaucoup de commun avec l'hystérie sans lui être identiques, tandis que selon Knapp (4) les

(1) FRIGERIO. *Revista sperimentale di freniatria*, XVII, F. 4.
(2) VIZIOLI. Nervosi tardive per effets di fulmine. *Annali di neurologia*, a, IX, F. 1.
(3) ROSENBACH. Des névroses traumatiques. *Archives de la psych.*, n° 3.
(4) KNAPP. Nervous affections following injury. *The Journal of Nervous and mental disease*, 1888, 10,

symptômes hystériques sont rares dans le traumatisme, mais les phénomènes neurasthéniques fréquents. Dans l'asile des aliénés de Milan Gonzalès (1) examina 36 000 dossiers pour vérifier l'action causale du traumatisme ; or il trouva que 125 fois seulement sur ce nombre il avait provoqué des troubles mentaux survenus quelques jours, quelques mois ou quelques années après le traumatisme. Dans tous les cas il y eut présence d'hallucinations visuelles et auditives. Le changement de caractère et le sens moral modifié ont toujours été l'un des signes avant-coureurs de la psychose traumatique. Gonzalès, Perching (2) et d'autres supposent que la psychose traumatique est une psychose *sui generis* telle que la psychose syphilitique, alcoolique, etc. Mais cette opinion est repoussée par Frigerio, Jacobson (3), Löwenfeld (4) et d'autres. Jacobson classe toutes les psychoses en deux groupes : le premier comprend les cas de folie aiguë et de confusion, le second la débilité mentale chronique. Dans le premier groupe les cas d'excitation maniaque prennent le dessus sur les psychoses traumatiques secondaires, c'est-à-dire celles qui se développent non pas immédiatement après le traumatisme, mais quelque temps après. Par conséquent la psychose est précédée de l'instabilité du système nerveux provoquée par le traumatisme. Au second groupe se rattachent les psychoses qui se développent lente-

(1) Gonzalès. I traumi come momento eziologico nella pazzios. *Rivista sperimentale di freniatria*, XVII, Fr. 4.

(2) Perching. Traumatic neuroses in damage suits. *The alienist and neurologist*, 1892.

(3) Jacobson. Psychoses traumatiques. *Nordisk med. Archiv*, 1898.

(4) Löwenfeld. Kritisches und casuistisches zur Lehre von d. sogen traumatisch Neurosen. *München med. Wochenschrift*, 1889, 38.

ment à la suite du traumatisme sous forme de démence avec ou sans paralysie, ou sous forme de paralysie progressive. Mais attendu que dans le dernier cas, le traumatisme est précédé de syphilis, sa valeur acquiert une importance secondaire, provocatrice et favorisante. Cette manière de considérer l'action combinée de la syphilis et du traumatisme et l'importance du dernier en ce cas, fut exprimée avant Jacobson par Y. Lebedeff (1).

Quant aux particularités distinctives du trouble mental traumatique, Frigerio et beaucoup d'autres ont constaté un changement très accentué dans le caractère et les propriétés morales de l'homme pouvant aller jusqu'au moral insanity.

Strümpell (2) nous présente un tableau très détaillé de la névrose traumatique et de la psychose de même origine. Les organes des sens subissent surtout des anesthésies ou des hyperesthésies. Les malades se plaignent d'une mauvaise vue : ils ne distinguent pas bien le goût des aliments ou bien ils sont trop sensibles à la lumière, au son, etc. Un examen objectif permet d'établir que les régions anesthésiées ou hyperesthésiées n'offrent rien de constant ou de déterminé dans leur cantonnement. Les anesthésies peuvent être relatives à toutes les nuances des sentiments cutanés ou seulement à quelques-unes ; parfois la région anesthésiée est à côté d'une autre trop sensible. Du côté de l'organe de la vue, on observe une simple diminution de l'acuité visuelle, une fatigue facile des yeux, un affaiblissement des sensations de couleurs et un rétrécissement du

(1) J. LEBEDEFF. *Archives de la psych.*, 1894.
(2) STRÜMPELL. Ueber die traumatischen Neurosen. *Berlin. Klinik.*, 1888.

champ visuel ou bien des étincelles, des éclairs, des globes enflammés devant les yeux (Christian) (1). L'audition est souvent diminuée pour une oreille ou pour les deux avec absence de déviations dans l'appareil conducteur : dans certains cas ce sont le goût et l'olfaction qui sont atteints. Parmi les phénomènes subjectifs nous observons assez clairement l'hyperesthésie de l'endroit contusionné et d'autres hyperesthésies. Fréquents aussi sont les maux de tête à la percussion. Du côté mental ce sont les phénomènes mélancoliques, surtout hypocondriaques qui ressortent ; le malade ne s'intéresse à rien, il est indifférent à tout, sa pensée est toute occupée du malheur passé et de ses conséquences : il lui semble qu'il ne sera plus jamais bien portant, qu'il ne reprendra jamais son énergie et sa vigueur ; la volonté et l'énergie diminuent, une frayeur multiple saisit le malade : il craint la société des hommes, les sons bruyants, le moindre ébranlement : tout cela l'excite, surtout s'il se souvient de l'accident. Parfois nous constatons une mémoire affaiblie, l'impossibilité de se concentrer sur quelque chose, de s'occuper de quoi que ce soit : les pensées s'effacent si rapidement que le malade ne peut comprendre ce qu'il a lu. La plupart du temps tout ceci tient à ce que le malade est trop occupé de lui-même et de sa maladie pour pouvoir penser à quoi que ce soit d'autre, mais il se développe aussi parfois dans les névroses traumatiques un état de véritable faiblesse psychique. Une excitation intérieure continue provoque l'insomnie. En tenant compte de tous les phénomènes mentionnés

(1) CHRISTIAN. Des traumatismes du crâne dans leurs rapports avec l'aliénation mentale. *Annales médico-psych.*, 1889.

on peut dire que la névrose traumatique tourne souvent à la psychose traumatique. Parfois aussi nous voyons apparaître l'automatisme traumatique, quand la victime commet les actes les plus complexes ou achève ce qui fut commencé avant le trauma, mais en le faisant mécaniquement, sans conscience et sans en garder le moindre souvenir. Quelques-uns ont des étourdissements qui aboutissent à la perte de connaissance et même au choc.

Dans le domaine de la motilité l'on observe : faiblesse générale de l'innervation volontaire et faiblesse musculaire, frisson et sensation de tension dans les muscles, modifications des réflexes, parésies et paralysies. Quand les troubles trophiques existent, et ils ne sont pas rares, l'on observe un grisonnement rapide et une calvitie précoce, l'inappétence, la sensation de pression sur l'estomac, nausée, irrégularité de l'activité cardiaque, affaiblissement de la vessie, des organes génitaux, des intestins, etc.

Voici le tableau approximatif de la névrose traumatique :

Gœbel(1) a récemment cité le cas suivant : Une malade âgée de 43 ans subit un traumatisme qui occasionna la perte du doigt médial de la main droite. Six semaines plus tard elle fut prise de céphalalgies continues, de faiblesse générale, de vertige, de perte de mémoire, d'insomnie, de nausée, mais sans vomissements : évanouissements fréquents, faiblesse extrême, douleur dans le bras et le côté droit du thorax, cyanose du poignet droit, contractures, mouvements difficiles dans certaines articulations, hyperesthésie de tout le côté

(1) Dr. GOEBEL. Ein Fall von traumatischer Neurose mit schnellen Übergang in Psychose. *Berlin. Klinik. Wochenschrift*, 1896.

droit, diminution du goût du même côté, anosmie du même côté, rétrécissement concentrique et très marqué du champ visuel, réflexes cutanés exagérés, disposition d'humeur triste, diminution du tonus sensoriel, dépression de tous les actes moteurs et psychiques avec nuance mélancolique. Quelques jours après la malade devint subitement très excitée : elle manifesta le délire de la persécution, des hallucinations auditives et une augmentation considérable des manifestations motrices. Après avoir supposé une simulation, les médecins en écartèrent bientôt toute pensée.

État puerpéral. — L'état puerpéral comprend : la période menstruelle, la gestation, la parturition, l'avortement, la période consécutive aux couches, la lactation (1). L'état menstruel, quel qu'il soit, exerce une influence défavorable sur l'organisme de la femme, mais de tous les états ayant rapport à la menstruation, les plus graves sont la première menstruation, les menstruations habituelles et les dernières ou l'âge climactérique. L'établissement du flux cataménial et l'âge climactérique influent bien davantage que les menstrues habituelles, bien que celles-ci ne passent pas inaperçues. En outre dans les cas d'hérédité névropathologique, les troubles menstruels sont plus graves que chez les femmes dont le système nerveux est puissant. Les menstruations sont souvent précédées de signes précurseurs : l'humeur change brusquement, la femme devient irascible, d'une gaieté exagérée qui tourne facilement aux pleurs : elle manifeste de l'inappétence, des caprices, de l'insomnie, un sommeil agité, une faiblesse généralisée, une apathie

(1) On retrouvera un exposé plus détaillé sur les psychoses puerpérales dans notre monographie intitulée : Les psychoses puerpérales, 1894.

intellectuelle et physique, une fatigue rapide, une morbidité générale, etc. Tous ces phénomènes s'accusent encore davantage pendant la menstruation. Dans des cas moins favorables nous voyons s'y joindre des accès : l'hystérie, l'épilepsie, l'anxiété précordiale, la migraine, des phénomènes impulsifs, des obsessions, la kleptomanie, la pyromanie, les terreurs de toute espèce et de véritables psychoses. Parfois l'influence fâcheuse ne tient pas aux menstrues mêmes, mais aux complications qui surviennent dans l'organisme sous forme de lésions pulmonaires chroniques, mêmes lésions du tube digestif, du cœur, de l'utérus, etc., phénomènes qui favorisent l'anémie, la débilité, etc. Du moment que le flux cataménial habituel produit des effets si fâcheux, bien pire est son influence dans des conditions morbides : menstruations trop abondantes, suppression du flux menstruel, retard, etc.

Voici quel peut être le rapport des menstruations aux troubles mentaux ; elles peuvent paraître quand le trouble mental existe déjà ; elles favorisent l'apparition des névroses et des psychoses latentes et peuvent par elles-mêmes provoquer des troubles de l'esprit. Si le flux menstruel paraît au moment d'une psychose, il aggrave son état ; parfois pourtant il l'améliore : ce fait s'observe dans la manie et les différents états maniaques. S'il y a une prédisposition névropathologique de l'organisme, la menstruation favorise souvent la manifestation d'une mélancolie latente, de transport affectif pathologique, de phénomènes impulsifs, d'obsessions et d'autres manifestations de la dégénérescence mentale. Tels sont les cas cités par Westphal, Tuke, Pelmann, Mabille, Philoindicus et d'autres. Enfin, indépendamment des autres psychoses, les menstruations peuvent donner parfois une psychose menstruelle.

On entend par là un état mental morbide, qui aidé par une prédisposition nerveuse héréditaire ou acquise, reçoit une impulsion dans les modifications menstruelles de l'organisme (normales ou anormales) : il paraît avant, pendant et après la période menstruelle et porte la plupart du temps un caractère de périodicité et de courte durée.

La psychose menstruelle ne possède pas de tableau clinique qui lui soit exclusivement propre ; elle ne constitue donc pas une psychose *sui generis* comme la folie épileptique ou hystérique, etc. Son tableau clinique peut être tout ce qu'il y a de plus varié et on ne peut lui donner le nom de psychose menstruelle que parce que sa cause principale tire sa source des modifications du système nerveux central dues à l'état menstruel normal ou pathologique.

L'approche de la psychose menstruelle doit être précédée par une hérédité pathologique, par un état anormal inné du système nerveux, par des affections accidentelles graves, nerveuses ou mentales, par un dépérissement marqué de l'organisme, par de grandes commotions morales, par des couches fréquentes pas toujours heureuses, accompagnées d'hémorragies abondantes, par l'allaitement joint à un travail incessant et une nutrition insuffisante, par des irrégularités et des maladies de l'appareil génital, par des menstruations trop abondantes, douloureuses, insuffisantes, absentes, par leur suppression brusque, etc. Ce qu'il importe de savoir c'est qu'entre la manifestation de la psychose et l'état menstruel il existe toujours un lien manifeste et

évident, un rapport réciproque, une corrélation ; tantôt
la psychose précède le flux menstruel et à son établissement elle diminue ou disparaît ; tantôt elle survient
pendant la menstruation et cesse en même temps que
cette dernière : ou bien elle paraît à la fin de la menstruation et cesse rapidement ; tantôt elle remplace le
flux menstruel (dans l'aménorrhée), tantôt elle revient
plusieurs fois, à certains intervalles, c'est-à-dire exactement à l'époque des menstrues qu'elle remplace, pour
cesser dès le retour de la menstruation retardée.

La psychose menstruelle est fréquente dans l'aménorrhée, mais dans tous les cas elle repose sur des
modifications graves. héréditaires ou acquises, du
système nerveux.

La psychose menstruelle se traduit le plus souvent
par les troubles suivants : la mélancolie, la manie,
l'amentia et les formes impulsives, telles que la dypsomanie, la pyromanie et d'autres impulsions irrésistibles
et violentes. Dans la majorité des cas les psychoses
mentionnées sont de courte durée mais multiples. Elles
durent quelques jours, une ou deux semaines. C'est
surtout l'amentia aiguë qu'on observe, mais la mélancolie et la manie ne sont pas rares. La psychose circulaire est rare : tantôt les périodes menstruelles se suivent,
comme les anneaux d'une chaîne, tantôt l'époque de
la menstruation tombe sur le chaînon de la mélancolie.
alors que la manie occupe l'intervalle qui les sépare.
Si la psychose menstruelle prend un cours chronique
elle est souvent accompagnée d'aménorrhée et aux
époques qui correspondent à l'approche du flux
menstruel. l'on constate une augmentation marquée
des phénomènes morbides, tandis que la psychose

diminue considérablement dans les intervalles qui séparent les accès. Dans le courant de la psychose circulaire on remarque une périodicité manifeste qui répond aux périodes menstruelles.

Les accès de psychose menstruelle varient dans leur nombre : il peut n'y avoir qu'un seul accès, il peut y en avoir deux, il peut y en avoir beaucoup. Ball relate le cas d'une femme qui fut jugée pour avoir tué son fils. Devant le tribunal elle déclara que le crime avait été commis à une époque menstruelle, à laquelle elle est toujours affectée de trouble mental aigu. L'observation à laquelle elle fut soumise confirma la véracité de son récit et établit que l'assassinat de son fils était la preuve de son mal et non de sa criminalité.

Dans tous les cas, si la psychose n'apparaît qu'une seule fois, nous avons toujours constaté que les conditions de son apparition étaient plus complexes. D'habitude, outre l'action toujours très accusée du flux cataménial sur la vie mentale, n'allant pourtant pas jusqu'à la psychose, l'on pouvait constater peu de temps avant la menstruation ou pendant la menstruation ou à leur époque habituelle, même en leur absence, un événement, triste ou joyeux, qui émouvait fortement la femme en question. Si l'événement survenait pendant la menstruation, le flux sanguin cessait parfois subitement et la malade tombait dans un état de stupeur ou de fureur violente.

Quel que soit le caractère de la psychose menstruelle (mélancolie, manie, amentia, etc.), il est souvent facile d'observer certains détails qui indiquent plus ou moins la spécificité de son origine.

La psychose menstruelle porte un caractère périodique ; ses accès se ressemblent jusque dans leurs détails, la conscience n'est que légèrement troublée bien que la personnalité se modifie d'une façon très marquée ; les actes, le langage, la manière d'être portent une empreinte de cynisme, de grivoiserie, d'indécence. Du reste ce ne sont pas là des caractères spécifiques de la psychose menstruelle, mais ils parlent beaucoup en faveur de son origine, hérédité pathologique et dégénérescence combinées à certaines impulsions.

Selon Krafft-Ebing la particularité dangereuse inhérente à la psychose menstruelle est qu'une fois commencé le processus par lui-même sert pendant la menstruation de cause suffisante à provoquer un nouvel accès de psychose, étant donné que la modification fonctionnelle stable qui se développe dans le cerveau est parfaitement analogue à la modification épileptique.

Le lien qui unit cette espèce de folie aux divers états menstruels consiste encore en ce que l'apparition de menstrues retardées fait subitement cesser la psychose.

Si la folie menstruelle se répète souvent, elle perd peu à peu de son acuité première pour durer davantage ; les intervalles lucides deviennent de moins en moins clairs et avec les années cet état maladif peut se transformer en démence. Toutes les particularités mentionnées ne sont pas les propriétés exclusives de la psychose menstruelle ; on peut les observer dans toutes les psychoses périodiques.

Kirn (1) nous cite un cas qui donne un tableau assez typique de la psychose menstruelle :

(1) Kirn. Die periodischen Psychosen, 104.

Les maladies mentales sont si fréquentes à l'âge climactérique que la littérature psychiatrique a adopté le terme de folie climactérique.

De tous les troubles menstruels c'est la crise physiologique du retour de l'âge qui a l'influence la plus marquée sur l'état mental de la femme ; elle peut même être la cause d'une folie climactérique.

En examinant tous les cas de folie climactérique, c'est-à-dire d'une folie qui se développe en vertu de certaines modifications dues à l'âge en question, nous sommes obligé de distinguer deux formes de manifestations : certains cas s'écoulent d'une façon périodique et semblent s'adopter aux périodes menstruelles : d'autres présentent une psychose qui n'est pas directement liée aux phénomènes menstruels, mais semble dépendre de la réunion de tous les phénomènes propres à l'âge climactérique.

Pour ce qui est des affections mentales liées à l'état climactérique en général, elles peuvent prendre toutes les formes connues : anxiété précordiale, mélancolie, manie, amentia, paranoïa, etc. Sans offrir rien de particulier ni de caractéristique pour l'âge climactérique, les maladies mentales propres à cette période portent pourtant un certain cachet qui aide à reconnaître le degré d'influence que la crise physiologique exerce sur elles. Ainsi l'anxiété précordiale paraît par accès plus ou moins réguliers, qui correspondent à l'époque des menstrues, même lorsque celles-ci sont absentes ; par conséquent c'est ce trouble-là qui est le plus lié aux altérations des menstrues. La même chose concerne les aggravations périodiques des accès d'hystérie et d'épilepsie. Très souvent aussi l'on voit brusquement changer l'humeur et le caractère soit dans un sens ou dans l'autre, sans que cet état prenne la forme mélancolique ou maniaque. La mélancolie qui accompagne l'âge critique est plutôt propre aux femmes mariées, surtout si les conditions de leur existence sont défavorables : il y a souvent alors tentative de suicide. L'état mélancolique représente donc en ce cas le résultat d'une existence non satisfaite. Mann (1) estime que les formes dépressives sont accompagnées d'élans passionnels, d'idées délirantes et d'hallucinations, de caractère dépressif. La mélancolie est parfois teintée d'une nuance hypocondriaque, ou bien du délire relatif à l'état de péché, aux idées religieuses, etc. Le délire religieux se combine souvent au délire de la persécution et à l'érotomanie.

La manie est assez rare à l'âge critique : si elle existe, c'est sous forme d'une exaltation des tendances sexuelles, de passions, d'hallucination, d'idées délirantes, d'actes et de procédés malpropres et repoussants. Cette forme-là s'observe le plus souvent chez les veuves, les vierges de moralité inférieure, chez toutes les femmes en général dont le besoin sexuel n'a pas été satisfait ou qui en ont trop abusé.

L'amentia est rare : si elle paraît, elle prend la forme maniaque, liée le plus souvent à la période menstruelle en qualité de psychose périodique ou de psychose continue mais avec des aggravations qui correspondent à l'époque du flux menstruel et qui se traduit souvent par un érotisme excessif.

Le délire systématique est bien plus fréquent. Il

(1) MANN. *A manuel of psychological medicine*, 1883, 258.

affecte les vierges à prédisposition psycho-pathologique considérable. Leur délire a presque toujours les hommes pour sujet. Elles font attention à tous les hommes, mais surtout à quelques-uns, elles les étudient, leur font de l'œil, leur font des allusions, des signes pour attirer leurs regards. Les usages de la politesse la plus habituelle, la plus naturelle et universellement adoptée semblent à leur observation maladive être l'expression d'une cour et d'une contemplation assidues. Le cœur palpitant d'une exaltation amoureuse particulière elles poursuivent généralement les hommes et prennent leur propre admiration pour celle que ces hommes soi-disant leur accorderaient. Cette période d'observation morbide est souvent accompagnée d'excès sexuels sous forme de masturbation, etc. Les dégénérées de cette espèce ont des songes voluptueux, des hallucinations fréquentes du sens génésique ou bien de tentative de viol exercée contre elles. Ces idées se transforment rapidement en soupçon et en délire de la persécution, qui prend un caractère assez étrange ; il se manifeste surtout à l'âge climactérique, les malades supposent qu'un homme, un inconnu souvent, qui habite même une autre ville entretient avec elles des rapports sexuels, qui ont généralement lieu la nuit par voie hypnotique, par spiritisme et par l'électricité. La malade assiège l'homme de lettres : elle se considère comme étant en relations légales, elle lui laisse la liberté de payer ses notes et ses achats. C'est le clergé catholique qui, en vertu de ses relations spirituelles plus proches est le plus souvent visé par les femmes dont il s'agit. Les persécutées deviennent des persécutrices ; elles accablent leur victime de missives en leur faisant des scènes de jalousie et ne dédaignant pas les scandales. Ce délire d'amour est souvent accompagné d'hallucinations purement sexuelles et d'idées du même genre; les malades se croient enceintes, déshonorées, entretenant des rapports avec des personnes qui souvent ne les connaissent même pas. Les médecins sont fréquemment mal placés en ce sens, car leur spécialité les oblige à recevoir en tête-à-tête des malades semblables sans qu'ils sachent au premier abord à qui ils ont affaire. Parfois la manie de persécution est combinée à la nymphomanie manifeste qui rend la situation du médecin encore plus difficile. Parfois il y a inversion de l'instinct génital : les malades éprouvent de l'affection pour les personnes du même sexe, phénomène que nous eûmes personnellement l'occasion d'observer maintes fois.

Ce genre de délire de la persécution exercée par hypnotisme, spiritisme, téléphones, etc., joint au délire génésique et à la nymphomanie est si fréquent à l'âge critique que ce genre de folie peut être considéré comme étant de préférence propre à l'âge climactérique. Parfois il tient à un état hystérique très ancien, qui sous l'empire de certaines modifications survenues dans l'organisme, par voie d'association avec des hallucinations visuelles, auditives, olfactives, tactiles et surtout génésiques. se transforme en délire ; tel le cas de Paris.

Par conséquent l'on doit reconnaître une manifestation particulière d'érotisme comme étant le caractère distinctif de la folie climactérique.

Comme second caractère distinctif nous avons, selon Gerat, l'intégrité presque intacte de la conscience ; ce sera donc dans le sens propre du mot une folie émotive, une folie avec conscience. Mais il est douteux que ce dernier caractère puisse servir de signe distinctif à la psychose menstruelle. Le fait est que d'autres maladies mentales propres à l'âge climactérique s'observent souvent chez les héréditaires et les dégénérées ; en ce cas l'intégrité plus ou moins grande de la conscience constitue justement le caractère distinctif des psychoses dégénératives ; dans le cas présent, l'intégrité de la conscience ne serait donc ni un signe de l'âge critique, ni de la folie climactérique mais l'indice d'une hérédité pathologique.

En outre Gerat indique la vive manifestation du sentiment et du délire de la jalousie comme étant le signe de la folie climactérique. Cela est juste. Nous eûmes maintes fois l'occasion d'observer à l'âge critique de la femme une jalousie excessive, ainsi que la transformation du délire de la persécution en ce sentiment. Pourtant il est de notre devoir d'ajouter que le délire de la jalousie se développe toujours chez les personnes qui furent très jalouses antérieurement : l'état pathologique ne semble donc qu'accentuer un phénomène habituel.

Outre les psychoses parfaitement nettes, les dégénérées manifestent à l'âge climactérique des accès impulsifs sous forme de dypsomanie, de kleptomanie, d'exhibitionnisme, de tendance irrésistible au suicide, au meurtre, à l'infanticide, etc. Ces phénomènes épisodiques, comme on les appelle, sont surtout liés aux troubles menstruels et paraissent fréquemment aux époques où le flux cataménial doit paraître.

Il est incontestable que la crise menstruelle produit chez toutes les femmes des altérations mentales mais ces altérations offrent des fluctuations très variées dont l'importance médico-légale est différente, depuis l'imputation jusqu'à l'irresponsabilité parfaite. La femme la plus robuste, habituée à la menstruation depuis de longues années, manifeste pourtant un léger trouble d'activité mentale sous forme de malaise, d'indisposition ou d'irritation légères. La chose empire et l'altération mentale est plus accentuée si la femme a le système nerveux marqué d'une hérédité pathologique congénitale ou si durant sa vie elle a, par suite de maladies, de couches fréquentes, d'un allaitement prolongé, d'hémorragies abondantes, d'affections des organes génitaux, de troubles menstruels, tant affaibli son organisme et tant ébranlé son système nerveux, que son état est analogue à une altération héréditaire, qui présente un terrain favorable au développement de toutes sortes de déviations, provoquées par une impulsion telle que l'approche du flux cataménial. Les altérations dues à l'hérédité, aux conditions défavorables peuvent présenter divers degrés d'anomalie, tantôt c'est un état anormal latent qui ne s'est encore aucunement manifesté dans la vie réelle, tantôt l'instabilité nerveuse a déjà réussi à se révéler sous forme de crises d'hystérie, d'épilepsie, d'anxiété précordiale, de migraine, etc. En ce cas, l'apparition du flux menstruel est accompagnée de troubles plus graves que dans le premier cas, car il est plus facile de mettre en jeu le mécanisme habituel d'un accès anormal que de le provoquer la première fois. Enfin il s'agit de savoir si l'on a affaire aux premières menstruations, aux menstruations habituelles ou aux dernières, car leur influence est loin d'avoir le même degré et par conséquent leur signification bien différente. Il s'agit aussi d'observer de quelle manière les menstrues se manifestent, s'il y a des déviations dans leur marche, un écoulement abondant, douloureux, insuffisant, tardif, etc., etc.

Toutes les conditions mentionnées doivent attirer l'attention du médecin car il peut être appelé en qualité d'expert pour juger d'un crime commis par une femme à l'époque menstruelle. Chacun des phénomènes mentionnés aggrave l'état du système nerveux ; la réunion de plusieurs conditions défavorables doit augmenter proportionnellement le degré de morbidité du système nerveux et atténuer la culpabilité de l'acte illégal.

Pour nous il s'agit avant tout de savoir de quel œil considérer l'état menstruel habituel d'une femme tout à fait saine au point de vue physique et psychique, c'est-à-dire un état qui se répète depuis de longues années chez une personne qui n'a aucune hérédité pathologique, qui n'a jamais eu de maladies physiques et qui a passé par une vie calme, paisible et heureuse. Il est évident que la menstruation est un phénomène normal et physiologique ; par conséquent les actes que commet une femme saine à cette époque n'ont rien de pathologique : la femme est responsable et capable au point de vue civil. Cependant toute femme présente à cette époque une altération des facultés mentales : elle se sent défaite, impressionnable, plus irascible, quelque peu immodérée. C'est là un terrain sur lequel une offense accidentelle, un malheur ou d'autres circonstances défavorables ont plus de prise que d'habitude. A cette époque les reproches, les remarques et les objections vives, acerbes échappent plus facilement qu'à tout autre moment. L'effet ne répond pas à l'impulsion, il la domine. Cette exaltation et cette exagération sont dues à une excitabilité excessive provoquées par l'état menstruel et nous devons les lui attribuer. Dans la vie de tous les jours, quand on connaît la raison de cette excitabilité, de cette vivacité et de cette injustice, l'on considère avec indulgence ces accès, en les excusant et en les attribuant à leur véritable cause. La loi n'a pas davantage le droit d'être indifférente. Si une femme commet un crime dans cet état, sans aucune autre circonstance atténuante à sa nervosité, que les menstrues habituelles et normales, le tribunal doit tout de même tenir compte de cette circonstance et la considérer comme une cause atténuant la culpabilité, car toujours et dans tous les cas elle aggrave l'état mental de la femme.

Admettons maintenant que la femme sache que l'état menstruel offre une circonstance atténuante et qu'elle choisisse exprès à cet effet l'époque de son crime, c'est-à-dire l'époque menstruelle : sa culpabilité doit être néanmoins atténuée, car pendant cette époque elle est douée d'une moindre stabilité, d'une moindre résistance aux impulsions et aux instincts qu'à l'état sain : donc elle est moins responsable.

Cette thèse impose au médecin et au juge d'instruction le devoir de se livrer à une enquête chaque fois que le crime a été commis par une femme et d'établir si le crime n'a pas été commis à l'époque menstruelle, cet état, même dans les meilleures conditions de santé, devant atténuer sa culpabilité ne fût-ce que d'un degré. La chose est pire aux premières menstrues. L'organisme n'est pas adapté à la nouvelle circonstance vitale : il est plus instable, plus accessible aux lésions et y cède plus facilement. Si l'hérédité pathologique et toutes les conditions défavorables font défaut, l'état nerveux et mental s'altère tout de même davantage au premier flux menstruel qu'aux menstruations habituelles : en cet état une jeune fille est plus excitable, plus capricieuse, plus instable, plus impressionnable, plus irascible, plus changeante d'humeur, etc. Dans ces conditions une cause et une irritation extérieures produisent un effet incomparablement plus puissant qu'à l'état sain ou si une femme a ses menstrues habituelles. L'exagération de l'effet par rapport à l'impulsion est due à l'ensemble des influences suivantes : l'impulsion, l'état menstruel et ce fait que les menstrues viennent la première fois. La vie mentale et nerveuse est donc doublement chargée et la culpabilité doit être par conséquent atténuée de deux degrés ; l'un pour l'état menstruel, l'autre parce qu'il paraît la première fois.

Il va sans dire que cela soulève une question assez délicate, celle de savoir ce que sont les menstrues premières et les menstrues habituelles. Combien de fois doit-on attribuer les menstrues à une première apparition et combien de fois doivent-elles être considérées comme étant habituelles. Tout cela sont des questions concrètes qui doivent être tranchées *ex tempore* en relation avec l'organisation de la jeune fille, la quantité de sang perdu, le procédé de manifestation, etc. L'on ne peut tout prévoir et dans chaque cas particulier on est forcé de juger selon les circonstances.

Ce qui concerne les premières menstrues de la jeune fille est relatif aussi aux premières menstrues de la femme, c'est-à-dire à celles qui paraissent les premières après un avortement ou un accouchement. En mettant de côté l'inhabitude du phénomène qui manque ici, nous avons à sa place les commotions du système nerveux aussi graves que la gestation, la parturition qui ne le sont pas moins que le premier établissement du flux cataménial. La suppression des menstrues à l'âge climactérique est un moment encore plus grave ; nous n'avons pas que les modifications circulatoires, mais encore les modifications révolutives dans les tissus de l'organisme dont le système nerveux fait partie. C'est pourquoi si toutes les autres conditions sont favorables, la suppression des menstrues à l'âge critique charge tout de même doublement le système nerveux et doit fournir une raison à l'atténuation de la peine pour un acte commis en cet état.

De même on doit considérer comme atténuant la responsabilité les troubles qui surviennent dans la marche et l'apparition des menstrues, telles que menstrues trop abondantes, insuffisantes, dysménorrhée, suppression complète des menstrues. Tous ces états sont des déviations morbides qui agissent incontestablement sur la vie nerveuse et mentale plus fort que les menstrues habituelles. Selon leur action ces déviations doivent être comparées aux premières menstrues, par conséquent toutes les modifications doivent être prises en considération par le médecin et par le juge et servir de circonstances atténuantes. Il en est de même de l'hérédité pathologique, les maladies physiques antérieures graves, les accouchements nombreux avec hémorragies abondantes, couches laborieuses, toutes ces conditions pèsent sur la vie nerveuse et mentale.

Pourtant chacune de ces circonstances prise en particulier ne peut être qu'une circonstance atténuante, mais non justificative ou rendant la prévenue irresponsable.

Les conditions de l'irresponsabilité commencent dès le moment où il sera prouvé que la femme donnée a manifesté le cas échéant des accès de psychonévrose et de psychose semblables à ceux qu'elle a eus antérieurement à la même époque. Dans tous les cas les prévenues doivent être soumises à une surveillance spéciale, afin que l'on puisse établir nettement si leurs périodes menstruelles modifient assez vivement le système nerveux pour qu'elles puissent facilement engendrer un accès de trouble mental, de délire ou de défaillance.

Pour apprécier à leur juste valeur les actes commis dans les conditions mentionnées, point n'est nécessaire d'établir ultérieurement un accès d'anxiété précordiale, l'hystéro-épilepsie, l'épilepsie, la dypsomanie ou d'autres troubles impulsifs et mentaux, car les crimes ne sont presque jamais commis dans des circonstances ordinaires. Dans la grande majorité des cas les crimes sont dus à un concours particulier de circonstances. Il suffit donc d'établir la présence d'accès de psychonévrose ou de psychose aux périodes menstruelles précédentes ou bien leur possibilité seulement à se développer chez la femme soumise à l'examen, indépendamment des menstrues : quant à son existence au moment qui intéresse le tribunal, elle sera établie par les circonstances qui ont accompagné le crime et les dépositions des témoins.

Il s'ensuit que si le juge d'instruction a établi que le crime a été commis à une période menstruelle et s'il a reçu la déclaration du médecin confirmant que l'acte donné peut être en relation avec des troubles nerveux et mentaux de caractère menstruel, il est obligé d'exiger l'internement d'une pareille malade dans un établissement où elle serait mise en observation. Le médecin qui accueillera la prévenue et qui sera chargé de contrôler ses facultés intellectuelles et leur état au moment de l'accomplissement du crime, est tenu de recueillir toutes les données relatives non seulement à l'hérédité et aux circonstances vitales, mais encore à la marche des périodes menstruelles antérieures, à l'apparition de psychoses et de névroses dans le courant de son existence en général et particulièrement aux époques menstruelles. S'il est établi que dans le courant des périodes précédentes la prévenue a souvent ou parfois manifesté des accès d'hystérie, d'épilepsie, d'obsessions, d'impulsivité, de troubles nerveux passagers, etc., le médecin a beaucoup de fondements pour faire un rapport scrupuleux et prudent au sujet du crime. Il va sans dire que les circonstances du délit auront une valeur décisive. Mais une autre situation est aussi grave pour le médecin. Il peut arriver que la prévenue ait manifesté l'hystérie, l'épilepsie, la dypsomanie, des accès de mélancolie, etc., non pas aux périodes menstruelles, mais dans les intervalles lucides.

En ce cas le lien causal et la corrélation entre les névroses et l'état menstruel ne sont pas prouvés. Ceci ne doit pas confondre le médecin. Il suffit que les troubles morbides existent dans l'organisme donné. Si les états morbides se manifestent dans d'autres conditions défavorables, ils peuvent aussi facilement être provoqués par les troubles menstruels, surtout s'il vient s'y joindre une autre circonstance défavorable. Du reste il est bon d'ajouter que ce sont les circonstances dans lesquelles le crime a été commis et les dépositions des témoins qui ont une valeur décisive.

S'il est prouvé que l'acte criminel a été commis dans un accès d'hystéro-épilepsie, d'épilepsie, d'anxiété précordiale, d'état affectueux, d'obsessions et d'impulsions, il ne peut être question que d'acte commis dans un accès de délire ou de défaillance et les prévenus bénéficient de l'irresponsabilité.

Pourtant, reconnues irresponsables par le tribunal, ces personnes restent toute leur vie sous la tare d'une surveillance. Elles sont très dangereuses pour la société, parce qu'elles se trouvent dans des conditions dans lesquelles elles peuvent facilement commettre un nouveau crime. Elles doivent être surveillées par des proches, des personnes sûres afin de prendre à certains moments des mesures à leur égard pour diminuer leur excitabilité morbide et protéger la sécurité publique. L'institution de médecins juges spéciaux serait encore préférable, ils connaîtraient à fond les maladies mentales : leur devoir serait de traiter de pareilles prévenues, de surveiller soigneusement celles qui offrent un danger incessant par elles-mêmes et pour leur entourage.

Quant aux personnes qui manifestent pendant la période menstruelle des psychoses manifestes, tous leurs actes seront des actes d'aliénées entraînant l'irresponsabilité absolue.

Gestation. — L'influence défavorable exercée par la grossesse comprend (1) : 1° l'influence réflexe des organes génitaux modifiés sur le système nerveux central ; 2° l'influence mécanique exercée sur la vessie urinaire, le rectum, le tube digestif, les vaisseaux, le foie, les

(1) Voir plus en détail KOVALEVSKY. Les psychoses puerpérales, p. 77.

reins, les poumons, le cœur, etc. ; 3° la fonction modifiée de tous les organes mentionnés : 4° la diminution des milieux nutritifs de l'organisme avec augmentation quantitative de ce besoin : 5° élimination difficultueuse des produits de la métamorphose régressive de l'organisme de la femme et de celui de l'embryon ; 6° l'altération consécutive des fonctions nerveuses centrale et périphérique, dont les manifestations particles, telles que la douleur, peuvent à leur tour altérer les fonctions nerveuses ; 7° toute une série d'actions psychiques défavorables. Il est impossible que les conditions mentionnées et réunies, dont chacune est très grave en particulier, ne produisent pas un ébranlement et une instabilité du système nerveux central chez n'importe quel sujet et c'est ce qui arrive en réalité.

Mais nous avons encore un facteur pathogène à mentionner, c'est le facteur psychique. C'est surtout chez les nullipares que la vie mentale s'altère. On constate une crainte, une terreur au sujet de l'issue de la grossesse, crainte de la mort, de perdre un mari aimé, l'enfant à venir, etc. La chose empire si la femme enceinte n'est pas aimée de son mari, si elle est abandonnée, victime d'un entraînement, si une jeune fille est abandonnée par son amant, qu'elle prévoit la honte, l'exil de la famille, la solitude de l'accouchement quelque part dans une mansarde sans affection, sans une seule parole de tendresse.

Si nous y ajoutons une hérédité pathologique ou des maladies psychiques antérieures graves, des troubles nerveux et mentaux, des conditions d'existence pénibles, des couches fréquentes, laborieuses et douloureuses, des hémorragies abondantes, un allaitement fréquent, etc. l'on a droit de se demander si l'on doit considérer la grossesse comme un phénomène physiologique normal ou comme un phénomène morbide, pathologique ? Toute grossesse est une tension d'activité vitale exagérée pour tous les systèmes de l'organisme : dans les meilleures conditions l'organisme de la femme enceinte et son système nerveux en particulier ont une telle instabilité qu'ils facilitent la production de toute une série d'anomalies nerveuses et mentales tant sous forme de manifestations isolées que sous celle de tableaux morbides complets. Le phénomène le plus fréquent et le plus répandu qui accompagne la grossesse est le vomissement. Très fréquents aussi, sans toutefois être aussi obstinés, sont les phénomènes suivants : congestions sanguines du cerveau, étourdissements, névralgies intenses du nerf trijumeau, névralgies intercostales, du bassin, etc., palpitations, inappétence ou appétit exagéré, insomnie ou somnolence, humeur changeante, irascibilité, caprices, accablement ou gaîté, apathie ou élan d'extrême énergie, douleurs dorsales, dans le bassin, le sacrum, les jambes, etc., songes pénibles, cauchemars, tendance aux pressentiments, passion de se faire tirer les cartes, symbolisation, mysticisme et foule de désirs, envies et actes bizarres, dont nous parlerons plus tard.

Tous ces phénomènes peuvent surgir et surgissent réellement chez des femmes jusque-là robustes et bien portantes au point de vue physique et nerveux, indemnes au point de vue héréditaire et non prédisposées par les conditions vitales aux affections nerveuses et aux maladies de l'esprit. Mais la situation est plus grave et plus sérieuse si la femme porte des germes congénitaux de nervosité ou si sa vie antérieure a été chargée d'affections physiques et nerveuses qui débilitent l'organisme et le rendent instable, d'émotions et de commotions morales, d'insuccès, de déceptions, de chagrins et d'autres conditions défavorables. Sur ce terrain l'apparition et le développement des névroses, des anomalies mentales élémentaires et des psychoses sont faciles. Les névroses les plus fréquentes chez la femme enceinte sont l'éclampsie, la chorée et l'épilepsie.

L'état mental des femmes enceintes offre des déviations variées depuis les plus simples jusqu'aux maladies mentales déjà formées.

Il serait juste de diviser les anomalies mentales des femmes enceintes en deux groupes : les troubles primitifs qui altèrent les manifestations intellectuelles isolées et les troubles combinés des mêmes facultés sous forme d'affections mentales isolées.

Tous les troubles mentaux primitifs qui surviennent au cours de la grossesse peuvent être compris dans les variétés suivantes : obsessions, sensations obsédantes ou pathophobie, mouvements violents et phénomènes impulsifs. Les femmes enceintes manifestent le plus souvent les pathophobies ou frayeur morbide devant des objets divers et des phénomènes impulsifs sous forme de kleptomanie, de dypsomanie (Kerr, Crotters, P. Kovalevsky et d'autres), de pyromanie, de la monomanie du suicide, du meurtre, etc. La destinée de ces troubles élémentaires n'est pas la même : parfois, dans des conditions vitales plus favorables, après avoir existé 2 ou 3 mois, ils passent heureusement : parfois ils persistent pendant toute la durée de la grossesse en produisant des fluctuations plus ou moins grandes et passent sans laisser de traces après les couches ; dans d'autres cas encore ils se transforment en psychoses persistantes ; la monomanie du suicide, celle du meurtre et l'angoisse précordiale tournent à la mélancolie, la pathophobie passe en folie du doute, l'érotomanie en manie, etc. Fait remarquable, une fois parus au cours d'une grossesse, ces troubles reparaissent une seconde et une troisième fois toujours avec la même teneur : leur intensité peut varier, mais la forme de manifestation est presque toujours la même.

En outre dans la majorité des cas les troubles ont lieu avec intégrité complète de la conscience, ce qui indique qu'ils frappent presque toujours des dégénérées, c'est-à-dire des personnes qui offrent un terrain pathologique héréditaire plus ou moins marqué ou un système nerveux sujet à des modifications telles, que par ses qualités il peut être considéré comme étant analogue à la dégénérescence héréditaire.

Les femmes dont le système nerveux est puissant et stable dès la naissance et qui reste tel dans le courant de la vie ultérieure, ne seront pas sujettes aux psychoses à la suite d'une grossesse, mais si nous sommes en présence d'une prédisposition héréditaire, d'un penchant personnel ou d'un terrain favorable aux maladies mentales et nerveuses, la gestation donnera facilement naissance à une psychose.

Les troubles mentaux qui accompagnent la grossesse sont de par leurs propriétés absolument analogues aux troubles ci-haut mentionnés dont ils ne constituent que la continuation.

Parfois le trouble mental s'accuse dès les premiers jours de la grossesse (Esquirol) et cela si manifestement chez certaines femmes, que toute anomalie mentale fait conclure l'entourage en faveur d'un commencement de grossesse. Pourtant dans la grande majorité des cas les troubles s'observent entre le 5ᵉ et le 6ᵉ mois.

Presque tous les observateurs s'entendent à dire que les nullipares sont plus enclines aux affections mentales que les multipares ; pourtant quelques auteurs repoussent cette opinion.

La même divergence est à constater au sujet de l'influence exercée par les grossesses, contractées en dehors du mariage, sur l'apparition des psychoses et au sujet du grand nombre de ces dernières par rapport aux grossesses légitimes.

Clouston attribue une grande importance à l'illégalité des grossesses vu que sur quinze fois, cinq sont contractées en dehors des liens du mariage : de nombreux auteurs appuient cette manière de voir. Cependant Manzies est d'un avis opposé. Selon lui, la proportion des psychoses puerpérales inhérentes à la grossesse illégale n'est nullement plus élevée que celle qu'on observe dans les grossesses légales : les premières seraient surtout accompagnées des psychoses propres à la gestation et à la parturition, en même temps qu'elles seraient exemptes des troubles propres à la période de l'allaitement, parce que les femmes enceintes en dehors du mariage abandonnent leurs enfants et ne les allaitent pas : toujours selon le même auteur, au nombre des causes qui provoquent les troubles de l'esprit chez les femmes ayant contracté une grossesse en dehors du mariage, il y aurait surtout la syphilis, l'alcoolisme, l'hérédité pathologique, tandis que les commotions morales feraient totalement défaut.

Les psychoses propres à la grossesse prennent le plus souvent la forme de l'amentia. Par sa fréquence celle-ci surpasse la somme de toutes les autres psychoses réunies. L'amentia prend surtout une expression mélancolique, plus rarement celle de la manie et de la stupeur. La mélancolie pure, la manie, le délire aigu, le paranoïa et la démence due à la paralysie sont assez fréquents.

Si la grossesse a une grave influence sur l'organisme parce qu'elle met en jeu des névroses et des psychoses latentes, si elle provoque par elle-même des affections mentales, on se demande si dans les cas où cette corrélation est bien établie, l'on ne doit pas prévenir la grossesse ou l'accouchement, quand la première existe déjà, pour sauver la mère d'une maladie et l'enfant d'une prédisposition morbide? Au lieu de répondre à cette question Van Wolsem en pose une autre : quel est le pronostic de la psychose puerpérale *quoad recidivum* et dans la récidive *quoad restitutionen in integram?*

La gestation au point de vue médico-légal. — En considérant les modifications si marquées que la grossesse fait subir à tout l'organisme et au système nerveux en particulier, il est naturel de s'attendre à ce que l'état de grossesse serve souvent d'objet à l'expertise médico-légale. C'est ce qui a lieu en effet. Les nombreux crimes commis par des femmes enceintes nécessitent souvent la présence d'un médecin devant le tribunal de justice, afin qu'il puisse donner ses conclusions et, bien que celles-ci soient naturellement relatives à chaque cas particulier, il n'est pas superflu d'avoir un point de vue général sur les actes commis en état de grossesse.

Anciennement, les auteurs considéraient la grossesse comme un phénomène qui plaçait le système nerveux et l'activité mentale dans des conditions anormales. Ainsi, Jeorg supposait que toutes les femmes enceintes étaient plus ou moins possédées par le souci, la crainte et la frayeur au sujet de l'issue des couches. Personne n'est si sujet aux rêves, aux pressentiments, aux attentes imaginaires, personne ne parle tant de la mort que les femmes enceintes, mais ces phénomènes s'accusent surtout dans la seconde moitié de la grossesse. Cette opinion est partagée par Friedreich, Willbrand et d'autres. Dörfler ajoute que, bien que son opinion ne soit pas aussi pessimiste, la grossesse peut pourtant produire, dans la plupart des cas, des modifications réelles de l'état mental. Alexander incline à reconnaître plutôt pathologique que physiologique l'état mental des femmes pendant la gestation.

Au point de vue de l'état de leur système nerveux, les femmes enceintes peuvent être divisées en trois catégories : *a*) les femmes sans prédisposition nerveuse préalable particulière et sans manifestation pathologique dans le domaine mental, *b*) celles qui présentent des troubles mentaux élémentaires et *c*) des affections nerveuses déterminées.

a) Nous avons de nombreux cas quand les femmes enceintes manifestent une quantité incalculable de caprices, de fantaisies et de bizarreries, sans qu'il y ait toutefois une altération mentale déterminée. Nous savons aussi que l'organisme de la femme enceinte est

exposé à des troubles excessifs, à des commotions
(surtout dans le domaine du système nerveux central),
à des phénomènes d'intoxication, à des phénomènes
réflexes nutritifs, vaso-moteurs, respiratoires, etc. Tout
ceci met le système nerveux des femmes enceintes en
dehors des conditions physiologiques ordinaires, saines,
mais il ne s'ensuit pas encore que leur état mental soit
pathologique et leurs actes anormaux, donc, imputables. En vertu de conditions organiques, l'état des
femmes enceintes est déséquilibré et instable, par
conséquent capable à tout moment de franchir les
bornes du norma sans toutefois être toujours anormal.
En faisant l'analyse des actes commis par des femmes
enceintes, il s'agit donc de voir attentivement si en
dehors de la grossesse il y a ou il n'y a pas des influences et des circonstances quelconques qui pourraient agir sur les centres psychiques et régulateurs en
les déprimant. Si en dehors de la grossesse il n'y a
aucun facteur qui puisse être nuisible à l'activité mentale, la grossesse seule est prise en ligne de compte.
Or, la gestation normale ne peut à elle seule être considérée comme un facteur qui déprimerait le système
nerveux des femmes au point de le mettre au niveau de
la non-imputation. La grossesse normale peut être considérée comme une circonstance qui atténue la culpabilité, sans toutefois la supprimer. Telle est l'opinion de
Marcé, celle de beaucoup d'autres auteurs et la nôtre
aussi. Il en est autrement si, à côté de l'influence exercée
par la grossesse, il en existe d'autres qui excitent le côté
passionnel de la vie mentale en opprimant l'intellect :
en ce cas, l'irresponsabilité est requise. Cette éventualité
demande à être scrupuleusement examinée et analysée.

b) Plus simple et plus facile est la question de savoir si la grossesse est ou n'est pas accompagnée de trouble mental. Dans le premier cas, les actes sont dus à l'aliénation d'esprit et entraînent par conséquent l'irresponsabilité absolue.

c) Bien plus sérieux sont les cas où des troubles partiels viennent agiter la vie mentale de la femme enceinte, tels que la kleptomanie, la pyromanie, la tendance au suicide, au meurtre, à l'infanticide, etc., les obsessions d'idées, de sensations, d'actes, etc. Tous ces phénomènes morbides constituent en général un groupe de troubles élémentaires avec intégrité intacte de la mémoire et de l'activité psychique : c'est pourquoi dans la vie habituelle, ils ne font presque jamais bénéficier l'homme de l'irresponsabilité, de la non-imputation et de l'impunité dans son ensemble ; ils sont seulement des circonstances qui atténuent la gravité des faits incriminés. La grossesse elle-même engendre une telle instabilité et un tel ébranlement du système nerveux central que le châtiment demande à être considérablement atténué. L'atténuation augmente encore par ce fait que tous les troubles mentaux élémentaires surgissent presque toujours sur un terrain de dégénérescence héréditaire : la responsabilité en ce cas atteint donc son minimum.

Mais cela n'est pas tout. Le degré de résistance psychique dont un individu est capable joue un rôle important dans les impulsions et les obsessions. Nous savons que la nutrition de l'organisme et du système nerveux de la femme est profondément troublée : par conséquent, la force et l'énergie des processus psychiques et le degré de résistance aux mouvements impulsifs et aux élans passionnels doivent être de même très altérés. En vertu de cet état nutritif, il est naturel de voir les centres intellectuels opposer une faible résistance à la manifestation des passions, des impulsions, des obsessions, des phénomènes passionnels, impulsifs, obsédants. Par conséquent, si les femmes enceintes manifestent des phénomènes impulsifs tels que la pyromanie, la kleptomanie, etc., ces actes ne peuvent leur être imputés et nous partageons en ce sens l'avis d'Alexander, que les accuser serait un verdict tyrannique.

L'influence grave qu'exerce la grossesse sur l'état mental de la femme et du fœtus a non seulement été reconnu par les médecins mais aussi par les profanes ordinaires. La preuve en est que beaucoup de législations renferment des articles qui garantissent le calme moral de la femme enceinte. Par exemple, la loi éditée en France, le 28 germinal de l'an III de la République, ordonnait de visiter toutes les femmes condamnées à la peine de mort afin de leur éviter, au cas où elles fussent enceintes, une commotion violente par le cruel verdict. Voilà certes une sollicitude digne d'un meilleur sort.

Parturition. — L'accouchement comprend trois périodes : celle où l'utérus s'ouvre, celle de l'expulsion de l'enfant et la période consécutive aux couches. L'accouchement survient sur un terrain d'ébranlement et d'instabilité nerveuses créées par la grossesse. La femme enceinte devient l'accouchée, ou mieux dit martyre, car l'acte de l'accouchement est accompagné de souffrance inouïe, depuis le commencement jusqu'à la fin.

Les premières douleurs de l'enfantement sont le

signal de l'approche du moment décisif. L'acte si longtemps attendu arrive. La crainte et la langueur qu'inspire l'inconnu se changent en terreur du présent. La mélancolie ou le désespoir envahit l'être. La femme entre dans les ténèbres de l'inconnu qui deviennent encore plus impénétrables et plus émouvantes sous l'empire de renseignements relatifs aux accidents survenus à d'autres. Les multipares qui ont supporté des souffrances horribles et des couches laborieuses ne sont pas moins affectées. Tout cela ne passe pas inaperçu pour le domaine psychique, il le déprime en diminuant la part du bon sens et l'action modératrice des réflexes et des mouvements émotifs. Même les femmes qui possèdent une volonté ferme, animées par la pensée de l'enfant adoré qui va naître, perdent temporairement leur présence d'esprit et tombent dans une pusillanimité passagère. Or, que dire de celles que les couches attendent pour la première fois ou celles qui ont déjà supporté des souffrances intolérables accompagnées de manœuvres opératoires, ou encore celles qui savent que l'avenir leur réserve l'opprobre, la mise à l'index, l'exil de la maison paternelle et de la société, les malheureuses auxquelles la naissance même de l'enfant se présente sous l'aspect d'un grand malheur.

Les douleurs viennent et se suivent ; elles deviennent de plus en plus fortes et prolongées, les intervalles de calme de plus en plus courts et faibles. La femme doit faire un violent appel à sa patience, sa réserve et sa volonté pour les supporter avec plus ou moins de calme.

La seconde période de l'accouchement débute par l'expulsion du fœtus. Aux douleurs précédentes se joint l'activité de la presse abdominale et des autres muscles de l'organisme. La conséquence naturelle en est une tension encore plus grande de la pression sanguine, surtout dans la région du crâne et du cerveau ; de là, augmentation de l'excitabilité cérébrale avec irritation physique et mentale concomitante. La face devient rouge, les yeux brillants et hagards, les traits du visage expriment le désespoir, l'angoisse ; le corps se couvre de sueur : tantôt on observe une tension exagérée d'énergie et de force dans tout le corps, tantôt leur chute et leur épuisement. A l'approche des tranchées. la femme fait tous ses efforts pour se débarrasser du fœtus en s'efforçant autant que possible de supporter sans murmurer toutes les douleurs et les peines dans le but unique de mettre fin au plus tôt à son supplice. C'est pourquoi, à chaque pause qui survient entre deux crampes, l'accouchée tombe dans un état d'épuisement, d'impuissance, de sommeil et revient à l'activité sitôt que de nouvelles crampes se déclarent. L'acte atteint son paroxysme de tension quand la tête de l'enfant paraît dans la fente génitale. Encore un effort et le cri de la mère trouve son écho dans celui de l'enfant. Le décollement des autres parties de l'œuf ne constitue généralement pas une grande difficulté. La seconde période, celle de l'expulsion du fœtus, est donc terminée et l'accouchée s'absorbe dans un oubli béat ou dans le sommeil ou dans un état de désespoir.

Si au moment des premières crampes et de l'expulsion du fœtus l'afflux sanguin au cerveau devient trop intense et la pression sanguine y atteint son maximum : après l'expulsion du fœtus le reflux et la diminution de la pression sanguine sont encore plus grands (professeurs Lebedeff, Batsévitch). Une modification de pression sanguine si brusque peut naturellement provoquer l'anémie cérébrale ainsi que l'hypérémie du cerveau par suite de la paralysie des vaso-moteurs. Il faut y ajouter une tension et une fatigue excessives, l'accumulation des produits de la métamorphose régressive, l'épuisement psychique et diverses autres influences psychiques. Il est donc naturel de voir que même dans les meilleures, les plus favorables conditions d'existence, l'état mental de l'accouchée subit pendant l'enfantement des fluctuations et des commotions si fortes qu'on s'étonne involontairement de l'issue heureuse chez la plupart des accouchées. L'amour illimité du nouveauné, l'amour pour le mari, les croyances religieuses, l'entourage aimant, l'expérience antérieure, sont autant d'heureuses conditions dont chacune a son influence.

Les choses prennent un aspect plus sombre quand la femme accouche dehors, loin de tout être proche et cher, avec conscience de l'opprobre qui la menace, du déshonneur, de l'exil de la maison paternelle, etc., qui l'attendent, avec la pensée que le nouveau membre est superflu, que le froid, la faim, les privations, le travail de toute une vie l'attendent. Chez ces accouchées-là, le passage au désespoir, au suicide, à l'infanticide, etc., est un phénomène possible et facile.

En vertu de l'état mental et physique de l'accouchée, on comprendra facilement que l'acte des couches, si favorables que soient les conditions dans lesquelles il a lieu, place la femme dans des conditions qu'il n'est pas toujours très facile de séparer des conditions pathologiques; s'il vient s'y joindre l'hérédité pathologique, une prédisposition névropathologique personnelle, des douleurs anormales, des couches trop prolongées, etc.. il n'est pas facile, sinon impossible, d'indiquer une ligne de démarcation entre l'excitation physiologique et pathologique.

Fréquents sont les cas quand, à bout de souffrances inouïes, les accouchées maudissent le médecin qui ne veut pas soulager leur misère, leur mari et leur enfant. auteurs de leur souffrance. Wigand parle d'une femme d'une haute moralité et d'une instruction élevée, qui fut tellement torturée que, durant quelques heures, elle ne put penser sans haine à son mari et à son enfant. Parfois. des crimes peuvent être commis pendant la période d'excitation qui accompagne l'accouchement, avec développement d'excitation maniaque. Marcé divise ces crimes-là en deux catégories : les états maniaques avec incohérence de langage et d'actes : et les états maniaques conformes au but, dirigés à la destruction de soi et de l'enfant. Osiander raconte qu'une femme tomba dans un tel accès de fureur, par suite de ses souffrances horribles. qu'elle s'élança vers la fenêtre pour se précipiter de la hauteur du troisième étage et que deux hommes robustes purent à peine la maintenir. Le même auteur parle d'une négresse qui pendant les douleurs atroces de l'enfantement, se fendit le ventre, en sortit l'enfant et guérit tout de même. Pourtant la fureur provoquée par les couches a généralement l'aspect d'une manie aiguë avec confusion de pensées, obscurcissement de la conscience et absence de tout phénomène. qui puisse indiquer que ce sont les couches qui ont provoqué l'accès de fureur. Prost dit qu'une femme fut atteinte d'un délire qui dura deux jours : au bout du second jour on vit des vomissements se déclarer. elle expulsa des vers et la guérison se fit.

Montgoméry observa maintes fois une excitation extrême chez les accouchées au moment du passage de l'enfant par les voies génésiques : l'excitation cessait sitôt l'expulsion achevée. Weill eut l'occasion d'observer une femme dont chaque accouchement était accompagné d'un accès de fureur : celui-ci cessait avec la fin des couches.

Klug parle d'une femme tranquille et douce qui, au moment de ses premières couches, fut prise d'un tel accès de fureur qu'elle voulut tuer son enfant : lorsque quatre heures après elle eut repris connaissance, elle fut très étonnée de ce qu'on lui racontait car elle ne se souvenait absolument de rien. Cazeaux cite le cas d'une femme qui avait horriblement souffert pendant les couches et qui cessa subitement de se plaindre, devint gaie et entonna un air d'opéra. Marcé suppose que les crimes commis par les accouchées comprennent le plus souvent l'infanticide, le suicide et le meurtre du mari.

Les troubles mentaux de l'accouchée provoqués par son épuisement, sa faiblesse et l'anémie du cerveau peuvent se traduire par un évanouissement, la somnolence ou la mort apparente.

L'évanouissement ou une perte subite de connaissance, due à une anémie rapide du cerveau, peut survenir à la suite de grandes hémorragies dans toute l'économie ou par suite d'une action réflexe sur les vaisseaux encéphaliques ou encore sous l'empire de l'anémie partielle du cerveau. Parfois l'évanouissement est précédé de signes avant-coureurs tels que : étourdissement, bourdonnements d'oreilles, étincelles devant les yeux, angoisse précordiale, pâleur de la peau et des muqueuses, pouls affaibli. Comme pendant l'évanouissement la nutrition du cerveau s'altère à tel point que la conscience se modifie, il est naturel que le souvenir de tous les événements et circonstances disparaissent.

La somnolence morbide ou mort apparente est un phénomène très rare pendant les couches et à leur suite immédiate. Il tient presque toujours à l'hystérie.

Les trois états mentionnés ont de l'importance au point de vue médico-légal, parce que la mort du nouveau-né peut survenir par suite d'omission de soins de la mère. L'accusation ne porte que sur la participation passive à la mort de l'enfant ou omission de soins en temps opportun ; une enquête minutieuse établira clairement l'innocence et l'irresponsabilité absolues de la malheureuse mère.

Bien plus importants et plus graves au point de vue médico-légal sont les états d'excitation du système nerveux central au moment des couches et dont la conséquence est l'excitation mentale, accès de fureur. De ce nombre sont : le délire affectif pathologique intense, accès de colère furieuse, *mania transitoria, raptus melancholicus,* délire passager hystérique ou épileptique ou fébrile. Dans tous les cas la malheureuse mère est une criminelle active si elle tue le nouveau-né de ses propres mains.

Le crime le plus fréquent et presque unique que commet l'accouchée est l'infanticide. Ce crime est l'objet fréquent des expertises médico-légales. L'infanticide peut certes être commis avec préméditation mais il est incontestable que dans la majorité des cas il est dû à un état morbide. La véracité de cette allégation est confirmée par ce fait que le Code de Charles V publié en

1532 renfermait déjà l'exigence d'une opinion scientifique dans les cas d'infanticides. Il est vrai que cette
injonction humanitaire fut loin d'être suivie ultérieurement car tout récemment encore l'infanticide était
puni de mort. Pourtant, au commencement de notre
siècle des voix de juristes et surtout des voix de médecins se firent entendre en faveur des malheureuses
criminelles innocentes, dont la peine la plus cruelle réside
dans leur acte même. Joerg dit que depuis l'ouverture
de l'utérus jusqu'à la fin des couches aucune femme ne
peut être reconnue entièrement responsable. Par contre
Fabrice déclare que les femmes qui accouchent la première fois dans des conditions habituelles, qui profitent
de soins réguliers et conformes, dont le système nerveux n'est exposé à aucune oscillation morbide, ne
passent pas par des souffrances telles et ne perdent pas
conscience à tel point qu'elles soient totalement privées
de libre arbitre. Malheureusement cette objection ne
peut concerner qu'un accouchement régulier.

Dörfler a parfaitement raison en disant que l'état
mental des accouchées présente un degré plus ou
moins élevé d'excitation du cerveau et de l'activité
mentale. Dans la majorité des cas il y a lieu de reconnaître la capacité civique des accouchées ; pourtant les
circonstances défavorables les plus insignifiantes, telles
que prédisposition névropathique, travail morbide de
l'enfantement, accès anormaux, peuvent facilement dé-
ranger l'équilibre mental et dans cette phase de la vie
l'excitation pathologique de la femme ne diffère pas
sensiblement de l'excitation physiologique.

Tous les crimes dus à un état morbide ne sont pas
imputables aux accouchées.

En étudiant attentivement toutes les variétés des maladies mentales qui sont dues à la parturition, l'on ne peut passer sous silence les observations suivantes : toutes les psychoses et les névroses dues à cette période rentrent dans le groupe des psychoses passagères, toutes elles portent l'empreinte d'une convulsivité mentale et motrice : enfin elles tiennent toutes à une hérédité pathologique ou à des commotions nerveuses et mentales antérieures trop fortes. Le mécanisme de toutes les psychoses et de toutes les névroses mentionnées nous paraît donc être le suivant : Une femme marque dès sa naissance une tendance à la convulsivité mentale et motrice ou bien celle-ci s'acquiert grâce à toute une série de conditions défavorables. Pourtant l'instabilité nerveuse n'est pas si grande que les centres modérateurs ne puissent l'équilibrer, mais une grossesse antérieure augmente tellement l'instabilité et les douleurs de l'enfantement ébranlent si fort la puissance des centres corticaux régulateurs, que ces derniers subissent une paralysie passagère en donnant liberté entière à l'activité des centres sous-corticaux convulsifs; conséquence, psychose ou névrose aiguë et vivement accentuée.

Psychoses dues à la période après couches. — Dans le sens restreint du mot on appelle psychoses consécutives aux couches tous les troubles mentaux qui apparaissent durant les six semaines qui suivent l'accouchement. Ce terme repose sur cette circonstance que si la femme n'allaite pas, les premières menstrues reviennent six semaines après les couches en mettant fin à la période mentionnée : les organes génitaux reprennent alors leur aspect habituel et la femme revient à son genre d'existence normale, habituelle. Les causes des affections dues à la période qui suit les couches peuvent être divisées en causes prédisposantes et causes directes. Les premières comprennent l'hérédité, une suite de secousses morales et d'hémorragies dues à des accouchements fréquents, l'âge avancé de l'accouchée, des maladies mentales et nerveuses antérieures, l'épuisement de l'organisme et du système nerveux et même le sexe de l'enfant. Aux secondes se rattachent des couches laborieuses, des hémorragies consécutives et abondantes, les éclampsies, les douleurs et le malaise occasionnés par l'altération de la glande mammaire, etc. Mais ce sont les intoxications et les auto-intoxications qui jouent un rôle prépondérant en ce sens.

L'état qui se développe le plus souvent dans la période dont il est question est l'*amentia*, surtout sous la forme maniaque ou bien ce que l'on appelait autrefois *mania puerperas* ; cette opinion fut récemment confirmée par le Dr L. Jdanoff dans son excellente monographie : mais il y a encore la manie pure, la mélancolie et la démence qui peuvent se développer, les formes aiguës au sujet desquelles Krafft-Ebing prononce les paroles suivantes : L'époque qui suit immédiatement les couches est très propice aux accès de folie aiguë, mais ces derniers se déclarent à une époque plus éloignée chez les femmes dont la nutrition a souffert de l'allaitement.

A la folie aiguë passagère des accouchées nous devons ajouter les psychoses aiguës qui accompagnent l'éclampsie et l'épilepsie. Tantôt l'épilepsie se manifeste dans des accès de fureur violente, tantôt sous forme

(1) Jdanoff, Les psychoses de la période consécutive aux couches, 1896.

d'automatisme épileptique. Les derniers cas sont très rares.

Troubles mentaux consécutifs à l'avortement. — L'avortement a plus généralement lieu dans les premiers mois de la grossesse : ses principales causes sont en ce cas : le trauma physique, la syphilis, les commotions morales, le choc psychique, les affections débilitantes aiguës et chroniques, les intoxications, les auto-intoxications, les affections locales des organes génitaux, etc.

Les causes du trouble mental consécutif à l'avortement peuvent être : a) les mêmes que celles qui provoquent les maladies mentales dans les premiers jours de la grossesse et b) des causes spéciales qui tiennent à l'avortement même.

Les premières comprennent : une prédisposition héréditaire et personnelle aux affections mentales, toute une série de moments physiques et moraux débilitants qui précèdent la grossesse : les mêmes conditions que celles des premiers mois de la grossesse : l'influence réflexe du fœtus sur la nutrition du système nerveux central, etc.

Les secondes comprennent : a) les causes qui provoquent l'avortement même et b) le processus de l'avortement avec ses phénomènes consécutifs : la débilité physique due aux hémorragies, l'épuisement moral provoqué par les douleurs de l'avortement, le processus local, les affections infectieuses consécutives aux couches.

La marche du trouble mental qui se développe après l'avortement nous paraît donc être la suivante : les malades sont le plus souvent marquées du sceau d'une prédisposition psychopathique héréditaire : dans le courant de la vie antérieure elles ont passé par une suite de moments physiques et psychiques débilitants, qui se sont aussi manifestés dans le commencement de la grossesse. A ce terrain suffisamment préparé vient s'ajouter une foule de phénomènes nerveux réflexes au début de la grossesse, tels que vomissements incoercibles, étourdissements, maux de tête, accès de terreur et de mélancolie, etc.

Si un événement soudain physique ou psychique survient dans ces conditions, il peut agir pernicieusement sur l'enfant, aussi bien que sur le système nerveux de la mère en la gratifiant d'une psychose quelconque, généralement aiguë. Mais beaucoup de femmes soutiennent bien ce choc-là, qui ne fait qu'augmenter leur prédisposition sans la provoquer toutefois. Puis nous nous trouvons en présence d'hémorragies abondantes, des douleurs atroces de l'avortement, des souffrances morales provoquées par la destruction du fœtus et de complications morbides graves.

Parfois les femmes enceintes portent déjà en elles le germe d'un trouble mental avant l'avortement et celui-ci ne fera que justifier leur prédisposition. Ceci concerne surtout les femmes enclines à ce que l'on appelle les fausses couches habituelles. Dans la plupart des cas elles désirent ardemment la venue d'un enfant, mais leur souhait est si souvent déçu qu'elles finissent par tomber dans le désespoir. Pourtant elles ne se laissent pas entièrement décourager : la lutte entre le désespoir et l'espérance, la désolation et l'attente ébranle et énerve à tel point leur système nerveux que l'avortement achève cette instabilité et provoque une psychose manifeste.

Pour ce qui est du temps, le trouble mental survient
le plus souvent tout de suite après l'avortement, plus
rarement quelque temps après. Selon les observations
de Ripping le trouble mental s'est développé trois fois
dans le courant des premiers sept jours, deux fois après
une quinzaine, une fois après trois semaines et une
fois dans le courant de la sixième. Il est incontestable
que les mêmes causes qui provoquent l'avortement et
la maladie mentale agissent sur la rapidité plus ou
moins grande de l'apparition du trouble mental : les
fortes commotions provoquent un trouble immédiat ;
les causes qui débilitent et altèrent la nutrition du cerveau en un laps de temps plus prolongé provoquent
des troubles plus tardifs.

Les formes morbides consécutives à l'avortement sont
les mêmes qui se manifestent après les couches ; seulement les premiers sont plus courts et ont un résultat
plus favorable parce que le terrain préparatoire est tout
de même moins cruel qu'en cas de grossesse complète.

Troubles mentaux qui accompagnent la lactation. —
On s'accorde à dire que la période de l'allaitement
commence six semaines après l'accouchement et dure
jusqu'au sevrage.

Après les commotions physiques et mentales excessives occasionnées par la grossesse, les couches et la
période qui les suit, la femme qui allaite ne peut être
considérée comme une femme en pleine santé et
vigueur.

Le second facteur qui contribue à rendre instable
le système nerveux de la nourrice est l'allaitement
lui-même, moment d'épuisement surajouté pour un
organisme préalablement débilité. Les femmes or-

bustes, physiquement saines. riches de sang supportent très bien l'allaitement sans manifester aucune maladie mentale. Mais il en est autrement pour les femmes anémiques, nerveuses et épuisées.

Dans ces conditions le système nerveux s'ébranle davantage, la nutrition de l'organisme tombe et un terrain excellent s'offre aux affections nerveuses et mentales les plus diverses. Avec cela on observe des névralgies. l'insomnie, les maux de tête. les étourdissements. les évanouissements. les manifestations hystériques. l'épilepsie, les paralysies partielles. les contractures idiopathiques et même le tétanos : les malades sont extraordinairement irascibles, agitées, dans un état mental pénible, très apathiques pour ce qui les entoure et disposées à la tristesse noire. Rien ne leur plaît, partout elles ne voient que ténèbres, ennuis et désolation. Leur maternité même leur pèse. L'enfant n'est plus une consolation pour elles et l'allaitement un horrible supplice, une torture, d'autant plus qu'il est souvent accompagné de sensations douloureuses : il semble à la nourrice qu'on tire d'elle le contenu de la tête, du dos. des tendons ou tous les sucs de son corps : c'est si douloureux que la femme se désespère à la seule pensée de l'allaitement à venir. Il est évident que dans ces conditions l'allaitement n'atteint pas son but : l'enfant a faim. il pleure, il tombe malade et ses souffrances augmentent celles de la mère, ébranlent encore davantage son système nerveux. La nourrice constate que son lait devient bleuâtre. verdâtre : elle finit par reconnaître elle-même l'inutilité de son allaitement. Cette constatation augmente son chagrin qui se répercute doublement sur l'enfant.

Presque toutes les observations que nous avons recueillies personnellement sur des maladies mentales dues à l'allaitement ont été relatives à des psychoses avec humeur triste; en même temps l'on observait la mélancolie pure et l'état mélancolique de l'amentia : quant à la manie. nous l'avons observée rarement et en ce cas elle se rattachait à l'état maniaque de l'amentia.

Au point de vue médico-légal les psychoses de l'allaitement n'offrent rien de particulier, attendu que par leur manifestation elles ne se distinguent nullement des troubles mentaux ordinaires : c'est pourquoi les crimes commis par ce groupe d'aliénés rentrent dans le groupe des délits dus à l'aliénation mentale en général.

Le divorce dans les maladies mentales. — Les observations recueillies dans les hôpitaux nous enseignent que si un trouble mental aigu ne guérit pas en l'espace de 2 ans, il tourne à la démence et reste tel durant toute la vie, car la plupart des auteurs reconnaissent la démence secondaire incurable. Donc, un terme de 2 ans est considéré suffisant pour perdre tout espoir de guérison dans le cas donné.

Pourtant une déclaration aussi catégorique ne peut être considérée comme étant juste et l'expérience de tous les cliniciens montre qu'il y a des cas de guérisons tardives qui surviennent 5, 10 et 20 ans après le début de la maladie. Marandon de Montyel indique quatre guérisons semblables: l'une survint 9 ans après le commencement de la maladie et la rémission dura 12 ans: l'autre survint 12 ans et deux autres 7 ans, à partir du moment où le mal avait débuté. Le même auteur suppose que la démence offre des degrés très divers ; il est donc impossible de parler d'incurabilité absolue. Des psychoses à guérison tardive furent mentionnées par Falk, Liemens, Campbell, Francis, Gucci et d'autres. Ventra publia en abrégé 33 histoires de maladies à guérison très tardive. D'après le tableau qu'il en fait, on voit que dans la manie trois femmes et trois hommes ont guéri dans une période très avancée, dans la mélancolie — trois hommes et quatre femmes, dans le *delirii sensorialis chronici* — sept hommes et onze femmes, dans la paranoïa primaire — six hommes et deux femmes, dans la psychose hystérique — une femme.

La durée de la maladie varie entre 4 et 21 ans. Comme exemple citons brièvement quelques cas de guérison tardive : *1 cas.* Une veuve âgée de 40 ans, dont l'hérédité était suspecte, avait la paranoïa sensoriale : la maladie avait un cours rémittent avec aggravation pendant les menstrues. Après avoir été malade pendant 20 ans, elle guérit à l'approche de l'âge climactérique. Le *cas 14* concerne un homme de 57 ans atteint d'une double hérédité et souffrant du délire systématique avec délire des grandeurs, accompagné parfois d'excitation maniaque. Après un séjour de 21 ans à l'asile d'aliénés, il guérit. Dans le cas *19* il s'agit d'un homme de 47 ans avec prédisposition héréditaire. Il souffrait de mélancolie avec accès dangereux de raptus. La guérison s'établit en l'espace de 4 ans et 11 ans après le début du mal. Le *cas 33* est relatif à un homme indemne d'hérédité pathologique, mais alcoolique. Il souffrait de manie chronique et guérit 19 ans après. Après un examen détaillé de tous les matériaux rassemblés,

Ventra en tire les déductions suivantes : 1° dans toutes les psychoses curables, la guérison peut être tardive ; 2° la mélancolie, la manie, le délire sensoriel et le délire systématique sont le plus enclins à donner des guérisons tardives ; 3° de tous les troubles mentaux la forme peu connue du délire sensoriel chronique est la plus encline à la guérison tardive ; 4° dans la manie et la mélancolie la guérison est rare après 7 ans. En considérant la difficulté qu'il y a à se déclarer en faveur de la guérison ou de l'incurabilité de l'affection mentale et en se basant aussi sur ce fait que le nombre des guérisons tardives augmente de plus en plus dans la littérature (selon Ventra), la législation, même si elle ne se prononce pas catégoriquement contre la dissolution du mariage à la suite d'un trouble mental chez l'un des époux, doit être très prudente dans la promulgation des lois sur le divorce.

Les données cliniques ci-dessus mentionnées ne doivent pas être oubliées quand il s'agit de se prononcer sur le divorce dans les cas d'incurabilité apparente du trouble mental chez l'un des conjoints.

L'incurabilité de la maladie mentale ou une maladie à vie engendre tout naturellement la question du divorce pour l'époux sain d'esprit. Du moment que l'un des conjoints est incurable, il est mort pour la famille et pour la société et ce fait établit, paraît-il, à lui seul la suppression ou la dissolution naturelle du mariage. La question du divorce est donc tout indiquée en pareil cas. Or, cette question fut débattue dans les littératures française et allemande ; tout récemment elle fut mise à l'ordre du jour dans la littérature médicale et juridique russe.

C'est surtout au commencement de l'année 80 que la question du divorce devint l'objet d'une étude scrupuleuse dans les sociétés médicales et la littérature françaises. Pourtant la majorité des savants avec Charcot et Magnan en tête tranchèrent la question négativement par suite de la difficulté qu'il y a quelquefois à établir avec précision l'incurabilité du mal. Quelque temps après, la même question fut débattue en Allemagne et tranchée dans le sens affirmatif. Krafft-Ebing, Meschede, Weiss, Mendel et d'autres s'étant prononcés en faveur du divorce dans le cas d'une maladie mentale chez l'un des époux.

Enfin, cette question fut récemment mise sur le tapis en Russie. Au congrès de Pirogoff qui rassembla il y a trois ans les médecins à Kiew, C. Steinberg fit un rapport sur la question du divorce en priant le congrès de bien vouloir la trancher. Il fut suivi par les communications du Pr N. Obolensky, de P. Rosenbach, de B. Vorotinsky et du Pr V. Tchige. Les trois premiers déclarèrent que si le trouble mental de l'un des époux ne donne aucun espoir de guérison, il y a fondements parfaits et suffisants au divorce. Cette opinion fut unanimement appuyée par les membres appartenant aux sociétés, au nom desquelles la communication avait été faite. On établit que le terme de 5 ans pouvait être accepté comme un terme d'épreuve suffisant pour se prononcer en faveur de l'incurabilité: l'époux sain est tenu d'assurer l'existence de l'époux malade ; les enfants de parents divorcés restent jusqu'à leur majorité aux soins de l'époux bien portant et conservent intacts leurs droits d'héritage. Toutes les questions relatives au divorce, à l'assurance matérielle du malade, à l'intégrité des droits des enfants sont tranchées par l'autorité judiciaire dans chaque cas séparément.

Le Pr V. Tchige est d'une tout autre opinion à ce sujet. Il trouve le divorce absolument non fondé à la suite d'un trouble mental, même incurable chez l'un des conjoints.

Ni les considérations morales, économiques et scientifiques, ni l'incurabilité du mal, ni l'examen des aliénés dans diverses régions de l'empire, ni le contingent personnel des aliénistes dans tous ses confins ne permettent de chercher ou d'espérer fermement la réalisation légale de la question du divorce s'il y a incurabilité de l'un des époux. Du reste, il est douteux que cela soit à souhaiter actuellement...

Au moment où ces discussions avaient lieu dans les cercles médicaux et la presse, Potéjaïeff soulevait la même question dans la société juridique de Saint-Pétersbourg et à son avis, une maladie mentale justifie pleinement et suffisamment le divorce, si elle dure un certain nombre d'années, si elle est reconnue incurable par les aliénistes et, si par ses particularités, elle exclut la possibilité d'un lien moral entre les époux. La loi sur le divorce en cas de trouble mental incurable de l'un des conjoints serait donc conforme et nécessaire.

Actuellement les lois russes autorisent le divorce à la suite de : l'adultère de l'un des époux, de l'impuissance physique, de la déportation des criminels en Sibérie avec privation de tous les droits et prérogatives, de l'absence sans nouvelles pendant 5 ans. En outre, la loi russe considère comme nuls les mariages contractés pendant l'aliénation mentale de l'un des époux.

En analysant les motifs qui parlent en faveur du

divorce, nous voyons que leur caractère est en partie religieux, en partie moral, en partie physique et économique.

Or, quels sont les motifs qui peuvent justifier le divorce, étant donnée une maladie mentale, si ce n'est la réunion et la présence de tous les motifs cités ; en ce cas la réalisation d'une loi sur le divorce est encore plus nécessaire. Il est certain que les aliénés s'adonnent souvent à l'adultère, qu'ils sont encore moins capables à la cohabitation, qu'ils rendent celle-ci physiquement et moralement impossible en vertu de leur maladie même, si ce n'est de leur disparition sans nouvelles, qu'ils meurent, au point de vue civique, autant que les déportés en Sibérie ; ils ne peuvent donc non seulement pas se soucier du bien-être de leur famille et de l'éducation de leurs enfants, mais ce sont encore des membres nuisibles et dangereux sous ce rapport.

Pourtant, malgré la réunion de tous les motifs cités en faveur du divorce, nous ne pouvons soutenir la nécessité de réaliser immédiatement ce projet.

Passons en revue les raisons qui nous le font penser.

Adultère. — Si nous ne voulons pas ressembler aux Pharisiens, nous nous demanderons : est-il bien vrai que l'adultère soit si rare dans notre société ? Pourtant on ne tient pas compte de tous les adultères et chaque adultère ne sert pas de motif au divorce. Dans le cas opposé les mariages sans divorce seraient bien rares. En outre, l'adultère commis par une personne atteinte de trouble mental doit être considéré comme l'acte d'un aliéné. En ce cas, si le trouble mental enfreint l'union spirituelle consacrée par l'Église et qui constitue un sacrement, c'est une infraction involontaire et inconsciente qui ne peut servirde cause à la   dissolution du mariage.

Impuissance génésique. — La cohabitation d'un individu sain d'esprit avec un aliéné constitue une violence physique et psychique, un supplice : dans les conditions mentionnées il y a donc non seulement incapacité, mais impossibilité d'une vie commune. Tantôt l'impossibilité est physique, tantôt psychique par exemple dans les cas de perversion sexuelle. Le divorce a donc sa raison d'être quand il y a trouble mental de l'un des conjoints. Mais en aurait-il moins si l'un des époux était atteint de la syphilis? En ce cas il n'y a non seulement impossibilité de vie commune, mais encore danger de contagion. Et si l'un des conjoints est lépreux, cela suffit-il donc moins à la dissolution des liens du mariage : pourtant le divorce n'est pas reconnu en ces cas jusque actuellement.

La disparition sans nouvelles et la privation des droits et des prérogatives entraînent la mort civique de l'individu. Non seulement le trouble mental entraîne la mort civique et un déficit matériel pour la famille, il produit encore des pertes économiques doubles occasionnées par le traitement du malade, son entretien à la maison, la guérison de ses altérations... En outre, le malade peut vouloir se mêler à l'éducation des enfants, ce qui corrompt, désorganise la famille. Tout cela est vrai, mais pour protéger la famille de l'intervention du malade et des troubles de famille, il y a une loi et pour secourir les indigents il y a la société et l'État. Ainsi les éléments qui entrent dans la composition de tout article légal qui autorise le divorce sont les mêmes que ceux qui justifient le divorce, s'il y a incurabilité mentale de l'un des conjoints. Mais à notre point de vue toutes ces considérations manquent de poids.

D'autres difficultés encore parlent en faveur de l'inopportunité de la question. On se demande quel est le terme à fixer pour considérer le mal incurable. On dit 5 ans, mais nous avons cité plus haut les données de Marandon de Montyel d'après lesquelles on voit que la guérison est parfois très tardive. On nous objectera que le diagnostic même de certaines affections suffit à établir l'incurabilité, par exemple dans la démence paralytique. Heureusement que la littérature actuelle nous fournit pas mal de cas de guérison de la paralysie progressive. Or, est-il possible que dans l'avenir le traitement des aliénés reste aussi désespéré? Enfin, à qui incombera la tâche d'établir l'incurabilité d'un malade? Au tribunal, dit-on, qui se basera sur les conclusions d'un spécialiste, mais il y a-t-il beaucoup de spécialistes pour la psychiatrie? Dernièrement encore toute la région occidentale de la Russie était privée d'une organisation convenable pour l'assistance des aliénés et de nos jours chaque département occidental n'est pas encore en possession d'un asile d'aliénés. Pour soumettre un malade à l'examen d'un spécialiste il faut le transporter dans une ville universitaire ou dans les centres où il y ait un établissement psychiatrique bien organisé et où il subira une longue épreuve. Cela entraîne des frais énormes et la loi sur le divorce n'existerait donc que pour les gens aisés. En Sibérie, au Caucase et dans la Transcaucasie l'assistance des aliénés est dans un état plus que primitif, ce qui peut occasionner des erreurs et des malentendus. Une telle défectuosité d'assistance et de surveillance régulière par

suite du manque de spécialistes et dans de nombreuses
régions rend la garantie scientifique insuffisante pour
réaliser l'application d'une loi, si celle-ci venait à être
promulguée.

Nous ne devons pas omettre le côté moral de la chose.
Notre immodération peut produire un malheur irrépa-
rable pour l'entourage, car il peut arriver que le malade
guérisse au bout de 5 ans ; alors il trouvera son existence vide, inutile et superflue, car la loi lui aura enlevé
sa famille pour la donner à un autre... Comment sup-
portera-t-il le coup ? Y a-t-il beaucoup de personnes
qui tiendraient à vivre après cela ?

Il nous semble que la vie conjugale n'est pas une
promenade printanière. Les hommes ne contractent
pas une union rien que pour des voluptés réciproques,
mais aussi avec l'obligation d'être fidèles l'un à l'autre
dans le bonheur et le malheur, de se secourir mutuel-
lement dans la maladie et le chagrin. Le mariage n'est
pas seulement un grand mystère spirituel parce qu'il
est sanctifié par l'Église, mais encore parce que d'un
commun accord absolument libre, deux individus
consentent à consacrer leur vie l'un à l'autre. Or, ce
n'est guère très moral d'abandonner un ami et d'en
prendre un autre quand le premier est malheureux et
sans défense. Si nous supprimons cet appui, le plus
important et le plus sérieux de la morale publique, il
est douteux qu'il reste beaucoup d'autres origines
morales dans l'existence de notre société. La maladie
de l'un des époux est une croix à porter pour l'autre.
S'il plaît aux uns de s'en débarrasser à la première
occasion, cela n'est guère instructif pour les autres.

Dans tous les cas nous en venons à conclure qu'étant

données la situation actuelle de nos connaissances dans le domaine du traitement et de la guérison des affections mentales, ainsi que l'assistance et la surveillance actuelles des aliénés dans l'empire, il n'est pas de garantie scientifique suffisante à l'application juste d'une loi sur le divorce en cas d'incurabilité mentale de l'un des conjoints.

La loi serait donc inopportune.

Littérature. — N. Poléjaïeff. L'aliénation mentale comme cause du divorce. Le *Journal de la Société Juridique*, 1896. P. Rosenbach. La dissolution du mariage par suite de l'aliénation mentale de l'un des époux. Le *Journal du Ministère de la Justice*, 1899. B. Vorotinsky. L'aliénation mentale de l'un des époux comme cause du divorce. *Le Médecin*, 1898. Pr N. Obolensky. La dissolution du mariage dans le cas de l'aliénation mentale de l'un des époux. Les *Archives russes de pathologie*. 1899. Pr V. Tchige. La dissolution du mariage par suite de l'aliénation mentale de l'un des époux, 1899.

Simulation. — Froment estime que la simulation est l'art de dénaturer la vérité ou plutôt de donner au faux l'aspect du vrai. Son but est d'atteindre à des résultats avantageux au simulant et nuisibles au prochain. Simuler une maladie signifie accomplir une série d'actes dont la réunion peut faire croire à un état pathologique, alors qu'en réalité il n'en est rien.

Si nous voulions faire l'histoire de la simulation, il nous faudrait rappeler un temps très reculé de l'existence universelle et non seulement nous adresser à l'antiquité et aux légendes du genre humain, mais encore au règne animal car la simulation s'observe chez les singes, les bœufs, les chevaux, les chiens, etc.

Dans l'histoire ancienne nous constatons la simulation de Rachel, de David, etc.

Les personnes saines d'esprit recourent aussi bien à la simulation que les aliénés. Tantôt les aliénés simulent une maladie mentale, tantôt la santé mentale. Certains malades simulent constamment un trouble mental dans le but de tromper le surveillant et l'entourage, d'autres le simulent inconsciemment, leur simulation étant l'expression d'une maladie mentale. Nous allons passer en revue les différentes espèces de simulation.

a) La simulation d'une maladie mentale par des personnes saines d'esprit est un phénomène connu de tout aliéniste et de beaucoup de juristes expérimentés. La simulation est pratiquée soit par les grands criminels, dans le but d'éviter la peine qui les menace, l'infamie et les privations, soit par des personnes qui veulent profiter de certains avantages ou privilèges.

Tels sont les cas de simulation d'une maladie mentale après les catastrophes de chemins de fer, pour obtenir une forte prime et la simulation des gens maltraités ayant le même but: on simule encore pour se faire exempter du service militaire, pour répudier des documents délivrés et des engagements (1) pris.

La simulation exige deux conditions essentielles : une étude approfondie de l'anomalie mentale choisie et une certitude complète du succès. Ces deux conditions sont également graves et difficiles à remplir. Aussi très peu d'individus se risquent-ils à simuler l'aliénation men-

____

(1) Nous avons décrit un cas analogue dans nos aperçus de psychiatrie judiciaire, 2ᵉ éd., 1900.

tale : ce sont surtout des étourdis et des individus qui ont à tort trop de confiance en eux-mêmes. La simulation de la folie est si difficile que la majorité des aliénistes expérimentés soutiennent que la simulation est un phénomène très rare, que seules les personnes qui portent le germe d'un trouble mental la pratiquent et qu'en ce cas la simulation se transforme parfois en un trouble réel. Il est évident que les personnes qui possèdent déjà l'élément d'une maladie mentale ont plus de facilité à simuler que celles qui sont saines et indemnes d'altérations psychiques.

La difficulté de simuler l'aliénation mentale est évidente. Pour simuler il faut avoir minutieusement étudié l'état qu'on se propose de simuler, créer son rôle, l'exécuter soigneusement, observer l'impression qu'il produit sur les examinateurs et l'entourage et la manière dont se révèle le trouble choisi chez les véritables aliénés. Le simulant doit par conséquent être un bon élève, créateur de son rôle, bon acteur et bon observateur des surveillants et de l'entourage. Toutes les conditions mentionnées sont très difficiles à remplir : elles exigent une grande intelligence, de la patience, la maîtrise de soi, l'énergie et l'infatigabilité. C'est la démence qu'on simule de préférence, puis ce sont la mélancolie, la stupeur, la manie, etc. Mais il faut être très intelligent pour simuler la démence : c'est pour cela que la simulation est facilement constatée ou que le simulant capitule de lui-même.

Il ne faut pas oublier la mise en scène dans laquelle l'observation a lieu et l'expérience de tous les surveillants et de l'entourage. Grâce à tout ce que nous venons de dire la simulation des troubles mentaux ne réussit guère et ne dure longtemps que dans des cas rares.

b) La simulation des troubles mentaux, préméditée et à but préconçu, à laquelle se livrent les aliénés, s'observe fréquemment, surtout chez les mélancoliques et les paranoïques. Comme les malades en question se croient criminels et qu'ils cherchent à éviter une peine imaginaire, ils tentent de simuler un trouble mental, ce dont nous fûmes nous-même maintes fois témoin.

A cet effet, ils étudient généralement les malades qui les entourent et après avoir choisi l'un d'eux comme modèle, ils s'efforcent de l'imiter en toute chose. Mais, cela va de soi, la simulation est si peu réussie, si ignorante que les malades eux-mêmes sont bientôt obligés de renoncer à leur projet, fait qui augmente encore leur joug moral en marquant une griffe puissante sur le fond de leur criminalité imaginaire. En outre, la maladie constitutionnelle est généralement si nettement exprimée que la simulation entreprise par les aliénés provoque le sourire du médecin.

c) La simulation plus ou moins consciente d'un trouble mental est parfois pratiquée par les épileptiques. En ce cas la feinte est un élément morbide congénitalement propre à l'individu donné probablement. La simulation peut augmenter ou diminuer, selon les fluctuations de l'état morbide. Il n'est pas étonnant que ces malades aient du succès dans leurs feintes, puisqu'ils ne font que jouer leur véritable rôle. La maladie simulée est en somme leur état réel ; leur rôle est donc bien tenu et il a du succès. Mais il arrive que pour cacher un crime les épileptiques jouent un rôle qui ne convient pas à leur état morbide : ils le jouent mal et se font attraper en flagrant délit de mensonge. Nous avons eu l'occasion de relater un fait semblable (1).

d) Enfin il arrive aux aliénés de simuler la santé d'esprit. Ils le font toujours dans le but d'éviter l'internement et l'asile des aliénés.

Le discernement de ces cas là est loin d'être toujours facile et commode à prouver. Il est facile de prouver l'existence d'une maladie mentale en se basant sur les paroles, les actes, la manière d'être de l'individu qui le distinguent des personnes saines d'esprit et qui sont différents de sa conduite antérieure à l'aliénation : mais si l'individu garde le silence, s'il ne manifeste pas d'actes anormaux et si son aspect extérieur n'exprime rien, la situation du médecin devient très difficile.

Il faut ajouter que l'existence dans un asile d'aliénés est une existence artificielle, une vie de serre. L'individu y vit loin du cercle de ses proches, en dehors des conditions de son existence habituelle et des excitations extérieures. C'est pourquoi si le malade sait sur quelles données on se base pour le traiter d'aliéné, il lui est facile de dissimuler son délire, de ne pas le manifester dans ses discours ni dans ses actes et d'induire ainsi en erreur même un médecin expérimenté. C'est là une première catégorie de malades, ceux qui peuvent simuler une maladie ou feindre la santé mentale.

Mais il est d'autres cas. Les déments tiennent parfois des discours très sensés, pleins de fondement et de rectitude en induisant en erreur des personnes inexpérimentées au sujet de leur état réel. Il est pourtant facile de s'orienter en ces cas : il suffit de prolonger

(1) P. KOVALEVSKY. Aperçus de psychiatrie judiciaire.

l'entretien pour que le malade se fatigue, pour qu'il soit embarrassé de soutenir la marche logique des raisonnements, pour qu'il s'embrouille en prouvant clairement son insuffisance intellectuelle.

Un spécialiste expérimenté n'est pas embarrassé pour discerner un cas semblable : il est bien plus difficile de simuler le paranoïa et les cas judiciaires le prouvent suffisamment.

Pour dévoiler la simulation on recourait autrefois à des procédés artificiels qui rappelaient considérablement les procédés de l'inquisition de bienheureuse mémoire. Actuellement la science n'a pas besoin de recourir à de pareils moyens. L'opinion qui veut que la psychiatrie soit une science jeune et non établie a cessé de vivre : elle ne peut plus être que celle de personnes qui n'ont aucune idée de cette science. Les procédés d'investigation scientifiques et les plans de discernement sont établis et si bien consolidés que, s'il peut y avoir erreur, ce n'est que dans la même mesure que pour toute action humaine.

Actuellement, nous appliquons aux simulants les mêmes procédés scientifiques d'investigation et d'observation qu'on applique aux vrais aliénés. La feinte et l'absence d'une maladie réelle se trahissent dans beaucoup de cas par l'inconformité aux exigences scientifiques, aux plans et systèmes élaborés par la science. Ceux qui objectent que la vie ne crée pas de tableaux morbides typiques comme ceux que l'on décrit dans les manuels et les livres, mais qu'elle offre des déviations souvent dissemblables, ont parfaitement raison, comme pour toutes les branches de la science du reste ; mais il est non moins juste que la maladie fournit des déviations qui **peuvent** être établies ou repoussées par la science; de même que la science peut dévoiler et constater les déviations simulées qui n'ont pas été produites par la maladie. Pour juger sainement la chose, il faut que la place des aliénistes soit occupée par des personnes spécialement et sérieusement instruites et préparées, secondement il faut que les établissements destinés à la surveillance de personnes mises en observation soient réellement des hôpitaux et non des ménageries, comme il y en a encore, malheureusement.

Voici le cas de Dietz.

L... L., menuisier, originaire de K..., âgé de 32 ans, eut plusieurs démêlés avec la justice. En 1893, pendant l'été il commit toute une série de vols et de faux. On ne sait rien de précis au sujet de la prédisposition du prévenu pour les maladies mentales : son maintien devant le tribunal au sujet de ses anciens délits ne donne aucune raison pour supposer une anomalie psychique. En juin 1893, au moment où il commettait ses derniers crimes, sa santé corporelle et psychique ne laissait rien à désirer. Le 8 août, il tomba subitement malade : il semblait atteint d'un coup d'apoplexie et paralysé. A l'hôpital il offrit le tableau complet de la paralysie du corps et intellectuellement celui de la démence. A l'examen du malade, on ne constata rien de particulier. Dans la station horizontale, L... exécutait facilement des mouvements divers du corps, il se retournait rapidement et avec adresse, il conservait l'équilibre lorsque le tronc était fortement penché d'un côté quelconque. Assis il balançait librement son corps, mais il n'était pas capable d'échanger la station couchée contre la station assise quand on le lui ordonnait : après avoir un

peu soulevé son corps, il le laissait lentement retomber.
Les fonctions de la vessie et du rectum n'étaient pas
altérées. L... retenait ses excréments jusqu'à ce qu'on
le plaçât sur un vase, et les évacuait régulièrement;
il ne lâchait ni l'urine ni les masses fécales; une fois
seulement qu'il fut laissé 24 heures au lit, il urina.
On ne remarquait aucun trouble dans les extrémités
supérieures : si l'on soulevait passivement les bras au
prévenu, ils retombaient comme paralysés, mais L...
s'en servait activement et avec beaucoup de facilité et
d'adresse quand il ne se croyait pas surveillé : quand
il se voyait observé, il tâchait de paraître très faible.
A première vue, les extrémités paraissent totalement
paralysées. L... ne peut les mouvoir aucunement. Si on
voulait le placer sur ses jambes, elles fléchissaient et
leur position en ce cas ne répondait nullement à celle
de la paralysie simulée. Si on relevait passivement les
jambes, L... les tenait quelque temps dans cette position puis les abaissait lentement. Les réflexes cutanés
sont normaux. L'analyse de la sensibilité fut impossible
parce que L... ne donnait aucune indication à ce sujet,
mais il paraissait absolument insensible aux piqûres
d'épingle : l'analgésie s'étendait sur tout le corps.
Pourtant comme une mouche se posa un jour sur sa
main, il la regarda à la dérobée et la chassa. A la fin de
décembre tout le corps redevint sensible pour quelques
jours à l'exception des pieds : on observa que L... se
trompait au sujet de la limite où le tronc commence.
Si on le piquait aux jambes, il ne réagissait pas, si vive
que fût la douleur : pourtant un jour que le serviteur
lui marcha sur le pied sans qu'il s'y attendît, L... ne
put retenir un cri et un mouvement de recul de la

jambe. Pour ce qui est de l'état psychique, les premiers jours de sa maladie imaginaire L... offrait le tableau d'une apathie obtuse. Il ne faisait rien spontanément, il restait étendu les yeux fermés et marmottait des paroles inintelligibles. Quand on lui adressait une question, il en répétait une partie ; il se donnait le nom de Max (c'est ainsi qu'on appelait le gardien de l'hôpital) et cherchait à trouver des assonances telles que Max, pax, pox, ax, etc. Ceci paraissait être la seule expression de sa vie mentale. Mais on remarqua que quand il ne se croyait pas surveillé, il observait attentivement tout ce que l'on faisait autour de lui. Quelques jours plus tard il commença à exprimer des désirs, d'abord par signes puis par mots : il parlait de soi à la troisième personne en balbutiant comme un enfant.

Plus il parlait les jours suivants, plus il manifestait une tendance à imiter et à répéter certains mots dans le but évident d'imiter l'état infantile, mais en même temps il dépassait la limite des habitudes enfantines et même de l'imbécillité.

Ainsi on plaça un jour L... à table pour lui montrer les gravures d'un livre. Il les regarda comme un enfant, en les indiquant du doigt et en feuilletant le livre sans aucun discernement. Pendant qu'on lui expliquait le sujet des illustrations, il répétait rapidement les dernières syllabes des mots, par exemple das ist ein Schiff – iff, das ist Kanonen – onen, hier ist en Stühl – ühl, was ist das – as, hier ist ein Kopf – opf, eine Frau – aü, etc. Le lendemain on lui apporta d'autres gravures dont il fit lui-même la démonstration au médecin en les désignant toutes par le mot « aussi » opf, aussi aü, aussi ühl, etc. Ces exagérations prouvèrent qu'il avait bien compris ce qu'on lui montrait et qu'il s'en souvenait parfaitement.

Du reste les exagérations indiquées étaient en contradiction avec sa conduite, quand on lui parlait sans recourir à des choses concrètes. Il faisait alors semblant de ne pas comprendre ce qu'on lui disait, il ne réagissait pas aux questions et n'y répondait que par un signe de compréhension quelconque. Mais en même temps l'on voyait qu'il observait attentivement ce qui se faisait autour de lui. L'expression du visage n'était jamais obtuse, apathique ou innocente et étonnée comme celle de l'enfant, il avait toujours l'air de guetter et d'épier. Petit à petit L... devint plus loquace mais alors on vit apparaître une nouvelle anomalie. L'emploi des verbes et des adjectifs ne lui offrait aucune difficulté ; quant aux substantifs, il semblait les ignorer complètement de sorte que pour désigner un objet, il en faisait la description. Puis il devint plus gai. Il suivait tout avec intérêt. Sa manière de s'exprimer était la même qu'auparavant mais il tâchait encore davantage de se donner des airs de gaîté et d'enjouement enfantins. A part cela et quand il le voulait bien, il manifestait une bonne compréhension de son milieu. Même dans les moments où il était entièrement absorbé par un jeu, il écoutait attentivement ce que l'on disait et par ses remarques il prouvait souvent qu'il faisait attention à tout et qu'il raisonnait bien. A la Cour d'assises L... resta fidèle à son rôle de paralytique et de dément apathique : ce n'est qu'à la maison de correction où il fut placé qu'il abandonna ses maladies imaginaires, après les avoir simulées pendant un an et demi.

La simulation a une littérature russe très abondante mais c'est la monographie de mon élève A... Govseef : « Simulation des maladies mentales et feintes pathologiques » qui mérite une attention particulière. En outre nous avons les ouvrages récents de Froment : *Simulation des maladies mentales* 1891 : Charnel, *De la simulation de la folie chez les aliénés* 1893 : Garnier et Vallon, *Un cas de folie simulée, Archives de neurologie. le meurtre d'une femme et la simulation du paranoïa* : Massaio, *Simulazione di pazzia in un omicida* : Il Pizani 1894, *l'homocide*, la simulation de la monomanie : Merklin, *Simulation von Geistesschwäche. Vierteljahrschr., f. Gerichtl Medicin* 1895 ; Dietz, *Simulation von Geistesstörung Allg. Zeitsch. f. Psychiatrie* 1896.

Le cours et l'issue des psychoses peuvent être très divers ; les psychoses peuvent durer quelques heures ou toute une vie. Généralement elles durent de quatre à six mois ou d'un à deux ans. Les premières portent le nom de psychoses aiguës, les secondes celui de psychoses chroniques. Pour ce qui est de celles qui durent quelques heures ou quelques jours. telles que les accès de folie épileptique, du délirium tremens. du délire aigu, etc., elles portent le nom de psychoses passagères.

Il peut y avoir quatre espèces d'issues aux troubles mentaux : un grand nombre se termine par la guérison, le plus petit nombre prend un cours chronique, passe dans des psychoses chroniques qui durent toute la vie : quelques psychoses se terminent par la mort. tant par suite des processus morbides qui provoquent la maladie elle-même que par suite de ceux qui la compliquent ou qu'elle engendre ; enfin en vertu d'une modification survenue dans le processus morbide, certains troubles psychiques se transforment en d'autres psychoses.

La marche de toutes les affections mentales est généralement progressive : elles débutent par des manifestations faibles pour augmenter peu à peu et atteindre leur apogée (*acmé*), puis elles faiblissent graduellement et se terminent soit par la guérison, soit par la chronicité et la démence.

Pourtant toute marche générale accuse des diminutions, des arrêts, des rémissions qui se distinguent par leur intensité ou par leur durée.

À ce point de vue on observe les déviations suivantes : les rémissions, les intermittences et les intervalles lucides.

Rémissions. — La rémission de l'intensité du mal est un phénomène fréquent : toutes les affections mentales et même tous les cas de troubles mentaux à différents stades de leur cours offrent un relâchement ou une rémission qui peut survenir à la suite d'améliorations survenues dans différents organes et fonctions, grâce au traitement, à des influences extérieures favorables, etc. Nous sommes alors en présence d'une diminution des manifestations morbides, mais non pas de leur suppression ou de leur guérison. On observe encore tous les éléments constituants, toutes les manifestations de la maladie mais faiblement accusées et peu visibles à un œil inexpérimenté. Le relâchement du mal peut durer quelques heures, 24 heures et même plusieurs fois 24 heures, puis la maladie reprend tous ses droits et sa marche habituelle. Le phénomène le plus marquant de la rémission est que les malades sont capables de soutenir des raisonnements réguliers, sans faute au sujet de leurs affaires, de la vie sociale, de la famille, etc. La tristesse, l'affliction ou l'irascibilité du mélancolique s'apaisent, la joie tempétueuse et la marche continue des idées du maniaque pâlissent, de même que le délire cristallisé du paranoïque et même la stupidité du dément et du paralytique, en ces moments ils peuvent soutenir un entretien sensé et régulier et discuter une thèse quelconque.

Cette lucidité s'observe parfois chez les aliénés sous l'empire d'une température élevée au cours d'une maladie fébrile, de l'influenza, de la rougeole, du typhus, de l'érysipèle, etc. Mais sitôt que la maladie accidentelle passe, la psychose retourne à son ancienne puissance. Des personnes inexpérimentées pourraient prendre cette lucidité pour un état de convalescence ou la guérison, tandis qu'en réalité ce n'est qu'une détente dans les manifestations morbides avec présence manifeste de tous les éléments inhérents à l'état pathologique. Les actes commis pendant la rémission de la maladie n'en sont pas moins des actes d'aliénés, qui entraînent toutes les conséquences dues à cette définition.

Intermittences. — Les intermittences ou interruptions se distinguent quantitativement et qualitativement de l'état précédent. Elles sont plus longues que les rémissions, car elles durent depuis quelques jours à un mois et le trouble mental est encore plus effacé. Il n'en reste que les caractères essentiels, faiblement accusés mais toujours capables d'éclater brusquement, d'une façon passagère, si les conditions nécessaires se présentent. Le mal n'est donc pas aboli, mais apaisé : il manifeste ses caractères essentiels mais atténués. Dans cet état-là les malades sont encore mieux capables de raisonner juste, d'agir et de se comporter correctement, mais les éléments morbides sont encore présents, ainsi que leur influence sur la raison, par conséquent, comme il est impossible d'empêcher les malades d'agir, il faut considérer leurs actes comme ceux de tout aliéné.

Intervalles lucides. — L'intervalle lucide est l'éloignement de tous les phénomènes morbides propre à la maladie mentale antérieure : pourtant l'individu a presque toujours les éléments de sa personnalité modifiés. L'initiative intellectuelle et l'activité sont moindres, plus passives et inertes, les origines morales élevées, quelque peu pâlies, cèdent plutôt la place aux exigences organiques et aux manifestations basses, les malades sont moins capables de maîtriser leurs élans et leurs impulsions, ils sont plus affectifs, plus impulsifs, en même temps qu'en dehors de l'impulsivité les actes et les agissements sont apathiques et manquent d'énergie. L'homme exprime un affaissement, il n'a plus sa maladie antérieure, mais il n'est plus l'homme des anciens jours de santé, cet état pourtant n'empêche pas l'homme de penser, de sentir et d'agir avec rectitude.

Selon le temps et l'intensité de la lucidité, les intervalles lucides varient d'un individu à l'autre. Généralement l'intervalle lucide dure de un mois à six mois, bien qu'ils puissent parfois durer davantage. De même la lucidité de l'activité psychique peut ne pas être la même chez différentes personnes, elle peut être plus ou moins grande. La même personne peut avoir une lucidité différente dans plusieurs accès. Cela s'observe surtout dans la mélancolie périodique, la manie et d'autres psychoses périodiques. On observe généralement que les premiers accès de la maladie sont courts et très accentués, alors que les intervalles de lucidité sont longs et clairs, mais à mesure que les accès se multiplient, ces derniers s'atténuent et se prolongent tandis que les intervalles lucides deviennent plus courts et moins clairs. Finalement les accès morbides se confondent avec les intervalles de lucidité et se transforment en une seule ligne grise, si bien qu'il est difficile d'établir une ligne de démarcation entre l'accès morbide et l'intervalle. Derode attire l'attention sur la question de la capacité civique des aliénés au moment d'un intervalle lucide et fait observer que ce sont ceux dont le mal ne fait que débuter et qui n'est pas encore manifeste pour tout le monde qui doivent être mis sous tutelle et non pas ceux dont la raison a totalement sombré et n'offre plus de doute au sujet de son anomalie, car les derniers se trouvent déjà sous la protection de la loi, des parents et des proches, tandis que les premiers sont souvent pris pour des gens sensés. La loi reconnaît incapable au point de vue civique tout aliéné, tant à l'état morbide que pendant l'intervalle de lucidité. Derode ne considère pas cet état de choses juste pour tous les cas. Ainsi dans les cas de folie périodique, les intervalles peuvent être très longs et normaux, il serait donc injuste de priver à ce moment les malades de leur capacité civique. Derode estime donc qu'il serait juste de lever l'interdiction dans des cas analogues, si le tribunal, en se basant sur une expertise compétente, reconnaît l'acte de l'individu sensé et sans danger pour lui ou pour l'entourage.

Il arrive qu'après avoir commis un acte dans un état anormal, le malade meurt avant qu'on l'ait reconnu incapable au point de vue civique. En ce cas l'acte doit être reconnu comme étant celui d'un aliéné, malgré que le malade n'a pas été reconnu tel, mais il faut que l'acte contienne en lui-même un malentendu, un manque de discernement, qu'il ne s'agit du reste pas de rechercher dans les testaments ou autres documents semblables afin de les annuler, il suffit de prouver que le trouble mental a existé.

Il n'est guère possible de donner une formule générale pour la responsabilité criminelle et la capacité civique dans les différents intervalles de lucidité, il serait beaucoup plus juste d'examiner chaque cas séparément.

TABLE DES MATIÈRES

CHARTRES. — IMPRIMERIE DURAND, RUE FULBERT.